望舌诊治病症

编著者　李乃民　李仕维　王春燕
左旺孟　刘　珊　马　琳
张永丰　崔振超　王宇光

學苑出版社

图书在版编目（CIP）数据

望舌诊治病症/李乃民，左旺孟著．—北京：学苑出版社，2016.10（2020.4 重印）

ISBN 978-7-5077-5099-7

Ⅰ.①望…　Ⅱ.①李…　②左…　Ⅲ.①舌诊

Ⅳ.①R241.25

中国版本图书馆 CIP 数据核字（2016）第 220613 号

责任编辑：黄小龙

出版发行：学苑出版社

社　　址：北京市丰台区南方庄 2 号院 1 号楼

邮政编码：100079

网　　址：www.book001.com

电子邮箱：xueyuanpress@163.com

销售电话：010-67601101（销售部）、010-67603091（总编室）

印 刷 厂：北京兰星球彩色印刷有限公司

开本尺寸：880×1230　1/32

印　　张：8.625

字　　数：206 千字

版　　次：2016 年 10 月第 1 版

印　　次：2020 年 4 月第 2 次印刷

定　　价：98.00 元

第一作者简介

李乃民，男，生于1939年。中国人民解放军第211医院主任医师、教授、博导，师承中医。曾任中国中西医结合诊断专业委员会主任委员、国际医学生物特征辨识学会副会长、四诊研究专业委员会主任委员和中国中西医结合周围血管病专业委员会常务委员、黑龙江省中西医结合普通外科和周围血管病专业委员会主任委员等。

1970年至1978年，曾两次受我国政府派遣，在东欧及中东地区等国家任中医专家组组长和专业负责人。30多年来，李乃民共获科技进步奖17项，其中全国、全军科技大会三等奖各1项，沈阳军区科技大会奖1项，中国中西医结合学会科技进步一等奖1项，中华中医药学会科技进步一等奖1项，省部级科技进步二等奖6项，三等奖5项。近几年来，他又与香港理工大学张大鹏教授合作，共同承担国家自然科学基金及863项目资助课题9项。

他主编撰写出版《中国舌诊大全》、《中国传统医学外治疗法全书》、《实用中西医周围血管病学》、《舌诊学》、《Tongue Diagnostics》、《疲劳学》、《急症腹病研治》、《非药物疗法》、《望舌诊病》、《瘀证舌象图谱》等16本医学专著，发表论文324篇，是我国著名中西医结合诊断学和疑难杂症诊治专家。

本书编著者照片

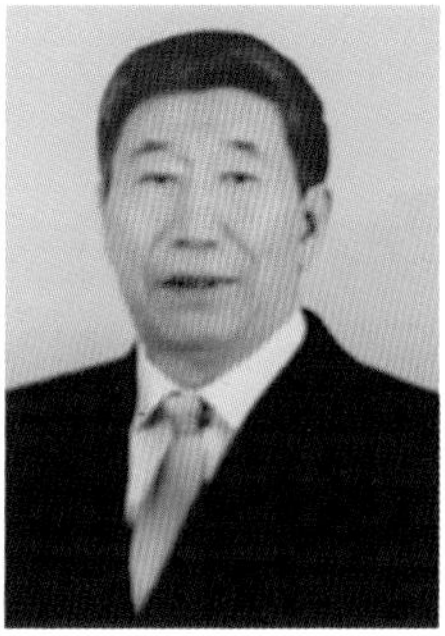

李乃民

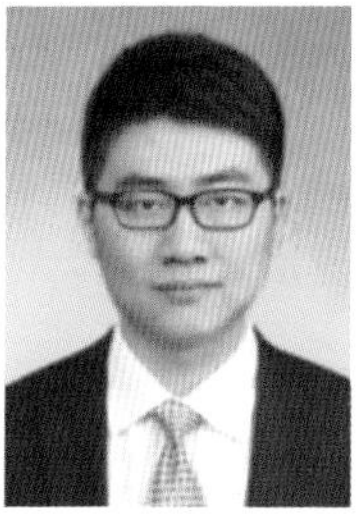

李仕维

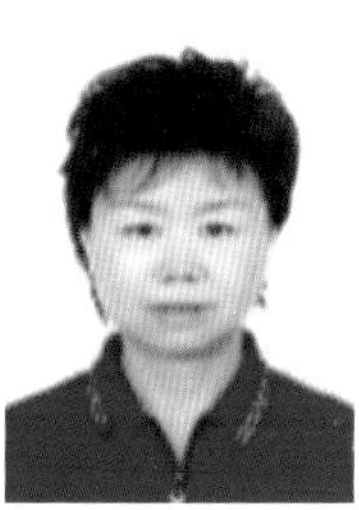

王春燕

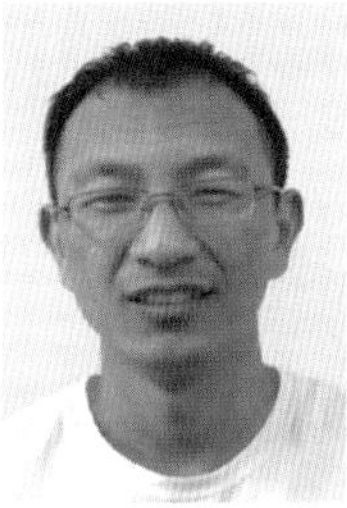

左旺孟

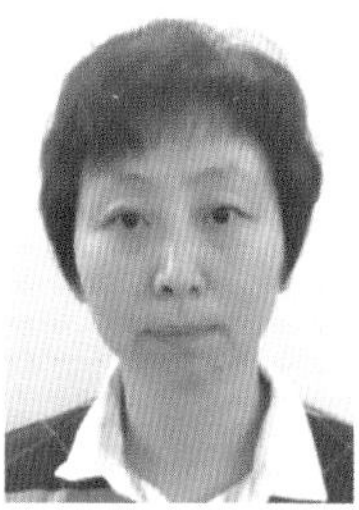

刘　珊

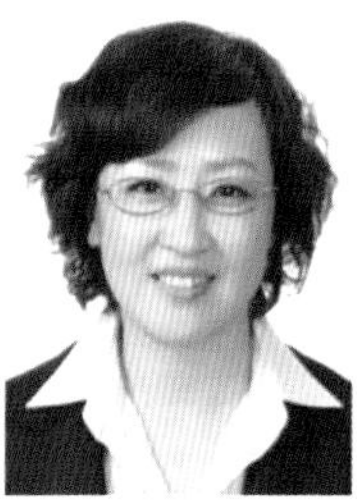

马　琳

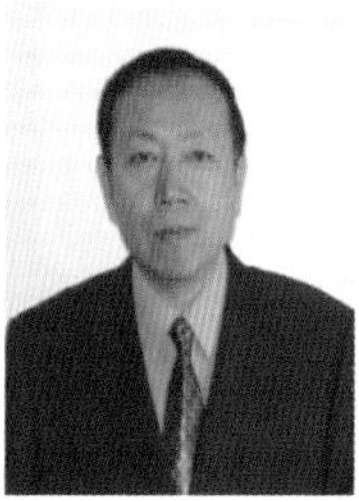

张永丰

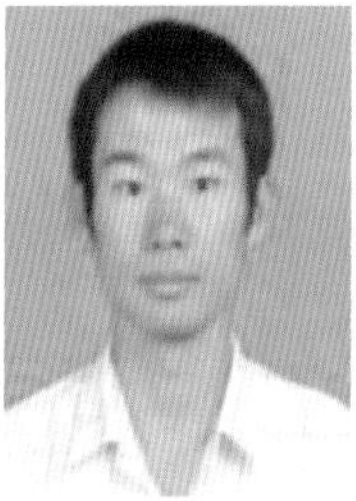

崔振超

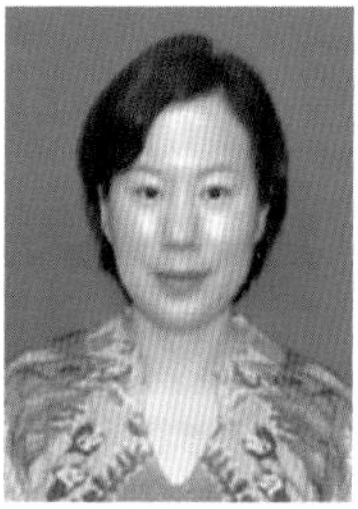

王宇光

国家自然科学基金61271093，61271345，
61401125和61471146资助项目

内容提要

本书分五章，从舌图以分部观舌法为中心，将舌神、舌形、舌纹、舌色、舌苔、舌乳头、舌脉、舌部位、舌其他有形变化分部论述。本书在我国第一部舌诊专著《敖氏伤寒金镜录》的基础上，承古创新，争卓进取，集诊断、食疗、中药治疗为一体，填补中医舌诊诸多缺失。本书适于中医工作者参考，也可供中医爱好者阅读。

前言

察色识窍、辨声度脉是中国传统医学洞察人体阴阳、气血、五脏、六腑安疴之真宗妙法。几千年来，千百医家圣手，运掌握，施济布，查众人之病疾夭伤，窥人身小宇宙之轨度，调阴阳五行之平衡，赅源括委，其绩万千，曷胜枚举。

舌者，乃人之窍官。天有五行，人有五脏，五脏各有其窍，舌为心窍，位众窍之首。其知道者，殷商贞舌，溯源几千，扁鹊观色，载入史篇。更有自仲景始，以苔辨证，敖氏推灿。

两千载，多少名医修习探索，精心推演，揭迷昧于临床，求精微到本原。智慧博聚，有进必然，真乃一窍含光，彰显千态万象。

近代，有人将舌称镜、呼度，自是掌握道理。有人说：言性命者，必穷到无极真宗；讲探索者，必究其奥妙深浅。公元前104年，西汉司马迁在《史记》《中立》《扁鹊仓公列传》，为我国中医四诊之法奠定寰证。又千载，有多少名著佳篇论舌诊之神奇。舌诊之光，可称得起一脏外露，阴阳五行全现。一窍探寻，已获稽察，深知人身休征咎征①，已病、未病之玄机。

---

① 休征咎征：这里“休征”指好的症状，“咎征”指不好的症状。

50 年来，我等努力继承祖国医学之瑰宝，走中西医结合之路，避“习古书而不化，强猜误认”之庸病，从易学、阴阳、五行入手，合现代医学之技艺，融计算机于获取，反复实践，不断求索、领悟，去认知之机缄，续苛求有术进之终始。铭仲景“华其外，悴其内”之古训，博采众长，取《望舌诊病》《血瘀证图谱》《急腹症舌象图谱》《中国舌诊大全》《舌诊学》之精华，填补其失记、错认、缺憾和不足，再求微湛而著成此书，为我国舌诊学不断发扬光大，鞠躬尽瘁，死而后已。

本书分五章，以舌图以分部观舌法为中心，将舌神、舌形、舌纹、舌色、舌苔、舌乳头、舌脉、舌部位、舌其他有形变化，分别论述；并在我国第一部舌诊专著《敖氏伤寒金镜录》的基础上，承古创新，争卓进取，集诊断、药食疗、中药治疗为一体，填补中医舌诊诸多缺失。

本书成果皆从反复临床实践、始终不懈的研究中获得，拓展了我国舌诊的新途径。

本书行文但求通俗易懂，以便于广大群众用之以自我保健，并为临床医师提供更简洁实用的舌诊资料。全书以图文并茂形式，介绍了我国中西医结合舌诊研究与应用事业的发展。书中不足之处，望广大读者、同仁体谅。

本书的完成要特别感谢哈尔滨工业大学生物特征计算研究中心。自 1997 年以来，张大鹏教授和李乃民教授合作在哈尔滨工业大学成立研究室，在中医四诊信息化和客观化方面，尤其是舌象数字化采集和客观化诊断方面，率领研究组青年教师和博士生、硕士生做出了许多开创性和引领性的研究工作。庞博博士在早期计算机舌象分析、舌图像自动分割、纹理和颜色特征表达和贝叶斯网络诊断等方面进行了探索工作。

张宏志博士在舌象采集仪研制、舌图像自动分割、疾病诊断和不确定信息处理等方面，左旺孟博士在交互式舌图像分割、舌体颜色聚类、舌苔纹理分类以及多特征融合诊断和对研究规律的探寻方面，都做出了突出贡献，促进了研究组学术水平的提升。

黄勃博士在舌色、苔色分割、提取确认，舌边缘提取确定，舌面红星、白星提取确认方面做出了贡献。闫子飞博士在舌脉形态确认、舌脉色泽提取确认、舌下赘生物的提取确认和舌脉识别仪的研制方面做出了贡献。

李剑峰读博期间在舌形提取确认、舌瘀斑瘀点提取确认和应用 TIAC 型舌象仪对大量临床常见疾病舌象的采集后计算机分析、确认方面做出了贡献，杨朝辉博士在大样本人群舌纹普查，舌生理纹、病理纹和舌多种有形物质的提取确认方面做出了贡献。

崔振超博士对舌可变纹的形成变化的连续性计算机提取确认和应用 TIAC 型舌象仪对大样本高寒缺氧、亚健康病例的采集和计算机对其特征的提取确认，马琳博士运用虹膜技术对高寒缺氧及亚健康人群舌色、舌纹、舌神等舌象准确率的校正等都做出了贡献。

对他们近 20 年来在计算机舌诊研究过程中所付出的心血和获得的优秀科技成果，为本书的成稿做出的巨大贡献，在此表示由衷的谢意。

李乃民

2015 年 12 月

目 录

第一章

观察舌象变化是探索人体奥秘的一种有效方法

探索，是一切生物体生存繁衍、进化发展过程的本能，人类表现尤为强势。

恩格斯在《自然辩证法》中讲道："人的思维最本质和最切近的基础正是人所引起的自然界变化，而不单独是自然界本身，人的智力是按照人如何改变自然界而发展的。"因此，人类对自身生存环境条件的探索更为博广、精彩、超越和无涯。

几千年来，人类的探索发展史告诉我们，伴随人脑的发育，智慧的开拓，人类从早期的完全依赖自然的简单食、住、衣、医、行等初级探索阶段，逐渐沿着大脑思维进步，不断地，有时是飞跃式地想象物精真之所在的恍、惚、窈、冥、幽、微境地探索，其内容之广度、深度，所要达到目标的难度、玄度……虽有思高识妙，多闻博知，笔如春花者，也难书述详尽。回看历史，人类自有文明以来，虽然探索的范围内容，所采用的理论、方法、手段不同，但探索中所具有的孜孜不倦、持之以恒、不畏险阻、不怕牺牲、前仆后继、寻根求源的精神和探索过程中由初级向高级发展变化的规律是十分相近的。

我国中医学亦是从人类对自身安危进行探索的过程中发展而来，从1万~2万年前对天体、星辰、动物、植物等推崇、膜拜所产生的“图腾崇拜”，巫及巫术到后来的神农尝百草。所传的黄帝创医药，到甲骨文的《殷人疾病考》所提的16种疾病(其中提到舌疾)，到《山海经》所提到“六巫”，《周礼·天官》记载的“五味，五气”“九窍”“九藏”，司马迁《史记》所记载的“扁鹊仓公列传”，马王堆三号汉墓出土的《五十二病方》，以及我国第一部医书《黄帝内经》的出现，可以看到中华民族，在医病治伤保护自身生存安危方面的不断探索过程。

一个学说、一种理论、一个体系、一种方法是科学的还是振振有词的谎言过客，通常的检验手段应该是认真考察其过去(历史)、现在和未来。其实，人本身就是一种生活在“过去”“现在”和“未来”之中。没有历史就没有现在的存在，没有现在就不存在对历史真实性的考证，没有未来探索就失去了发展进步的目标，一切都要变成僵死固化，海市蜃楼。医学在历史中产生，它通常来源于历史早期，是先民们与疾病做斗争的痛苦实践经验的积累、与本民族文化融合、在不同哲学辩证逻辑思维催生下，所产生的有区域性或本民族特色的学科。

我国中医学的发生发展完全符合上述规律，成书于两千多年前的《黄帝内经》在总结春秋战国之前先民与疾病斗争经验时，系统地糅入了中华民族优秀科技文化精髓。在中国传统文化的活水源头，六经之首——《易经》的唯物辩证哲学思想指引下，产生了具有中华民族优秀文化特色的原创医学体系——中医。它既包含着中华民族先民与疾病斗争的宝贵经验，又包含和充满着《易经》的相关论所富含的象、数、理、天人合一，整体、系统、相关类比、推衍变化等辩证唯物、逻辑推断方式的哲学理念，还具有人文精神、科学性质和大一统的相关系统，是目前世界传统医学仅存最完整、最系统的传统医学科学体系。

舌诊是传统中医望诊中的最主要内容，望诊的重要性，首现于秦汉时期出现的《难经》。《难经》秉承《黄帝内经》旨意，将望诊定位于四诊之首“望而知之谓之神”。其意思可能“启迪”后人于战国时期扁鹊(秦越人，公元前5—前4世纪）望晋简子疾，诊虢太子病，四望齐桓公由腠理达骨髓和秦汉时期的淳于意（太仓公）望齐王后弟、宋建腰背痛病等五色诊病神技诣事，亦可能是总结先秦两汉之前，我国传统医学望诊临床经验。在传统中医诸多诊法中，望色、望舌又为最常用、最适用之法。

关于望色、望舌在临床中哪种诊法更重要，历代医家因自身临床经验不同亦各执其词。有人说“色诊为四诊之首”，司马迁在《史记·扁鹊仓公列传》中就有提到。有人说望舌虽无史书记载，但《黄帝内经》在两千多年前就明确了望舌的重要临床意义，特别是，汉代张仲景更将舌诊作为诊断“伤寒”和杂病的一种最重要手段，并首创舌苔一词，汉代班固在《汉书·艺文志》中亦记述了扁鹊诊病中运用舌诊经验，故而有人说“望色不及于验舌”。依我50多年四诊研究与应用经验看，无论色诊、舌诊，其真技的认知要精心磨炼，达到炉火纯青的境地，都应该称之为首要。

传统中医历来强调的四诊合参，一是因为人的生命体是一个完整的整体，其生命体结构运行极其复杂，人们常把人体称为小宇宙，这话比喻很恰当。当我们在晴朗夜空、仰望宇宙星际时，真是会感到深不可测。人类为探索它的存在与运行规律，千百位科学家的研究使我们知道了我们所处的银河星系只是几千亿个星系中的一个，每个星系中都包括几千亿颗恒星，太阳只是银河系螺旋臂内边缘的一颗平常黄色的恒星。

今天，我们所阐述的舌诊，就应该是传统中医学探索人体奥秘有效而实用数种方法中之一种。历史孕育了科学，科学给予了历史实证，实践是检验真理的唯一标准，时间也是检验真理的标准。

我国舌诊经过上古的孕育，春秋战国时初显，至汉代张仲景运用舌诊对“伤寒”“杂证”进行辨证论治，之后，又经百千名我国名医临床实践反复应用验证和理论形成与不断丰富，特别是新中国成立以来，广大舌诊医学科学研究工作者，先后研制出和采用“舌表面结构观察仪”“舌色比色仪”“舌阻抗容积波图检查仪”“舌口腔唾液淀粉酶测定”“唾液溶菌酶测定”“口腔 pH 测定”“口腔唾液分泌量测定”“舌表面干湿度测定”“唾液离子测定”“唾液微量元素测定”“唾液免疫球蛋白测定”“内毒素测定”“舌面细菌霉菌测定”“舌脱落细胞检测”“舌超声检查”“舌尖微循环检查”“血液黏度检测”“舌红外热像图检查”“舌表浅血流量测定”“舌荧光检测”“舌湿度检测”“舌电刺激反应检测”“舌下静脉润度测量”“舌光镜病理检查”“舌电镜病理”“舌苔蛋白质研究”，疾病舌的动物造型和近 20 年所展现的运用电子计算机对舌形、舌色、舌苔、舌乳头、舌有形变化物、舌脉等科学观察所获得的结果，勾画出我国中医学舌诊两千多年来对人体奥秘探索过程中所展现出雄博历史和浩瀚辉煌的璀璨事实。这是两千多年来数以万计我国中医医师和舌诊研究工作者在实践和时空领域，以深重手笔所勾画出来的一幅经验科学为先导的科学探索宏伟蓝图。正如恩格斯所说的“靠经验本身提供的事实，以近乎系统的形式描绘出一幅自然联系的清晰图画”是真实而可贵的。

量子力学的不确定原理和库尔特·可德尔的“不完整性定理”告诉我们，我们可以更多地知道未来，但我们永远不能完全解释我们的世界。人类的探索是无止境的，舌诊探索人体奥秘征途亦是无止境的。我们必须不断地创造和采用更先进的科学手段，对我们所从事舌诊观察研究事业进行持之以恒、慎终如始地不断探索，才能在运用舌诊探索人体生命奥秘中获得更多成绩。

第二章

舌象的观察

第一节 舌象观察的基本方法

舌是人体外能观察到内脏的器官。舌的血液供应极为丰富，淋巴循环网密布，细胞代谢十分旺盛，神经支配来源甚多，黏膜上皮薄而透明，乳头变化反应灵敏。所以，机体的阴阳升降、熵流入出障碍、体液变化、代谢失常均可通过循环、神经与内分泌系统迅速地反映在舌上。例如，舌干燥是临床失水的最早表现，严重脱水时，可摸到舌有寒凉感，难怪有人形容舌是人体的一面镜子。通过对舌的观察，可以得知人体内部脏器的病变。舌的观察，包括肉眼观察和使用新技术、新方法检查。

观察舌象一是要注意姿势，患者仰面正坐（舌象自我观察，可以在自然光线下，面对镜子观察），但对重症患者，可令其仰面、半卧或侧卧。望舌时令患者将口张大，舌位于自然伸出状态。对于不能张口伸舌、配合医者检查的患者，可借助压舌板、口镜或口角镜等用具，达到显露舌象的目的。舌伸出时，令患者自然放松，使舌面平展舒张，舌尖自然垂向下唇，且勿过度用力，以影响舌形态及血液循环，使舌象观察出现假象。舌诊研究表明，淡红舌若过伸，且时间稍长时，舌色即可由淡红色变青紫色。同样，若伸舌用力，使舌过度翘起或卷曲，舌色也会发生变化。一些肝肾阴虚的病人，舌不能伸出唇或仅露舌尖，并颤抖不已，此时舌象的观察即要借助医疗器具。望舌二是要讲究顺序，一名掌握舌象诊法的医师，望舌时一定要养成良好观察舌象顺序的习惯，如此可收到快捷、完整、全面的观察结果，不会因为医师的疏忽而遗漏重要的信息。

目前，在一些舌诊研究单位和少数医院，已采用舌象自动分析诊断仪观察舌象。采用仪器观察舌象，除注意姿势外，其他方法应同于肉眼观察法。观察中要令病人将舌自然伸出、伸全，并能以看到 V 字沟后区为好，观察取像速度要快，且勿令病人反复伸舌，影响观察过程与质量。

舌象的观察方法正确与否，关乎所获取的舌象信息是否准确。这一环节，一定要做到认真、准确、无误，所获信息确实可用于健康的判断、疾病诊疗。否则，此环节一错，则舌象观察的意义和价值全无。

在掌握舌象的基本观察方法之后，如何进行病理舌象的特征观察，亦是舌象观察方法的重要内容，而且是舌象观察有序进行所必须掌握的内容与方法。

近十几年来，我们在舌诊临床与研究中采用了单一病理特征观舌法和综合性病理特征察舌法，使舌诊的观察与研究质量明显提高，此察舌法不但适用于医师临床应用，亦适用于社会人群的自我保健应用。简要介绍如下。

一、单一舌病理特征观察

该方法是运用舌象表现中的某一单独病理特征的对应性，评估人体某一脏腑可能存在病症或处于失平衡状态，如存在有疲劳病、未病、潜病、前病、不显病、微病的可能性。单一病理特征观察法，包括舌神、舌形、舌纹、舌色、舌苔、舌乳头、舌变化部位、舌脉和舌其他有形变化。

简单地讲，就是以上述某一变化在舌的表现来判断人体可能发生的病症种类。

二、综合性特征观察

综合性特征观察舌象方法，是将舌所出现的各种病理特征变化，综合到一起判断人体可能存在的疾病性质、病位、病变程度以及归转愈后等。判断中按主、次，轻、重，先神、形，次之纹、色、苔，再次之刺、星、脉、位其他变化等顺序，定区定位后，进行综合性分析，获得有主次、有轻重、有层次、有对应脏腑病变程度的有意义结果。此方法对复杂性疾病的不同病情、病期、归转、愈后有非常重要和必要的意义。

第二节　正常舌象

正常舌象一词是成无己在《伤寒明理论》中所著的“舌上苔”专论中提出的。俗语说：知常而达变。要知道什么是异常(病理) 舌象，首先必须知道正常舌象应该是一个什么样的表现形象。

因为人体是一个远离平衡的开放系统，其所谓的健康只是在空间与时间上的短暂概念。人体阴阳真正完全平衡是不可能的，能达到阴平阳秘、精神乃治的非平衡稳态，即是人体健康最佳时期。按照中医人体元气与年岁配属关系，年龄在 24 岁之前，是人生元气最旺盛状态，此时人体健康状态如日中天，至 32 岁时就开始差一些，所以正常舌象一般都出在青少年人群。

《望舌诊病》认为：正常舌象应为舌体运动灵活，伸缩自如，胖瘦适中，不厚不薄；色泽淡红，光彩莹莹；质地不湿不燥，润泽适中；舌面无异物污垢，仅有如清雾状薄白苔，无条纹线，无瘀斑、瘀点，无隆起物；舌根之扁桃体不肿大，舌面或生来即有少许裂纹，无色变无垢物；舌下静脉直径为 1 ~ 25mm，色泽暗红，脉形柔软，无怒张，一般为并行两条，极少数人可为 1 条或 4 条。舌体大小情况，经超声测量一般值如下。

老年人组：舌长径均值为(5.42 ±0.2) cm，舌厚径均值为(3.41 ±0.2) cm，舌横径(即舌宽度) 均值为(4.04 ±0.1) cm。

成年人组：舌长径为(5.2 ±0.2) cm，舌厚径为(3.36 ±0.1) cm，舌横径为(4.29 ±0.1) cm。

青年人组：舌长径为(5.5 ±0.2) cm，舌厚径为(3.33 ±0.1) cm，舌横径为(4.16 ±0.2) cm。

学龄前儿童组：舌长径为(3.24 ±0.22) cm，舌厚径为(2.28 ±0.1) cm，舌横径为(3.19 ±0.1) cm。

1987 年以来，又经过 20 余年连续性对正常人各种年龄组的舌象普查及临床 2 万余例病人的舌象观察，发现我在《望舌诊病》中所提到的正常人舌象标准还不够完善，其不足之处有如下几点：①正常舌象多出在 24 岁之前的正常青少年人群，其中少年应在 10 ~ 12 岁以后，因为我们在幼儿园、小学组舌象普查时发现正常舌象的检出率很低。其可能是因为小儿为稚阳之体，如同皮肤纹理一样，气血未充，许多舌象应现之象，尚未充分展现，易寒、易热、易虚、易实，因此，在这一儿童组中很难发现典型的正常舌象。一些所谓的正常，其实不正常点常在，如苔变、舌根淋巴滤泡增生，乳头肿胀是过去在普查中常被忽略的内容。②对舌神的观察应更详细，标准中显然提到舌运动灵活，伸缩自如，但这些描述并不能完整表达舌神全貌。中医常讲的“精、气、神”是中医望诊的首见内容。若判断预测一个人是健康，还是有病或者是处于未发病或不显病、微病状态，望诊中，首先应该见到这个人的“精神”状态是个什么样子。《黄帝内经》所讲的“得神者生，失神者死”，说明“神”在诊治人体疾病过程中的重要性。神的概念，既抽象又具体。日常生活中，我们见到一个英姿勃勃、两眸放光、神采奕奕的人，你就会确定其身体精神状态非常康健。相反，一个人体态臃肿、行动笨拙、面色无华、两目无光、神情呆滞，你就会判断其是不健康或就是疾病状态。望舌神亦是如此，一个舌象展现你眼前，首先你应注意其是有神还是无神，有神者舌动灵活、色泽艳明、生态华荣，无神者舌动呆滞、色泽晦暗、生态苍萎。③关于舌形、舌纹问题是应充实的内容。在我们的舌诊研究中，共发现舌形有 30 余种，舌纹 30 余种，其中长饼形舌是正常人多见舌形，虽然巨舌、厚墩舌、大舌、小舌等已定为病理舌形，但其舌形是否存在相应的遗传因素，尚有待进一步深入研究。舌纹变化过去受古人“舌常无纹”影响，观察中常被忽略。近期我们在对 5500 名健康人及 2 万余例病人的舌纹观察中，发现“舌常有纹”而其变化有重要意义。

第三章

观察舌象应注意的一些事项

第一节　光线是观察舌象的关键结点

1. 光线　是舌诊检查中极其重要的条件和因素之一。许多正常舌象和病理舌象常被人们误视，而得出不符合实际表象的原因，就是在舌象观察中忽视了光线的重要作用。牛顿用棱镜观察太阳光时，发现了阳光中包含着 7 种颜色，红、橙、黄、绿、青、蓝、紫，而任何一个颜色又都可以在强光下，使人的肉眼见其为白色。特别是舌的颜色，在血液、淋巴、肌肉、黏膜等因素共同参与下，使之成为复合色。所谓的红或蓝，并不是光谱中波长的 640 ~ 750nm 的纯红色，也不是 400 ~ 450nm 的纯蓝色，而是偏于红或蓝的混合色，因此，光线对所获取的舌象结果影响重大。如检查舌象时，不注意光线，往往会对舌质、舌苔颜色产生错误认知，进而导致影响诊断结果。舌诊检查及研究表明，察舌以充足而柔和明亮的自然光线为好。以我国北方为例，每日观察舌象，1—4 月上午以 8：00—11：00 为佳，下午以 13：30—16：00 为佳；5—9 月上午以 7：00—11：00 为佳；下午以 14：00—18：00 为佳，10—12 月上午以 8：30—11：30 为佳，下午以 13：30—15：00

为佳。在室内观察时，让患者面向阳光方向，使光线直射口内，要避开有色门窗和反光较强的有色物体，尽量勿使杂光干扰舌象表现，以免使舌质、舌苔颜色产生假象。若在自然光线不良的环境或晚上观察舌象，应在侧灯加背灯的条件下观察为好。但灯光下观察舌象，需要有一定的光学知识和丰富的舌诊观察经验，否则很难取得与病症相一致的舌象结果。在当前舌象观察越趋向现代化，特别是以舌诊仪形式表现时，合理、科学有实用价值的光谱设计，在舌象检查中日益显得重要。许多实验和临床研究不能成功的原因，就在于“光”的学问未弄清楚，应该说，这也是当前一些舌象自动诊断系统所以不能实用于临床的重要原因。

2. 望舌的姿势　前面已提到患者要面向阳光，其姿势以坐位、头略后倾为好，病人口要自然张开，以舌整体显露清晰为宜，嘱咐病人不要过度伸舌或舌动不稳，一般舌先贴于下唇，医者望病人舌根部不困难为最好。作为自我保健观察舌象时，所用的镜面应朝向阳光，人体站立或坐低于镜面 1/3 位置（不要挡住镜面折射光线），头略后倾（15°），自然伸舌，就可以自己观察到自己舌象全貌。对于卧床不能坐的病人，观察时令病人仰卧，自然伸舌，医者站在不遮挡观察舌象光线的位置即可观察到病人的基本舌象变化。

3. 观察的顺序　一个有观察舌象经验的医师，观察舌象时，他会牢记舌象的观察顺序，应首先观察舌象的整体面貌或称形象，即舌神，其次依序是舌形、舌纹、舌色、舌苔等。这里，千万注意不能眉毛胡子一把抓，随意无序观察，否则，你所观察到的舌象可能少到只有舌质颜色或苔色，其他重要病理信息全部遗漏丢失，使舌象观察失去真正的临床应用价值与意义。所以，舌象观察不但要注意光线、姿势，还必须注意观察顺序，以免人为地造成舌象无重要意义的错误结果。

第二节　注意排除舌的先天性发育异常疾病

我国中医学认为，舌象观察的目的，是通过观察舌象各种变化，了解或窥测人体脏腑器官发生何种病理变化。这有别于以舌论舌的检查，因此，不能把舌象观察与舌病诊治混为一谈。诚然，在现代医学中，某些舌象在反映舌自身疾病的同时，也反映人体可能患有某些先天性疾病，因为这类人群出生或自婴儿时期开始，即有其舌形态特点，易于在观察舌象时被忽视，病人会说生来就这样，没什么异常感觉，或由于身体其他异常，远比舌异常重而明显，常不被重视和明确。

如“正中”菱形舌炎(median rhomboid glositis)、沟纹舌、肌性巨舌和各种发育畸形综合征中所见到的巨舌，Down 综合征、EMG 综合征、Marfan 综合征、Ehlers - Danlos 综合征、Eckwith 综合征、Greig 综合征、Hurler 综合征、Hunter 综合征等。

先天性巨舌临床表现特点是与正常口腔和颌骨相比较，舌体大，舌表现颜色正常，舌丝状、蕈状、叶状和轮廓乳头分布规则。

此外，还有小舌(microglosia)、叉形舌、舌系带短，亦称结舌(ankyloglosia) 等。以上舌均因先天发育异常和某些因素而造成生来具有的舌象表现，观察舌象者要心里清楚。

第三节　其他应注意的事项

在望舌注意事项中，除了光线、姿势、顺序、舌先天发育异常以外，还需注意饮食、药物、季节气候、生理特性与体质、习惯和嗜好等方面的因素。在其他注意事项中，因所涉及内容广泛，且常与其他章节的某些内容有重复，故此节仅简介一些常见内容。

一、注意食物和饮用液体对舌象表象的影响因素

饮食是人类生存的必须，正常情况下饮食必经口、舌入胃肠，因此，饮食对舌象的影响亦很大，其影响主要表现在舌苔、舌色和舌乳头三个方面。食物粗糙可使淡红舌的尖边部变红色。咀嚼食物的反复摩擦，可使厚苔变薄。过冷、过热的饮食及辛辣食物刺激，可使舌色发生改变。如口含冰块，可使舌变淡紫；喝热水可使舌变红；食辣椒、芥面、大蒜，可使舌由淡红转红、由红转绛，舌丝状乳头增生、丛起。食物的色素可使舌苔染上杂色，掩盖原有的苔色，使之出现假象，称为“染苔”。如婴儿食用乳汁，则苔多白；成年人饮用牛奶后，会将舌苔染成白色；食用花生、瓜子、豆类、核桃、杏仁等食品，在短时间内，舌面可附有黄白色渣滓，会误认为是腐腻苔。饮用酸梅汤、咖啡、茶、葡萄汁、陈皮、梅、盐橄榄或含有色素的滋补品，可将舌苔染成黑褐色或茶色。食用鸡蛋黄、橘子、柿子，或有色糖果可将舌苔染成黄色等。可见临床察舌辨证，“望舌诊病”，食物因素必须了解，否则因“假苔”“假色”贻误病情，影响辨证、辨病施治。

二、注意药物因素

药物对舌色、舌苔的影响，亦是必知之畴。药物对舌的影响，在我国古医籍早有记载。清代周学海在论述无根苔时说：“骤饮误服凉药伤阳，热药伤阴，乍见此象，急救之，犹或可复。”曹炳章在讲述无苔舌时说：“寒湿内盛之人，初病舌不见苔及服湿化之药，乃渐生白苔，而由白转黄，而病始愈。又

如寒湿在里，误服凉药，呃逆不止，身黄似疸，而舌反无苔……此脾胃气陷之征也。”在论述药物使舌苔剥脱致镜面舌时说：“多服人参，无根虚阳结于胸中，不得逐散，其余焰上蒸，故生此恶苔。”在药物对舌苔变影响方面，曹炳章在《辨舌指南》中列举了黑毛舌用药治疗之例，进一步说明药物对舌苔影响的重要性：“舌根生一块黑润厚苔，上生紧密黑毛，长2~3分，百药罔效。余用大剂温肾填阴，服多剂，黑毛始脱，黑苔亦逐渐化尽而愈。”现代临床与舌诊研究表明，一些口服药物或少数全身应用药物引起舌苔、舌色变化，已不是罕见。临床中病人服用复合维生素B或维生素B、呋喃唑酮、小檗碱、米帕林，均可使舌苔染成黄色。含有中药朱砂、2章丹等丸、散、膏、丹药物，均可使舌苔成红色或红黄色。乙醇中毒可使舌苔变红蓝色，有的病人长期应用抗生素，可使舌生白厚苔，甚至出现黑毛状。白色念珠菌感染者，舌苔白厚黏腻、灰霉污秽、舌质红或绛。临床中还发现，一些病人反复长期应用多种抗生素致舌苔剥脱，甚者出现红光舌。还有些人，乱用中药补药致使舌苔增厚，舌乳头肿胀，有的出现紫霉绿舌。总之，察舌必须询问服用药物情况，以防误诊。

三、注意季节与环境因素

中医学历来重视天人合一说，认为人生在大自然中，无时不与气候、环境息息相关，正如《黄帝内经·生气通天论篇》所言：

“夫自古通天者生之本，本于阴阳。天地之间，六合之内，其气九州九窍、五藏、十二节，皆通乎天气，其生五，其生三，数犯此者，则邪气伤人，此寿命之本也。苍天之气，清净则志意治，顺之则阳气固，虽有贼邪，弗能害也，此因时之序。故圣人传精神，服天气，而通神明。失之则内闭九窍，外瘗肌肉，卫气散解，此谓自伤，气之削也。”

因此，中医提倡的人与自然、季节、气候、环境等关系的和谐是十分重要的。在《四气调神大论篇》中，详细地论述了春、夏、秋、冬对人体生理、病理环境的影响，并叙述了天气对人五脏六腑变化的生、逆关系。在舌诊研究中，亦发现季节、气候、环境等对人的舌象表象均有一定影响，正常舌象常随不同的季节、气候、环境变化而有轻度变化。如春季万物发陈，生生以荣，舌生白苔，舌色润红。夏季，天地气交，万物华实，暑湿热盛，舌出厚苔，湿而不燥，润而不腻。秋三月，天气以急，地气以明，燥气当令，舌苔多薄而干，或薄黄燥涩，舌形紧束，舌色偏淡。冬季，水冰地冷，万物闭藏，天寒地冻，舌色多为淡紫，枯荣失当。环境对舌象影响更显而易见，水网地带、潮湿环境，苔多湿润，色多荣华。干燥环境，舌多干而裂。尘埃、污气飞扬环境，则舌苔污秽垢液增多。夜卧室内干燥，则口中污秽液沫增多，舌苔厚而灰黄。晨卧早起时，舌苔常白厚而污秽，进食后舌苔渐变薄白，晨起时舌色亦常带暗滞，而活动后，舌色可渐变红。上午阳气胜则舌红活荣泽，下午阳气衰，则舌色常偏淡而少泽。在舌诊临床中，许多前人已注意到气节与舌象演化的关系。如曹炳章在《辨舌指南》中就曾指出：“夏月湿土司令，苔每较厚而微黄。但不满不板滞其脾胃湿热素重者，往往终年有白厚苔，或舌中灰黄。”可见观察舌象时，将季节、气候、环境等因素考虑在内实属必要。

四、注意生理特性、体质、生活习惯和嗜好等方面因素

人的生理特性主要包括性别、年龄、体质等。男、女的生理特性不一样，其对舌表象的影响也是不一样的。《老子》讲

的“比于赤子……骨弱筋柔而握固。物壮则老”，其中一些意思亦讲的是人的性别、年龄等生理特性。小儿为稚阳之体，气血未充，易寒、易热、易虚、易实，常见异常舌象。青少年人生之元气充足，正常舌象出现则多，老年人舌面易粗糙、苍老亦是可见到的变化，但男、女有别。青年男子，体壮质强，血不易瘀，但易动、易燥者，舌乳头常有增生。女子月事以时下，经期血常虚而气机亦多有不畅，经期使舌尖乳头增生，经后舌色偏淡，亦可常见。其体质多与先天及生后外因所致因素有关，不同体质情况，有不同的舌象表象特点，因多处已谈及，不再赘述。

生活习惯和嗜好等因素，对舌象的影响在《黄帝内经》中已经讲到：“上古之人，其知道者，法于阴阳，和于术数，食饮有节，起居有常，不妄作劳，故能形与神俱……今时之人不然也，以酒为浆，以妄为常，醉以入房，以欲竭其精，以耗其真，不知持满，不时御神，务快其心，逆于生乐，起居无节，故半百而衰也。”

生活习惯、不良嗜好引起舌象改变是比较司空见惯的事，正如《望舌诊病》所说：“正常人淡红舌、薄白苔能否产生，与人体是否处于阴平阳秘、精神乃治状态有关。只有人体保持着一种内外和精神自调平衡，在动与静的相对统一中，维持各脏腑器官的正常功能活动，才能使正常淡红舌、薄白苔出现。”青年男子，虽体壮血盛，但若房劳过度，损及肾阴，亦可致舌色淡晦无华。不论男女，生活习惯与嗜好的不同，亦对正常舌象有很大影响。如《望舌诊病》所言：“有人发现，当人们改变了日作夜寝的习惯，使睡眠明显减少时，由于心血耗损，舌尖可见红刺。同时，当人们的排便习惯发生改变，大便秘结或数日方排便 1 次者，舌苔亦常黄厚。气道不畅、睡眠时张口呼吸或鼾声大作者，晨起则见苔厚或中心厚苔，舌根苔黄。”舌诊观察表明，有刮舌习惯者，可使厚苔变薄。没有刷牙习惯、口腔卫生差者，多口臭而黄腻。嗜茶无度者，舌多润晦。鼻道不通，张口呼吸者，舌质多干。爱吃辛辣者，舌背前部多红刺，舌乳头可增生，亦可产生舌裂。饮食不节，过食油腻，使消化功能受到影响，则可见舌上黄白苔垢顿生。饮酒过多，伤及肝脾，湿热内蕴，则舌可生黄白苔。酗酒日久，则可见舌边红刺干燥，舌下静脉颜色改变，严重者脉形纡曲怒张，亦可出现瘀斑、瘀点及条纹线。大量吸烟，不但可致舌尖红刺、燥刺，而厚苔中还常见灰黑之苔。情绪变化舌象演变中亦有一定作用，喜怒无常，思虑过度，可使舌质色变，苔垢发生；常大笑者，舌色易暗；常悲思不解者，舌尖多红刺；常自我恐惧者，舌质色淡；易怒者，舌边多刺；忧心忡忡者，垢苔云生等。总之，舌象观察过程中，不但要注意望舌姿势、光线、望舌顺序，注意分辨一些先天性遗传病在舌诊观察中的出现，并及时确认，以免影响临床以舌辨证辨病结论。因生理、体质、年龄、生活习惯、嗜好的不同，常会影响正常舌象的出现率，这些不同所致舌象在某一方面的异常在过去常被人们所忽视，认为只要病人体检无病，就认为无异常。实际中，这些差异是不同类型的人体所处在未病、潜病、前病、微病和不显病状态中，在舌象所反映出来的真实表现。因此，所谓的食物、饮液、药物因素，季节与环境因素，生理特征、体质、生活习惯、嗜好等除舌被染色外，所出现的其他舌象表现在未引入阴阳升降、熵流入出理论之前，视为所谓的注意事项。而当我们以阴阳升降、熵流入出、涨落理论解释人体非平衡稳态时，就应该认定除舌染色之外的其他一切变化，都应视为是人体已处于失平衡稳态，既非健康状态的舌与机体变化的相对反映，而差异只应是时间与空间的计数。

第四章

舌象的分部观察方法及临床应用

第一节　望舌神

“神”字在人类生存历史中，其含义可以称得起“真神”。因为神字既关乎人类对自然界的探索、认知与追求，又关乎人类生存过程中对自身安危、福乐的期盼与渴望，还关乎人类在社会文明发展中的思想、理念与信仰，更涉及人对自身存活能力的推判。所以“神”的含义，在人类发展史中，一直位居至高无上的尊统地位。

远古先民们由于对自然界规律知之甚少，故而将自然界出现的风、雨、雷、电、火、光、水等各种在当时无法解释的自然现象都视为“神”，所以在中国、印度、希腊、埃及等文明古国都曾有火神、雷神、太阳神、水神等自然之神记载。如中国的火神共工、水神祝融、雷神雷公，印度的火神阿耆尼、雷神因陀罗、太阳神毗湿奴，希腊的太阳神阿波罗、火神赫维斯托斯等。这些自然之神的共性是淳朴的、无迫加性的，只是向人们展示了自然界的力量和某种因素存在。伴随着“智慧出有大伪”，由于人的意志，“神”的意义逐渐被人格化、主宰化、精神化、信仰格局化。一些有智慧的大智者，将神解释为不同含义的人类造物者、主宰者，美、善、公正和至善、至美体现者的教义之神。这些神以人为前提，以纯粹思维和纯粹精神向人们灌输着人们对天意、美、善信息的追求与期盼。这些神，就是至今不同群体人们所信奉的“上帝”“天主”“如来”“阿拉”“天尊”等诸神。

神落到人身上，亦可以称得起“很神”。在判断一个人生存活力时，首先要看的是“精、气、神”。《庄子·知北游》说：“人之生，气之聚也。聚则为生，散在为死，精神生于道。形本生于精。”“人大喜邪毗于阳，大怒邪毗于阴。”《吕氏春秋·尽数》讲：“精神安乎形，而年寿得长焉，大喜、大怒、大忧、大恐、大哀，五者接神则生害矣。”《黄帝内经》更有“气血者，人之神，不可不谨养。得神者昌，失神者死”的结论，可见观察人“神”对于了解人体健康与疾病状态的重要性。中医学认为，神与人体五脏六腑状态息息相关，与脑、心、肾、肝的关系更为密切。《淮南子·诠言训篇》的“神劳于谋”，《黄帝内经》中的“心主神明，肾主骨……脑为髓海，肝主魄”，都着重强调神与这些脏腑的因果关系。

望神是一项既具体又抽象的过程，通常人们见到某人神采奕奕、目光炯炯、体魄强健、行为敏捷就会认为其有精神，但要仔细度量，又常缺乏数字依据，因此，又觉得很抽象。产生这样结论，主要是人们在认识论、方法论上存在着诸如“易学”理论知识方面的缺失。我国中医学的哲学理论基础是“易学”的象、数、理，其中象是表达物质的存在形象，更包含着数字的演变规律。在“易学”中每个象位都以数字为表达，因此，象就是数字在物质推衍变化过程的表现。所以，当我们看到一个炯炯有神，实质上就是各脏腑诸多数字信息在衍变过程所表象出的结果。因此绝不能把中医舌象、面象、脉象、手象、人形象等用现代简单的逻辑思维推理判断去理解，否则就会将非常可度量的神看成是抽象的神。

望舌神是人体望神中的重要组成部分之一，舌位居口腔局部，确能展示人的整体状态。其原因是，舌所处的位置是人体唯一能外露的内脏和其与五脏六腑经络气血有特殊的关联。正如《老子》所言："谷神不死，是谓玄牝。""玄牝之门是谓天地根。"五脏之神绵绵不断灌输于舌部，仔细观之"则差数睹矣"。

舌神好坏判断，通常分为有神、少神、失神和无神四个等级，舌有神其人必定有神。从舌局部观察舌运动范围，伸缩自如，颜色鲜活，淡红亮莹，质地润泽，苔如清薄白雾，无异物污垢即为有神(图4－1，图4－2)。舌动略迟钝，伸缩节律略缓慢，舌色失淡红，少光泽，质地湿或干，苔白为少神(图4－3，图4－4)。舌运动迟缓，伸缩失灵活，颜色淡晦，色变，无光泽，质地污秽，或可变纹多，生理纹深，苔厚为失神(图4－5，图4－6)。舌运动怠滞或不能，伸缩困难，色泽晦暗或青紫、瘀紫晦色，质地污秽，形态失常，苔厚色变重为无神(图4－7，图4－8)。

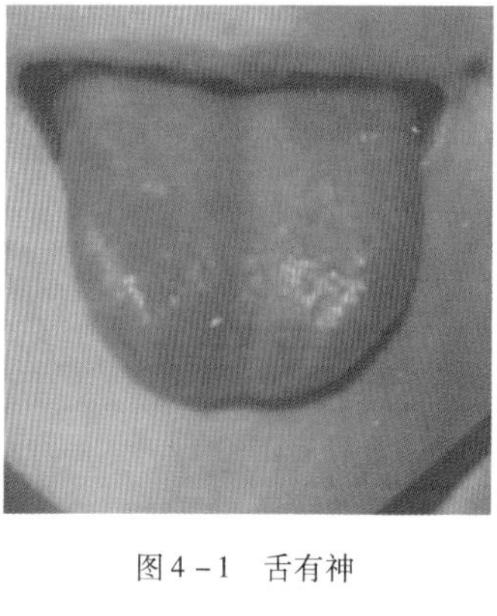

图4－1　舌有神

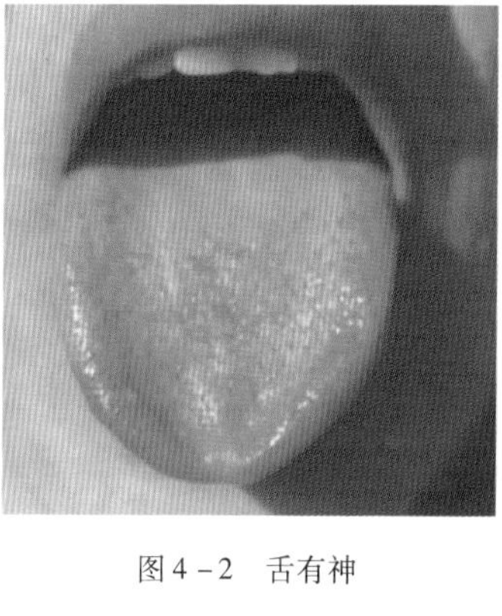

图4－2　舌有神

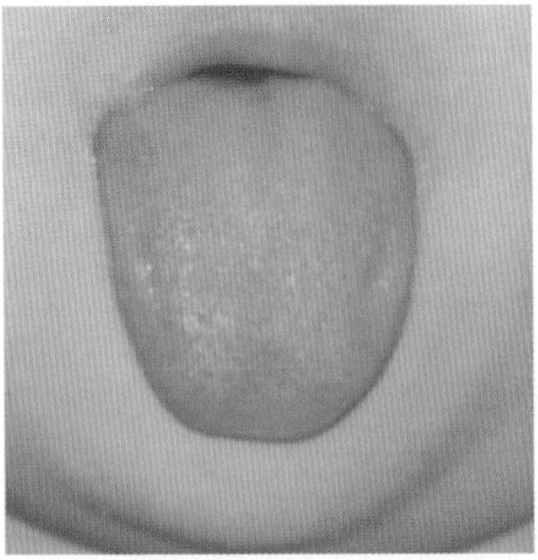

图4－3　舌少神

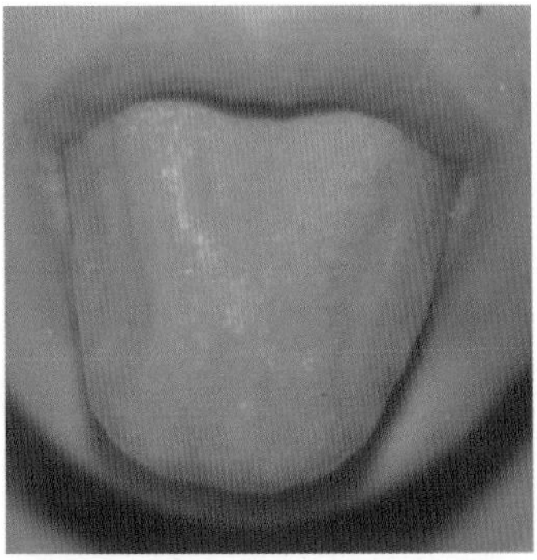

图4－4　舌少神

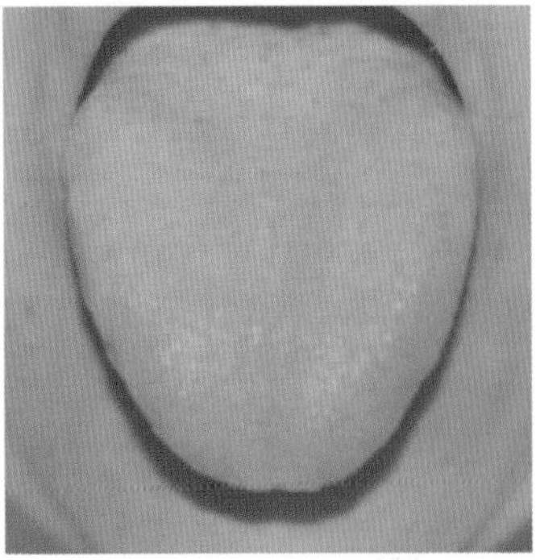

图4－5　舌失神

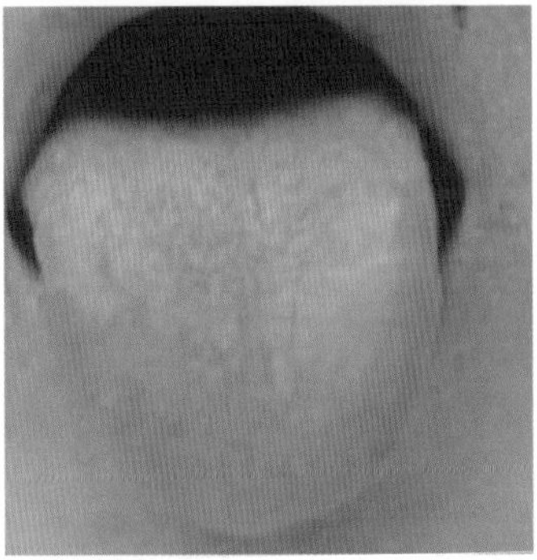

图4－6　舌失神

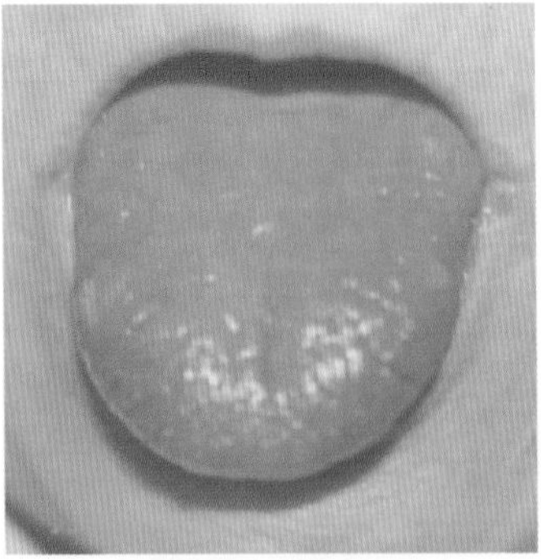

图4－7　舌无神

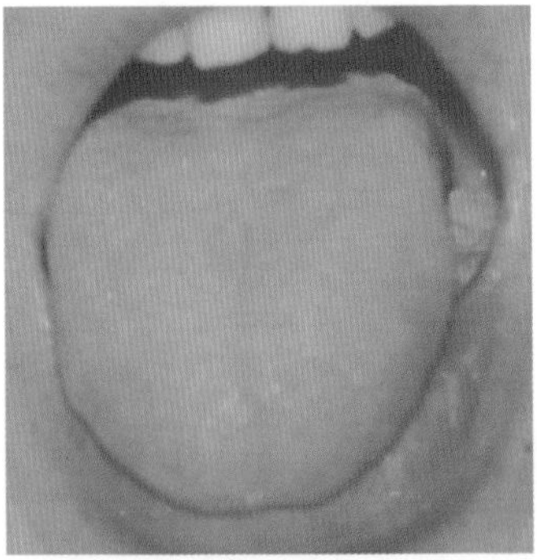

图4－8　舌无神

舌有神，表现人身体在远离平衡状态下，处于非平衡稳态，健康无病。少神，提示人体熵流入出，阴阳升降，已处于涨落失衡状态，人体脏腑器官已出现尚不能影响全局的负能量，气血不足是“未病”或“亚健康”已存在的表象。舌失神，提示人体脏腑器官已出现明显的功能障碍或器质性损伤，人体阴阳、经络、气血运行受阻，熵流入出明显障碍，大涨落已近出现，脏腑神之根，已为动摇，病症明显或重症脑疲劳。舌无神，提示人体脏腑器官功能高度紊乱失调，五脏之神已近尽失，或脑损伤重等功能严重障碍或丧失病症重。

现代舌诊研究表明，舌神与脑腑关联密切，神与脑的关系在《黄帝内经》亦有“神乎神，耳不闻，怵惕思虑者则伤神，恐惧者神荡惮而不收”等论述，告知人们在观察舌神时应将人的精神状态考虑在内。我们在一组 874 例脑疲劳患者的舌象观察中，发现脑疲劳的舌象表象特征，主要为少神、失神和无神，其中少神和失神占 100%。

因舌与五脏六腑，通过经络、气血紧密相连，所以舌神的养护与调治，主要应在五脏六腑与脑腑的呵护上下功夫，其中以心、肾、脾、肝、肺、脑的养护尤为重要。《黄帝内经》在脏腑与经络的关系中讲得很清楚：“心开窍于舌，足少阴，循喉咙，挟舌本。脾足太阴之脉……连舌本，散舌下。足厥阴……脉络于舌本也，肺气贯于舌。”可见要保持舌有神，必须维护五脏及脑的功能正常。

舌神的养护因涉及范围广，故应以《黄帝内经》所告知的人养生总的原则为根本：“法于阴阳，和于术数，饮食有节，起居有常，不妄作劳，形与神俱。”“勿以酒为浆，以妄为常。”“要虚邪贼风避之有时，心安而不惧，形劳而不倦，气从以顺，呼吸精气，调于四时，积精全神；外不劳形于事，内无思想之患，以恬愉为务，以自得为功。”

对于《黄帝内经》所强调的养生保健理论，历代名医都争相领悟，其主流认知认为，人之神来源阴阳莫测的变化，道“生智，玄生神”，所以要使人神充沛，神采奕奕，人生亦必遵守应遵循之正道，其正道来源于人对自然、对人自身长期观察、总结所获得的道理，就是《黄帝内经》提倡的“法于阴阳，和于数术”。法于阴阳之首先是要求人们遵循五运六气的天人合一生存法则。传统中医学认为，天有阴阳，寒、暑、燥、湿、风、火称为六气。地有阴阳，金、木、水、火、土称为五行，六气化作三阴三阳。五行生成地上万物，组成地上万物的五行之气，上升于天，成为五运之气。五运六气结合到一起组成自然界中每一特定时刻，并产生特定的物理化学衍变规律。人是自然界中一分子，在生命之始的生存过程中，其所形成个体特性与特征，每时每刻都离不开与自然界息息相关的依赖关系。

五运六气所告知的就是，某种个体和特性特征的人，其生存都与特定的时间、空间有着千丝万缕的益、损关系。《黄帝内经》讲的“甲乙之岁，土运统之；乙庚之岁，金运统之；丙辛之岁，水运统之；丁壬之岁，木运统之；戊癸之岁，火运统之”，就是告知人们：逢天干为甲和乙的年岁，土运统管之时，其特点是湿淫主胜，土与人之脾、胃相关。土生金对肺有益，土克水于肾不利，肾有病患的人，在土运年要特别小心呵护。又如逢天干乙、庚年岁，是金运统管；金的特点是燥的作用，金与人之肺、大肠相关。金生水，对肾有益，金克木，对肝不利，肝功能不好的人，在金年要特别注意养护，如此等等。在五运六气中，又按阴阳五行运行规律与六气结合，将一年又细分为春、夏、秋、冬的季节特性与人体相对应，告知有何种特性、特点的人在某季节中要十分注意与自身相对应的相益、相害因素，更细致地把握人与自然相互依存的紧密关系，时刻注意不要违背自然与个体相对应的规律。只有这样才能防止邪气入侵，正气长存体内，达到《素问·五运行大论》所说的“气顺从则平和，气逆反则生病”，使人生于自然顺乎自然，从天人合一中获得健康长寿的第一保障。传统中医不但在遵守时令方面有成功经验，而且在用药方面亦要求注意与时空的关系。李时珍在《本草纲目》中所告知人们的“五运六淫用药式”，讲的就是这个道理。

当人们理解天人合一思想后，要健康，要神清气朗，还要注意在饮食、起居、劳作、精神状态等方面加以自我管束，要在生存中注意人与时空自然衍化规律的术、数相和谐，还要十分注意在人生存过程的每一环节中，合于法则规律和术数。唐代名医孙思邈在《备急千金要方》中用诸多笔墨阐述人要健康、长寿必须遵守的规律，他在强调要遵守《黄帝内经》天人合一、五运六气养生性的同时，对于《黄帝内经》所指出的饮食、精神、嗜欲、声色、起居等关乎人生存健康、寿命、疾病的实际问题进行了重点解读。他指出，人体要达到平和（健康），必须要注意将养：“天有四时五行，寒暑燥湿风。人有五脏，化为五气，喜怒悲忧恐。故喜怒不节，寒暑失度，生乃不固。人能依时摄养，故得免其夭枉也。”“安身之本，必资于食，不知食宜者，不足以生存也。”“食能排邪而安脏腑，悦神爽志，以资血气，若能用食平疴，释情遗疾，可谓良工。”在谈到以食安身需注意的问题时，提出食者在补其不及时亦应注意太过：“多食酸伤脾，多食苦伤肺，多食甘伤肾，多食辛伤肝，多食咸伤心。”故而提出“五脏所宜食法”和“五味动病法”，告知人们春、夏、秋、冬养生宜食之物和脏腑有病宜食之物和不宜食之物。在解读《黄帝内经》有关思想、嗜欲、声色、起居等方面，他指出，人的这些行为嗜好问题的解决，关键在自我的约束养成和深晓其中利害以达到能自觉养性而健康长寿。他指出：“夫养性者，欲所习以成性，性自为善，不习无不利也。性既自善，内外百病皆悉不生，祸乱灾害亦无由作。”就是说人之养生，除五运六气是天时生就而成，人之无法改变，只有依据自身特性，特别注意遵循其天时运行规律，多顺防逆之外，其他养生范围都在自身掌控之下，如果你养成了一个好的习性，对自身有益的习性，那你就可以防病患避灾祸，否则，则病乱丛生。其中他特别强调要在名利、色欲、精神、嗜好方面要百倍注意，为此他引用嵇康之言告诫人们：“养生有五难，名利不去，为一难；喜怒不除，为二难；声色不去，为三难；滋味不绝，为四难；神虑精散，为五难。五者无于胸中，则信顺日跻，道德日全，不祈善而有福，不求寿而自延。”为此他强调：“人知止足，天遗其禄。是以人之寿夭在于遵节，若消息得所，则长生不死，若喜怒不节，寒暑失度，恣其情欲，则命同朝露也。”

孙思邈在《备急千金要方》中除细述人如何养生益寿诸要节外，还强调了药物对人养生的作用。他说：“但知钩吻之杀人，不信黄精之益寿，但议五谷之疗饥，不知百药之济命。”为此他提出：春服小续命汤五剂及诸补散各一剂，夏服肾沥汤，秋服黄芪等丸，冬服酒剂。还提出了服食天门冬方、地黄方、黄精方、松子方、柏实方、松脂方等，为之后药物养生提供了借鉴。但一种单一药物能否久服，李时珍在《本草纲目》中解释《黄帝内经》有关五味偏胜时强调了：不要久服一种药物，以防止五味偏胜，影响人之康寿。

“故大寒大热之药，应从权用之，气平而止。有所偏助，令人脏之不平，夭之由也”。

做以上解释之目的，是说明只有人整体健康，人才能展现出有神之形貌，人只有整体有神，五脏六腑平和，舌才能有神，否则就会因五脏六腑，阴阳升降，熵流入出障碍程度，舌出现少神、失神或无神。

保持舌有神，其人精神状态变化非常关键，我们所发现的脑疲劳患者，舌少神、失神为100%，其证实人脑巨系统在人舌神方面的重要地位。舌神的保持重点在人体整体养护，其次才是舌局部。舌一旦呈现少神、失神或无神貌象，即表明人体已处于未病、“亚健康”或已病状态。故舌神的治疗涉及面广，内容繁杂，且本书之各章节都要涉及，因此舌神的治疗不做单一介绍，一是免去重复，二是将其重要性能具体体现。人体整体精、气、神的养护，主要应遵守《黄帝内经》所提倡的五运六气，时空、季节所应食的食物为主。以下按《黄帝内经》季节养生法则，简介四季人体整体脏腑养护方法，为人体精、气、神及舌神养护提供参考。

（一）春季

春季多食酸性和平补食物，但须注意过食酸味会导致肝气偏亢易伤脾胃，所以以平和为主。除常食谷类外，黄豆、赤小豆、大麦、鸡蛋、鱼虾、牛肉、兔肉、猪肉、乌贼鱼、鸡肉、蘑菇、绿色卷心菜、酸笋、菜花、胡萝卜、苋菜、马齿苋等都是应多选的肉菜类食物，杏、梅、棠梨、山楂、山梨、石榴、木瓜、橙、莲子、金橘、杨梅、橄榄、猕猴桃、酸枣、柠檬、苹果都可以为春季果类食物。药食方面，春季为木为肝，在药食调理方面主要应在肝本身及其相生、相克的子母脏方面进行调解。

1. *调肝益脾法*　粳米250g，木瓜30g，白芍6g，陈皮5g，砂仁6g。

将木瓜、白芍、陈皮、砂仁煎取汁，入白酒少许，再与粳米同煮成粥，每日分2次内服。

2. *滋肾宜肝法*　菟丝子100g，枸杞子50g，粳米100g，白糖适量。

将菟丝子、枸杞子洗净捣碎，加水煎取汁去渣，入米煮粥。粥熟加入白糖，每日2~3次，内服。

3. 泻肺益肝法　鲜鱼腥草60g，山梨3个，猪肺200g。

将猪肺洗净切块，山梨洗净切块，同鱼腥草一起入砂锅内，加清水800ml，煮沸至肺熟，再加入食盐少许。饮汤食猪肺，每日1次。

4. 肝肾同补法　净鸡肉200g，何首乌30g，怀山药15g，黑豆100g，生姜2片。

将用料全部洗净置入煲内，加水1500ml，煮约2小时，调味，分次吃肉饮汤。

5. 补心益肝法　龙眼肉30g，莲子15g，芡实10g，炒枣仁10g，生姜3片，白糖少许。

将莲子、芡实、枣仁洗净与龙眼肉、生姜一起入锅，加适量水，武火煮沸，再用文火煎熬20~30分钟，去渣留汁，入白糖，当茶常饮用。

（二）夏季

夏季要多食苦味食物，夏季食补应选用其性偏寒凉者，即补而兼清，忌咸。谷物可多食小米、荞麦、绿豆、稻米、玉米、小麦面、赤小豆等，肉菜以兔肉、鸡肉、鸭蛋、鸭肉，蔬菜以藕、芹菜、苦瓜、苜蓿、白花菜、莴苣、海带、丝瓜、菠菜、茄子等为宜。水果类：西瓜、李子、槟榔、枸杞子、甜瓜、酸梅、葡萄、枇杷、番茄等。药食方面：夏季为火为心，在药食调理方面，在降心火的同时要注意调解其子母脏及水火相宜及脏腑生克关系。

1. 心肾相济法　鲜苦瓜150g，鸭蛋2个。

将鲜苦瓜去瓤切块，与鸭蛋一起煎炒，入少许食盐调味，食用。

2. 心脾相宜法　莲子 30g，酸枣仁 20g，山药 30g，白术 30g，蜜枣(去核) 5 枚，生姜 4 片。

诸药洗净，同放入锅内，加适量清水，武火煮沸后，文火再煮 30 分钟，去渣饮汁，分 2 次服。

3. 心肺相宜法　花生仁 45g，粳米 60g，沙参 20g，香薷 15g，冰糖适量。

将花生仁洗净捣烂，加入粳米，将沙参、香薷水煎沸，去渣取汁同煮，至米烂粥稠，加入适量冰糖，食服。

4. 抑肝潜阳法　芹菜 200g，牛肉 100g，生姜 2 片，麻油、淀粉、盐、酱油各适量。

芹菜去叶根洗净，加少许盐在水中泡 10 分钟，牛肉洗净切丝，加 1/4 匙麻油、淀粉及酱油拌匀待用，姜洗净切片。起油锅，加姜片略炒，再加肉丝，急火炒成七分熟，取出，再将切成段的芹菜急火炒，入肉丝加盐炒熟即食。

5. 抑火除热法　绿豆 50g，银耳 15g，鲜荷叶 15g，鲜金银花 15g，西瓜汁 300ml，鲜扁豆花 15g，丝瓜皮(切丝) 15g，鲜淡竹叶 15g，琼脂 10g，白糖 200g。

除西瓜汁外，将上述各物入锅加适量清水，微火煎熬，再入西瓜汁和匀，盛器皿内，置冰箱中冷凝成冻，取出划成块食用。

(三) 秋季

应多食辛味食物，以护肺，固津液，多湿润，防干燥为宜，忌食过热食物。在常食谷物基础上酌用糯米，肉菜类可用兔肉、豚肉、鲍鱼、猪肝、白木耳、萝卜、番茄、芝麻、鸭蛋、荸荠、百合、胡椒、藿香、麦芽、韭子、葱白、山葱、薤白、大蒜、芥菜、生姜、干姜、蜂蜜、豆蔻、小茴香、香菜等，果类以桃子、山樱桃、梨子、枇杷、杏子、龙眼肉、葡萄、大枣、苹果为宜。药食调理：秋季多燥气，易伤肺，对肺要多加呵护，同时要注意对大肠、肾、脾、胃等相关联脏腑的养护，宜应注意对相克、相晦脏腑的制约，才能避免秋燥伤人。

1. 清燥热益肺法　大雪梨2只，北杏仁10g，沙参30g，诃子皮10g，桑白皮15g，蜜枇杷叶5克，蜂蜜适量。

将雪梨捣烂取汗，北杏仁、沙参、枇杷叶、诃子、桑白皮煮沸30分钟后，去渣，加雪梨汁，再煮沸，凉贮瓶内，分次加入适量蜂蜜饮用。

2. 润肠宣肺法　净猪瘦肉100g，当归20g，桃仁10g，熟地黄50g，肉苁蓉30g，大枣(去核) 6枚。

将猪肉切片用醋、酒、生粉拌过，上料洗净入炖盅内，加开水适量，文火炖2小时，调味即可，饮汤食猪肉。

3. 脾肺同补法　山药60g，薏苡仁60g，川贝母15g，冰糖15g，粳米100g。

将山药、薏苡仁、贝母捣成粗粒，入粳米加水煮至烂熟，再入冰糖略煮即可，早、晚食。

4. 益肾养肺法　生鱼肉300g，猪瘦肉100g，胡萝卜500g，大枣10枚，陈皮1片。

胡萝卜去皮洗净切片，大枣去核，陈皮去白洗净，猪瘦肉洗净切块，生鱼肉洗净，下油起锅略煎黄，全料放入开水锅内，武火煮沸后，文火煲2小时，调味食用。

5. 肺心相缓法　龙眼肉60g，牛骨髓250g，牛肉150g，生姜2片，大枣(去核) 10枚。

将牛骨髓、牛肉煮沸15分钟，捞起过冷水，牛骨髓切短段，牛肉切片，龙眼肉、大枣、生姜洗净，同放入炖盅内。加清水适量和少许白酒，用文火炖4小时，调味即可，饮汤，吃龙眼肉、牛骨髓、牛肉。

（四）冬季

应多食咸味食物，冬补宜贮，冬至一阳升，食物蕴蓄体内益发挥效能。冬季在常食谷物基础上应多食粟米、陈仓米、大麦，肉菜应多食羊肉、鹅肉、鸭肉、鸽肉、狗肉、鸡肉、牛肉、虾、甲鱼、海豚鱼、螃蟹、猪肾、海参，菜类可多食韭菜、木耳、山药、姜、海带、昆布、蒜、黑大豆、黑芝麻、莲子等，果类可多食核桃、龙眼肉、荔枝、大枣、栗子、枸杞子、桑葚等。药食调理：冬季属水，属寒，主肾，主藏，药食补在补肾为主的基础上，应注意调理子母脏和相克脏腑的协调，才能使冬补身健更为有力。

1. 补肾祛寒法　五加皮 30g，牛肉 100g，黑豆 45g，肉桂 5g，干姜 6g，大枣(去核) 10 枚。

将牛肉洗净切成小块；五加皮、肉桂单煎 30 分钟，去渣并取汁。黑豆、干姜、大枣、牛肉同放入砂锅，加清水 1000ml 煮至牛肉熟烂，趁温用少许油、盐调味即可，饮汤，吃牛肉。

2. 补肾益肝法　猪肾 2 个，枸杞子 30g，覆盆子 20g，山茱萸 20g，蜜枣(去核) 10 粒。

将猪肾洗净去杂切小片，用豆粉拌匀，枸杞子、覆盆子、山茱萸洗净与蜜枣一起用适量清水煮沸约 5 分钟，加入猪肾煮熟，加精盐、鸡精调味即可，饮汤，吃猪肾。

3. 补肺益肾法　黑豆 30g，北沙参 20g，核桃肉 20g，补骨脂 20g，干姜 3 片，猪肺 500g，葱白 2 茎，粳米 100g。

将猪肺洗净，与黑豆、沙参、核桃肉、补骨脂、生姜、葱白一起加水煮熟，将猪肺捞出，切成丁状块，再与粳米同煮成粥，调味即可，早、晚食用。

4. 脾肾相安法　白术 15g，芡实 20g，韭菜子 15g，大枣

30g，鸡内金10g，面粉500g，白砂糖250g。

将白术、芡实、韭菜子、大枣、鸡内金放入锅内，置武火煮沸，后用文火煮熬，去渣留汁。将药汁倒入面粉，加入糖，发面，待发酵后加适量碱，做成糕。将糕上蒸笼，蒸熟即成，可做主食或点心分次食用。

5. 补肾益脑法　猪肾1对，核桃仁30g，鸡蛋1个，水淀粉15g，葱大段5g，姜片5g，酱油、盐、味精、料酒各适量，茶油500g(实耗75g)。

将核桃仁入油锅炸至金黄色捞出，撒上少许花椒、盐；将猪腰洗净去膜去臊，切成腰花，加入姜、葱、酱油、味精、料酒、盐，浸5分钟取出，淋去汁，再放进鸡蛋、水淀粉、酱油搅匀成糊。锅内油烧至八成热时，将腰花撒在锅内，炸至腰花卷起捞出；待油再达八成热时，再入腰花炸一下，使腰花卷成麦穗形，捞出入盘中，周围放入已炸脆的核桃仁即成，分次佐餐食。

舌局部的养护对舌神的有、无亦有一定关系。一个健康，舌有神的人，舌体必然是洁净，无污，纹理清晰，苔薄如雾，色泽淡红明亮。若口腔不洁，食后不漱口，睡前不刷牙，口腔卫生护理缺失，垢物丛生，秽苔铺布或咽夹舌根淋巴肿大，或烟酒过度至舌尖边红赤、乳头增生、赤紫等，均可影响舌神。舌局部正效应缺失，虽然动摇不了五脏六腑功能的正能量，但对舌有神必定产生重要影响，所以要保持舌有神，在加强人整体药食调理养护的同时，口腔及舌局部的养护亦是重要环节，应倍加注意。

第二节　观舌形

茫茫广宇，万物化生，物生有因，必现于形。形是宇宙中的一切物质存在的必备表象，“天下万物，生于有，有生无”

“无形为天地之原始，有形用以称述万物的根本”。其界线是人之所见，可见者谓之形，不见者谓之恍惚、玄冥。伴随着人类社会科学技术的进步，可见的物形越来越多，上至龙光斗牛之墟的星系、恒星、卫星，组成物质天体的粒子、夸克或“上帝色子”，下到人们生活着的星球——地球，地貌、山丘、川谷、海湖、河溪和浩如烟海的各种植物、动物及微生物，其都因形异本源差异，而各有其形名。

观人形，在我国传统中医首部医书《黄帝内经》中早有记载。《灵枢·阴阳二十五人》和《灵枢·通天第七十二》中以五行、五色，阴阳差异变化所形成的不同形态、禀赋的25种不同形态之人。为什么将人形、赋分作25种？一是观人形可以知：“人之寿夭”“形与气相任则寿，不相任则夭”“形与神俱，而尽终其天年，度百岁而动作不衰”，二是观人形是诊疗病人之必须，“所以立形定气，视寿夭者，而后以临病人决生死。审察形气有余不足而调之，可以知道顺逆矣”。可见，传统中医对观察人形之重视。

观舌形是观察人形的内容之一，《黄帝内经》告知人们：“五脏常内阅于上七窍”“从外知内”“视其外应，以知其内脏，则知病所矣。”所以观察舌形，是诊示人体五脏六腑有否病变的重要方法之一。

我们在50多年舌象观察研究中，发现人形与舌形、舌形与病症确实存在着因果关系。在舌诊学中，我们共列举31种舌形，其能否涵盖所有人群及疾病尚待进一步探讨。人舌形之形成主要与传统中医所讲人之先天精气差异有关：“人始生，先成精，两精相搏，合而成形。人生有形，不离阴阳，此天之生命，形乎形，目冥冥。”这些语言和其所言的25种人形，是一致的。就是说，人形、舌形的形成首先与父母之精相合而成，其差异存在的先天因素相关。其次则是后天诸种因素发生衍化，即形成各种舌形。影响舌形的第一因素是舌肌，从人体生理、解剖角度讲，舌是一个肌性器官。人类胚胎第6~8周时，由颈上区体节发生的舌肌长入舌内，使舌逐渐增大，并向前伸延，进而与下颌分开，其前方及两侧形成一马蹄铁形的深沟，使舌根附着于口腔底部的下颌骨和舌骨，其前部在口腔内呈半游离状态。舌肌属横纹肌，舌的形变及其位置改变，都依赖于舌肌的收缩和舒张。舌被纤维性舌中隔分为左右对称的两半，舌中隔呈镰状弯曲，后端后下固定于舌骨，向前伸延到舌的中段，逐渐变窄而消失。舌肌分为舌纵肌、舌横肌、舌垂直肌、颏舌肌、舌骨舌肌、茎突舌肌、腭舌肌。其舌中隔两侧舌纵肌一起收缩时使舌变短，分别收缩时可使舌向下或向下卷曲。舌横肌收缩时，可使舌变窄加厚。舌垂直肌收缩时，使舌变薄、增宽。颏舌肌一侧收缩时，使舌尖伸向对侧，两侧同时收缩，可牵引舌向前下方即伸舌。舌骨舌肌收缩时牵引舌向后下方，茎骨舌肌的作用是提舌向后上方。腭舌肌的作用为下拉腭肌、缩小咽峡。影响舌形第二因素是舌神经，分布于舌的神经有舌下神经、三叉神经、面神经和舌咽神经的分支。支配舌肌运动主要是舌下神经，它支配着舌内、外肌；腭舌肌则由副神经的延脑根，通过迷走神经的咽支支配。若上述神经出现异常，舌肌运动失灵，则舌形必变。第三个因素是舌血管和舌的淋巴系统，舌是人体较为丰富的血供器官，血液循环主要靠舌动脉和舌静脉。舌动脉起自颈外动脉，分为舌背支、舌下动脉和舌深动脉三支。舌静脉分为舌背静脉、舌深静脉，舌背静脉在接近舌骨大角处注入颈内静脉，舌深静脉注入面总静脉或颈内静脉。舌有丰富淋巴系统，其毛细淋巴肉分浅、深两组，分布在舌组织内，其中在舌乳头、舌黏膜、舌肌纤维束间分别形成毛细淋巴管。舌的全部淋巴管最终进入颈外侧深淋巴结，舌动脉、静脉、淋巴系统的输入和流出影响舌体的大小与形态，其次舌苔、舌乳头的状态亦对舌整体形态外貌有一定影响。

我们在3万多人舌诊观察中，发现95%以上的人正常舌形为长饼状舌。因先天因素各异，长形舌、近圆形舌、瘦薄舌、瘦长形舌、舌前部瘦窄形舌，尖锐形舌、边薄形舌、根窄形舌等都属正常舌形范围(图4-9，图4-10)。

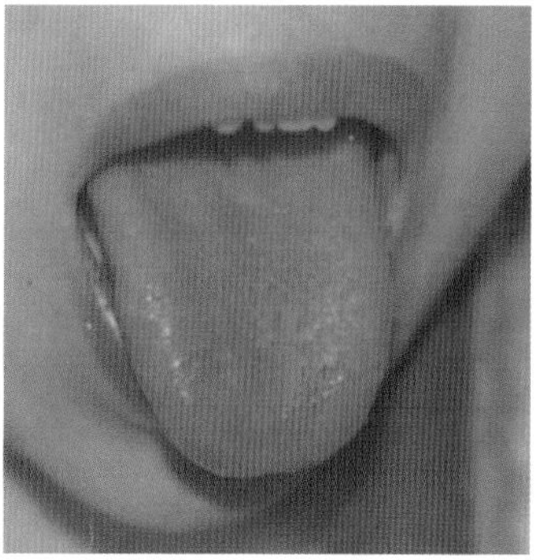

图4-9　正常舌形

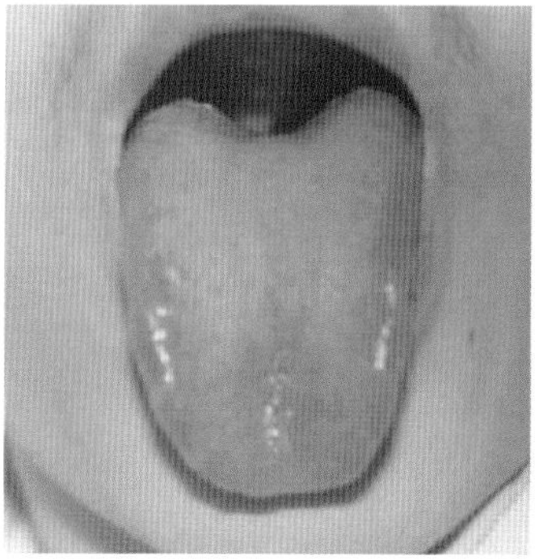

图4-10　正常舌形

在异常舌形中，首先应认证巨舌、大舌和小舌。巨舌的产生分先天和后天两种，巨舌的特点是舌形体过大，当静止殆时，舌常暴露在口腔前庭外侧(口腔容不下舌)。先天性巨舌又分为先天性肌性巨舌和发育性畸形综合征两种。肌性巨舌，多为先天性畸形，于出生时或乳幼儿期即可见其舌形巨大，一般多与人体发育畸形共存，称为发育畸形综合征。其中Down综合征：面部、颅骨、指、牙齿颌骨畸形，常伴巨舌。EMG综合征：有脐疝、巨舌(图4-10)和身体巨大发育。Marfan综合征：也称为细长肢综合征，管状骨特别长，指(趾)细长，上臂及腿长，眼、心血管异常，腭穹窿高，错殆伴巨舌。Ehlers-Danlos综合征(图4-11)：皮肤弹性大，关节松弛或活动度大，皮肤出血和皮肤肿瘤样病变，巨舌，颞颌关节和其他关节脱位。Eckwith 综合征：低血糖，脐突出，新生儿期巨舌，舌伸出口外。Greig 综合征：眶距过大，鼻根宽扁，鼻孔宽扁，鼻孔大，常伴巨舌。Hurler 综合征：头大，突额鞍鼻，鼻梁宽，厚唇，牙齿发育不全，牙间隙增宽，错殆，巨舌，角膜混浊，肝脾大，智力低下，骨骼畸形等。Hunter 综合征：智力低下，鼻梁宽、颈短、头大。后天性巨舌，多由内分泌、肿瘤疾病、黏多糖贮积症疾病等引起，肿瘤可能为血管瘤、淋巴管瘤、神经纤维瘤或可能由多发性骨髓瘤引起。内分泌疾病产生巨舌者，可见于克汀病、黏液性水肿或肢端肥大症等。黏多糖贮积症引起巨舌者，可见于舌淀粉样变性、皮肤黏膜类贮积症(透明变性）等(图 4－12)。

大舌，舌形大而比巨舌小，其舌形体虽大，可容于口腔内。其发生原因，一部分与先天遗传差异因素有关，另一部分由疾病引起。因先天遗传差异引起，除舌形体大外，舌色、舌黏膜、舌乳头等都同于正常舌表象。由疾病引起者，则常伴舌色、舌苔、舌边黏膜及舌乳头等形态改变。常见引起舌形增大的疾病，可见心脏功能不全或衰竭、门静脉高压症、重型脑病、轻型黏液性水肿病及舌局部炎性疾病引起。这些疾病引起的舌形增大，常伴舌色瘀紫或绛紫、蓝紫，舌黏膜水肿，舌苔增厚，舌乳头瘀血、水肿，舌边凹凸不平，齿痕。其原因多为舌神经功能异常，舌体静脉、淋巴回流障碍所引起舌瘀血、瘀滞肿胀所致。所以，当发现人舌形体逐渐增大变厚，应注意检查有否上述疾病存在，以及时治疗(图 4－13，图 4－14，图 4－15，图 4－16)。

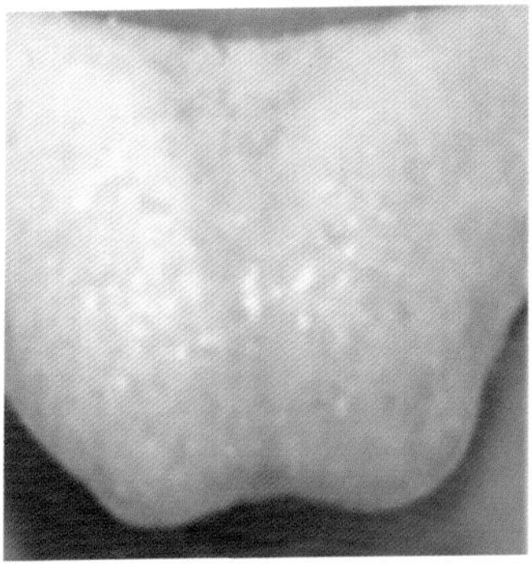

图 4－11　巨舌（EMG 综合征）

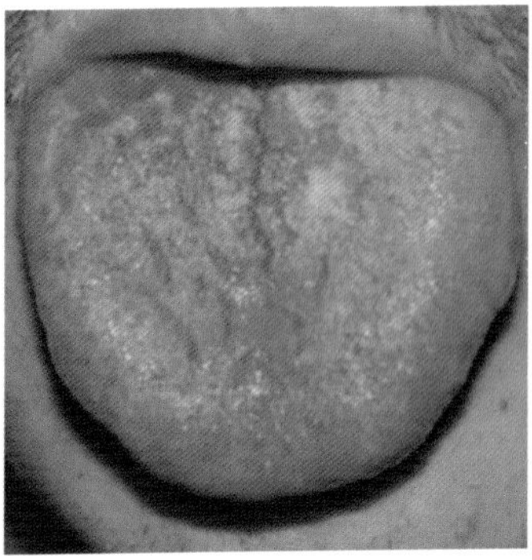

图 4－12　巨舌（Hurler 综合征）

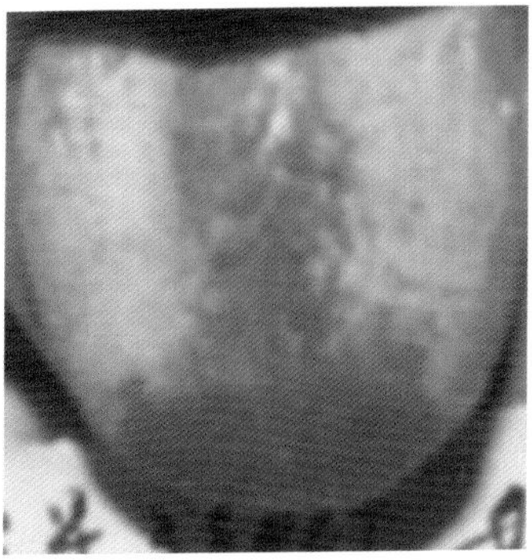

图 4－13　肿大舌（上焦热极夹瘀滞）

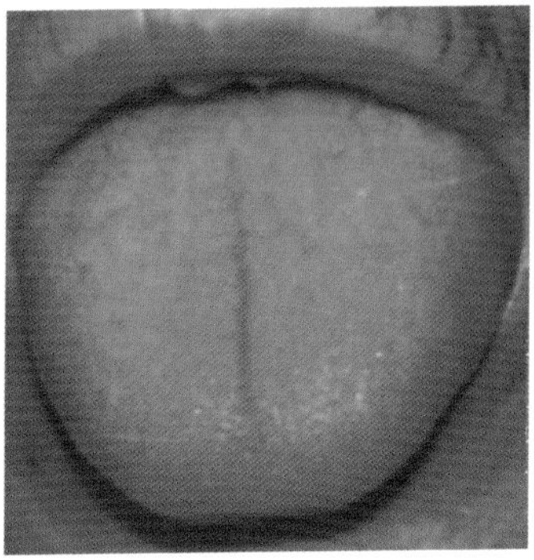

图 4－14　肿大舌（中焦热极夹气血瘀滞证）

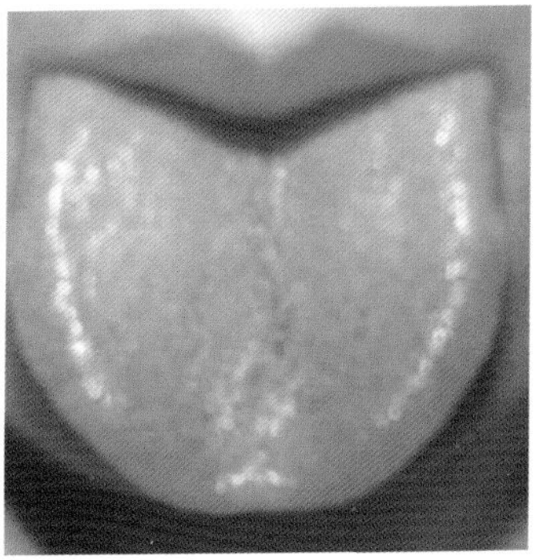

图 4－15　大舌（肝脾血瘀夹湿证）

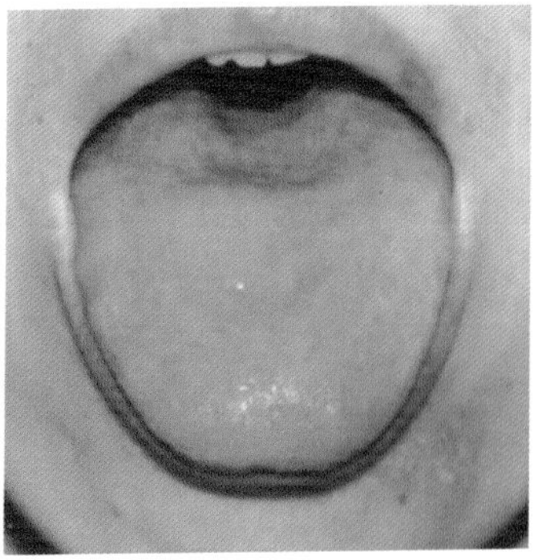

图 4－16　大舌（肾阴阳两虚证）

小舌，在人群中较为少见，其舌形体仅占口腔唇缘比约3/5或更小，舌形窄短而小，其舌颜色、舌乳头分布均为正常，中医学认为，小舌系人体先天性心肾功能匮乏所致(图4－17，图4－18)，为先天性遗传舌象，无临床意义。Pire－Robin综合征，可见小颌、腭裂、小舌和舌下垂。

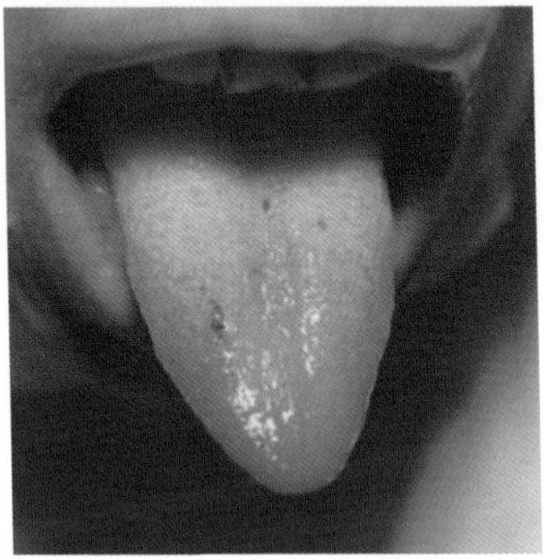

图4－17 小舌(先天肾脾虚损证)

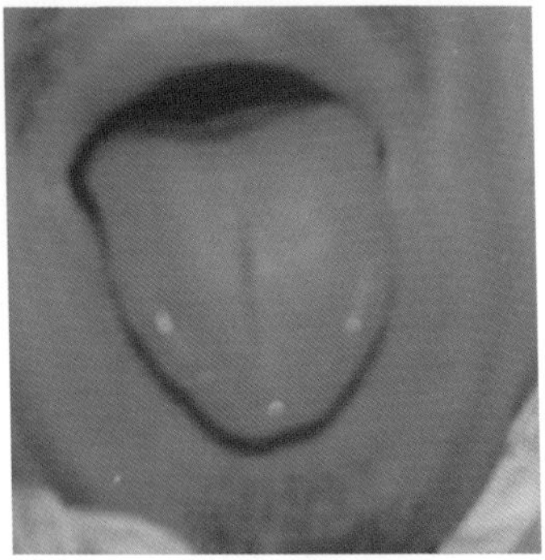

图4－18 小舌(心脾虚证)

在舌形观察中见有舌尖缺损形舌、中间条状沟形舌、三角形舌、体窄舌、结舌、叉形舌、中凹形舌、脑纹舌、叶脉舌等都属先天因素所造成的舌形差异，因其除舌形不同于常见舌形外，舌其他结构都为正常，因此无临床意义，其发现率甚少。此外，还见有厚墩形舌(图4－19)、方形舌(图4－20)、舌面

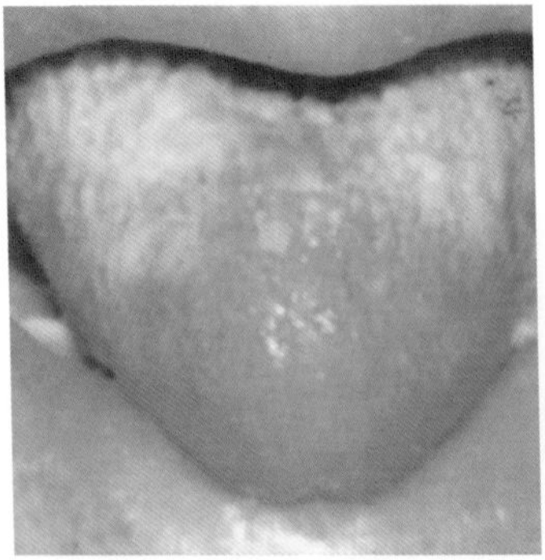

图4－19 厚墩形舌(上焦热极夹瘀滞)

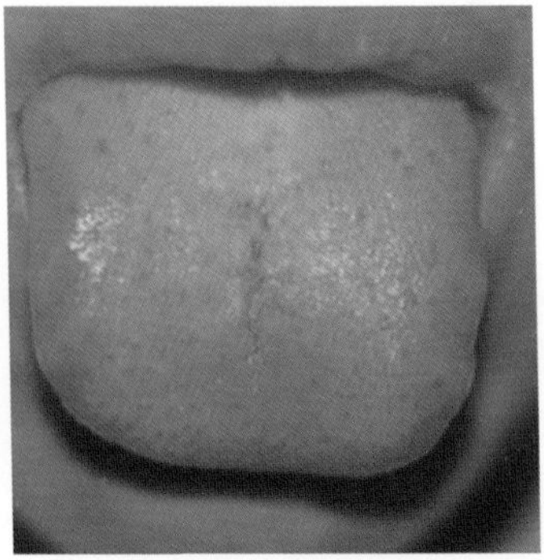

图4－20 方形舌(气滞血瘀证)

不平形舌(图4－21)、带状舌(图4－22)、偏斜形舌(图4－23，图4－24)、弯曲形舌(图4－25)、裂纹形舌(图4－26，图4－27)、中凹形舌(图4－28)以及根凹形舌，为病症所引起。

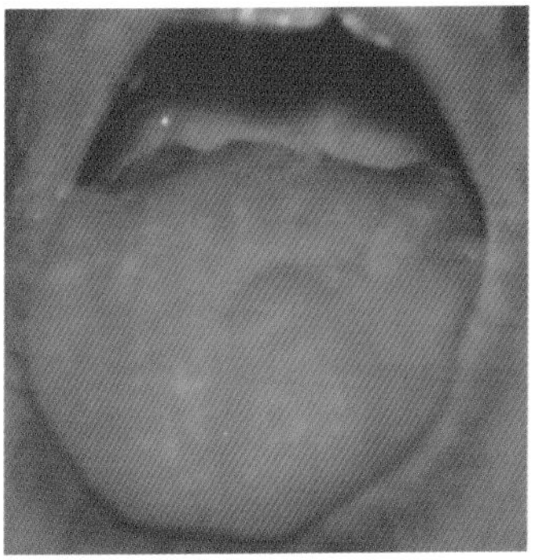

图4－21　舌面凹凸不平(心脾血瘀证)

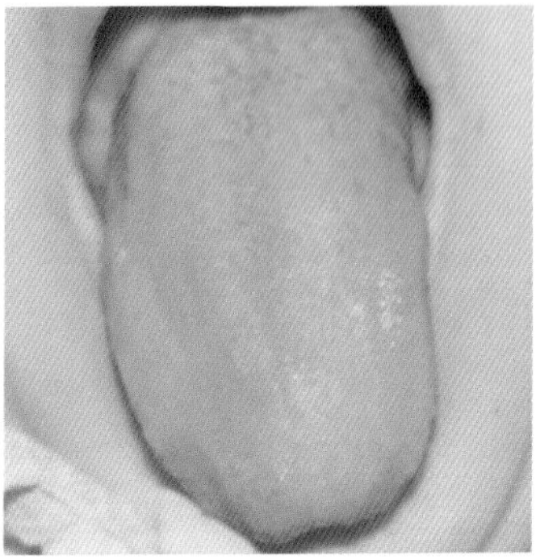

图4－22　带状舌(肝肾气阴两虚证)

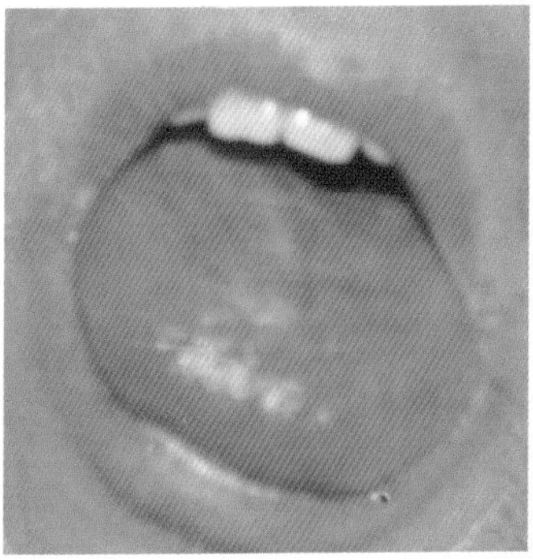

图4－23　偏斜形舌(脑血瘀证)

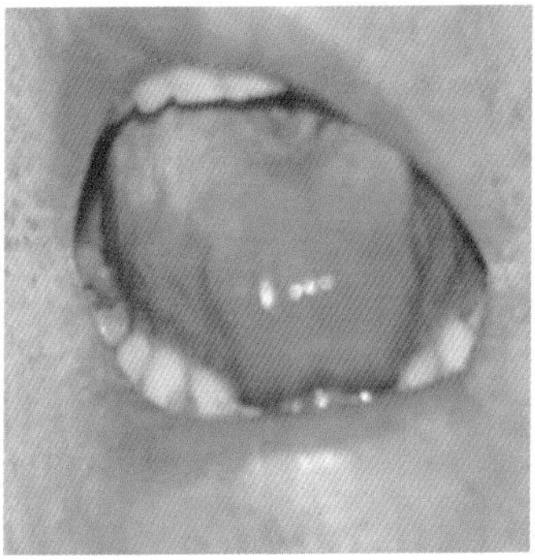

图4－24　伸难偏斜形舌(脑血瘀证)

厚墩形舌，可因消化道急性炎症，热灼津液，气血瘀滞于舌引起。方形舌、舌面不平形舌，多由肝、肺病致舌静脉淋巴回流受阻引起。带状舌、弯曲形舌可与脏腑下垂病相关，偏斜形舌由脑病引起。裂纹形舌见于机体脏腑严重的失血、失液，体液严重不足，舌体无津液溢润所致，根凹形舌可见重型肾病或泌尿系统长期不愈的疾患。

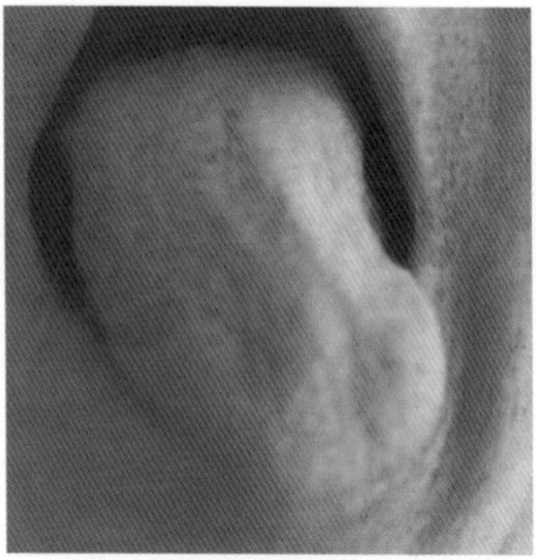

图4－25　弯曲形舌(脑卒中证)

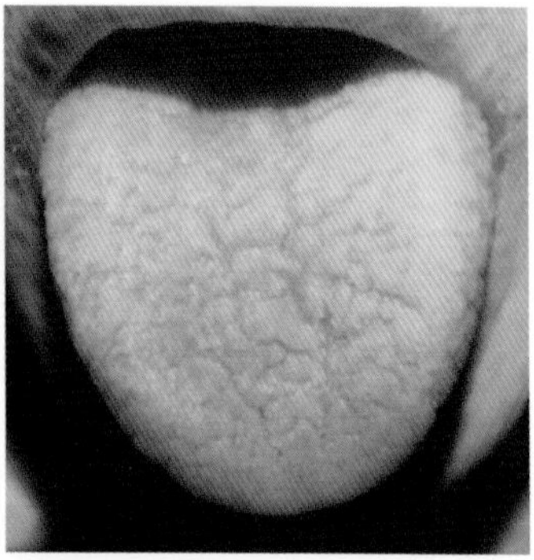

图4－26　裂纹舌(热伤阴瘀证)

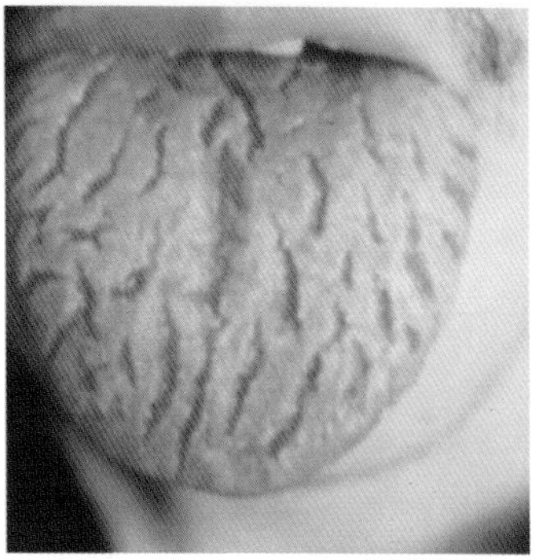

图4－27　裂纹舌(阴液脱失证)

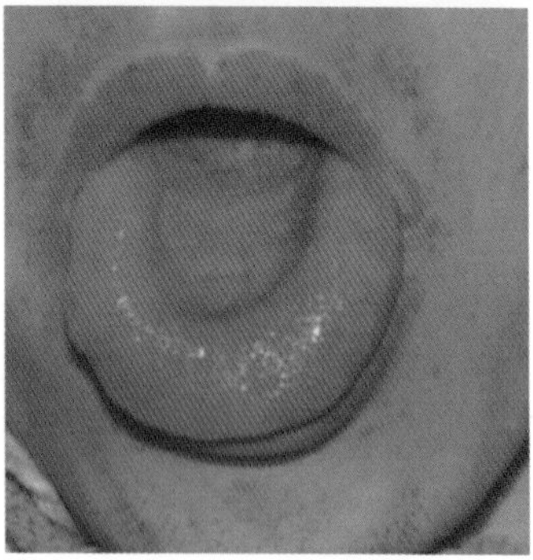

图4－28　中凹形舌(肝脾瘀阻证)

舌形的养护与治疗：先天性疾病引起的巨舌，各种综合征和由于遗传因素引起的大舌、小舌及其他舌形，舌已定形，单纯养护或药物等治疗难以逆转，舌形呵护主要是针对一些疾病引起舌形变化方面进行预防和治疗。

中医理论认为，与舌形变化关系密切的脏腑主要有脾、心、肝、三焦。脾主肌肉，心主血液，肝主筋与经筋脉有关，三焦主水液气化与淋巴循环有关。

脾、心、肝、三焦的呵护，其食物服用，主要应在舌肌肉濡养，舌血供、血液正常回流及舌淋巴液正常循环回流方面下功夫。舌肌肉濡养主要依赖于脾的气化功能，肝的疏泄功能，舌血液及淋巴液正常循环主要靠心功能的动血能力和舌淋巴液回流通路无阻碍。脾属土，心属火，肝属木，三焦与肺金、心火、肝木、脾土相关联，舌与三焦的关系在疾病治疗方面可涉及三焦各部位。在日常养护中由于舌的位置主要在上焦部位，所以日常调解其功能主要与肺金与心火有关，木生火，火生土，土生金，四者为母子脏关系。因此舌形养护调理方面应在调解四者相补相乘关系中，注意关照各脏自身喜甘、喜苦、喜酸、喜辛和各自忌宜的特点，搭配选择食物与药物。

食物选择，谷肉类以小米、玉米、大豆、稗米、大麦、赤小豆、绿豆、薏苡仁、小麦面、芝麻，兔肉、猪瘦肉、鸡肉、黄鳝、泥鳅、鲫鱼、鲤鱼、甲鱼、海参、海蜇、鸭蛋、鸡蛋等为宜。

菜果类：以苦瓜，冬瓜、菠菜、丝瓜、藕、茄子、芹菜、番茄、萝卜、白木耳、百合、茴香、莲子、西瓜、大枣、松子、梨、枇杷、柿子、山楂、樱桃、葡萄、蜂蜜等为宜。

1. 药食调理

（1）黄芪陈皮粥：黄芪 30g，陈皮 5g，红糖 40g，粳米 100g。

将黄芪、陈皮洗净切片，置砂锅内加清水 200ml，煎沸 30 分钟，去渣取汁。将洗干净的粳米加水 800ml，以武火煮沸，转用文火煮成粥，再放入陈皮、黄芪、药汁、红糖，再煮 5 分钟即成，早、晚空腹服用。

（2）白术猪肚粥：白术 10g，猪肚 1 具，生姜片 10g，粳米 100g。

将猪肚洗净切成小块，白术、生姜用砂锅煎取药汁，去渣，之后将猪肚、药汁与淘洗干净的粳米一同煮粥，煮熟即成，分次内服。

（3）甘麦大枣粥：小麦 50g，大枣 10g，甘草 15g。

将甘草加水煎汁去渣，与淘净的小麦和大枣一同煮熟成粥，分次内服。

（4）莲子芡实粥：红莲子15g，芡实15g，小米100g。

将红莲子、芡实洗净与淘净的小米同放入1000ml清水锅里，以武火煮沸，改文火熬煮至粥成即可，分次食用。

（5）川贝雪梨橘红粥：川贝母10g，橘红6g，雪梨5个，大米100g。

将川贝母、橘红洗净烘干研成细粉，将雪梨洗净捣碎与洗净的大米同放入锅内加水1000ml，武火煮沸，文火熬煮成粥即可，分次食用。

（6）山药杏仁粥：生山药50g，鱼腥草50g，炒杏仁15g，霜柿饼30g。

将山药、鱼腥草、炒杏仁煮熟，霜柿饼切成小块，加入再煮成粥糊状，分次服用。

（7）薏苡仁粳米粥：生薏苡仁50g，白芍25g，陈皮15g，生姜3片，大枣(去核）10枚，粳米100g。

将白芍、陈皮、生姜水煎，去渣留汁。大枣、粳米洗净，加入适量清水，煮沸，再将药汁倒入，煎煮10分钟成粥，分次食用。

2. 中药治疗

（1）补中益气汤加味(《万病验方》)：黄芪10g，人参5g，白术10g，陈皮10g，当归10g，柴胡5g，升麻5g，甘草5g，神曲10g，麦芽10g，泽泻10g。水煎服。

（2）金沸草散(《三因极一病证方论》)：荆芥穗200g，旋覆花、前胡、麻黄(去节）各15g，甘草、赤芍、炙半夏各50g。共细末，每服20g，水一盏半，姜7片，大枣2枚，煎7分，去渣，漱口，吐一半，吃一半。

（3）膈下逐瘀汤(《医林改错》)：红花6g，桃仁9g，五灵脂9g，延胡索9g，牡丹皮6g，赤芍9g，当归9g，川芎9g，香附12g，枳壳9g，甘草3g。水煎，每日1剂。

（4）血府逐瘀汤(《医林改错》)：牛膝12g，桃仁9g，红花9g，当归12g，川芎6g，赤芍9g，生地黄12g，枳壳9g，柴胡9g，桔梗6g，甘草3g。水煎，每日1剂。

（5）玄参散(《奇效良方》)：玄参6g，升麻6g，大黄5g，犀角(代) 5g，甘草3g。水煎服。

（6）柴胡疏肝散(《景岳全书》)：柴胡9g，白芍12g，枳壳9g，甘草3g，香附12g，川芎6g。水煎，每日1剂。

（7）八珍汤(《正体类要》)：党参9g，白术9g，茯苓12g，炙甘草3g，当归12g，川芎3g，白芍12g，熟地黄15g。水煎，每日1剂。

（8）五皮散(《中藏经》)：桑白皮、陈皮、生姜皮、大腹皮、茯苓皮各等份。为粗末，每服9g，水煎，不计时温服。

（9）蛇蜕、全蝎各等份，上为细末，每少许掺服之(《奇效良方》)。

（10）片脑成片频附于舌上，每日3～4次(《奇效良方》)。

（11）土鳖虫30个，盐1升(《备急千金要方》)。上二味以水3升煮三沸，含之，稍稍咽之，日三。

第三节　视舌纹

纹理是物体上呈现的线条状花纹，是一切物体形成和存在过程所具备的特征之一。广义相对论和量子力学理论告诉人们："宙赖以生存的时空是弯曲的，各种物质都要受引力束缚，由于引力的拉拽和粒子的波动性干扰，使各种物体包括动物机体产生过程都会存在，如同光通过狭缝时所形成明暗条纹相似的纹理。"

有关纹理的描述，我国古代文献早有记载，屡见不鲜，在我国古代书籍《山海经》这部上古奇书中就曾在鸟、兽、植物以及人纹的描述记载了纹理的发现。从我国第一部词典《说文解字》中记载知道，先秦两汉年代之前的古籍中的纹是用文字来表达，因此《山海经》描述各种纹路时，是用“文”字表述的。《山海经·南山经》中有：“又东五百里，有鸟焉，其状如鸡，五采而文，名曰凤凰。”《山海经·西山经》：“西南三百里，有鸟焉，其状如翟而五采文，名曰鸾鸟。”“西次三经之首，曰崇吾之山，有兽焉，其状如禺而文臂，名曰举父。”《山海经·北山经》：“又北百八里，有鸟焉，其状如雉，而文首，白翼，黄足，名曰白。”“又北百七十里，有兽焉，其状如豹而文首，名曰狕。”“又东三百里，曰阳山，有鸟焉，其状如赤雉，而五采以纹，是自为牝牡，名曰象蛇。”《山海经·东山经》：“东次二经之首，曰空桑之山。有兽焉，其状如牛而虎文，其音如钦，其名曰軨軨。”《山海经·中山经》：“又东十里，曰青要之山。神武罗司之，其状人面而豹文，小要而白齿，而穿耳以鐻，其鸣如鸣玉。”“又西三十里，曰瞻诸之山，其阳多金，其阴多文石。”“中次七经苦山之首，其山有石焉，名曰帝台之棋，五色而文，其状如鹑卵。”“又东十七里，曰大之山，有草焉，其状叶如榆，方茎而苍伤，其名曰牛伤，其根苍文。”《海外西经》：“一臂国在其北，一臂、一目、鼻孔。有黄马虎文，一目而一手。”《大荒西经》：“西海之南，有神，人面虎身，有文有尾，皆白，处之。”可见，我国上古之时对纹理描述已时见如常。

人类机体的纹理表现是多方面的，位于人体躯壳内如肉眼可见的一些实质脏器表面纹理、脑纹和胃肠道黏膜纹理，存在于人类机体体表的纹理如腹纹、胸纹、肢体纹、面纹、掌纹、指纹、足纹、眼纹等纹理更是显而易见和可以用数、象等方法进行计量提取的。其中指、掌、面等纹理，作为生物特征识别、身份特征鉴别已广泛应用于人类社会。

我国中医学有舌纹记载，首见于元代杜清碧 1341 年撰著的《伤寒舌诊》:“舌见红色，更有裂纹如人字形者，乃君火燔灼热毒炎上，宜用凉膈散治之。舌见红色，内有黑纹者，乃阴毒厥于肝经，肝主筋故舌见如丝形也，用理中合四物汤温之。舌见灰黑色而有黑纹者，脉实，急用大承气汤下之。舌根微黑尖黄，隐见或有一纹者，脉实，急用大承气汤下之，脉浮渴饮水者用凉膈散解之。”上述舌纹记载均出于伤寒病证证治，可见我国中医舌纹发见之始，本于《伤寒论》，其亦是我国中医舌诊发展之必然。《黄帝内经》载有舌诊 60 条，未言舌纹。伤寒书莫先于张仲景，亦莫详于张仲景，其反复讲舌燥、舌干，亦未见舌纹也。

元代杜清碧巧获《敖氏伤寒金镜录》，使舌诊专于伤寒证治得以崭新的发展。但伤寒所言之纹，必定是以伤寒病为基，常人杂病者能否有舌纹变生。从 1341 年杜清碧首见舌纹至 1757 年张宗良在《喉科指掌》谈到杂病舌见龟纹，历时 400 余载，才见有杂病舌纹记载，可见我国中医学论舌以苔、色、形为主的体系形成与《伤寒论》之渊源密不可分。张氏认为，舌现龟纹，多因思虑过多，多醒少睡，阴虚火动引起，治以四物汤加黄柏、知母、牡丹皮、肉桂，外以绿狮丹擦之，此与伤寒见舌纹以君火燔灼，热毒上炎，阴毒厥于肝经，用大承气汤、凉膈散、理中合四逆汤，在病因病机治则治法范畴均已不同，说明舌纹非《伤寒论》所独见，而杂症有舌纹出现实是事实。1917—1920 年，曹炳章撰成《辨舌指南》一书，书中专列“裂纹”一节，他总结了民国之前我国历代医家有关舌纹的论述，提出:“平人之舌无纹也。有纹者，血衰也。纹少纹浅者，衰之微；纹多纹深者，衰之甚。舌生横裂纹，素体阴亏也。舌裂纹如冰片纹者，老年阴虚常见之象也。淡白舌有发纹满布者，乃脾虚湿之候也。舌红露黑纹数条而苔滑者，水乘火位，寒证也。舌淡红中见紫黑筋数条，肝经寒证也。全舌绛色无苔，或有横直罅纹而短小者，阴虚液涸也。舌现蓝纹者，在伤寒为胃气衰微，在杂病为寒物积滞中宫。碎裂者，血痕伤迹也，血衄与抓伤当辨。如裂纹出血者，血液灼枯也，此因内热失治邪火炽甚者有之，宜急下存阴。凡舌见裂纹，断纹，如'人'字'川'字'爻'字及裂如直糟之类，虽多属胃燥液涸，而实热内逼者亦有之，急宜凉泻清火。中有裂纹者，多属胃气中虚，忌用寒凉，宜补阴宜气。间有本无裂纹，经下后反见'人'字纹者，此为胃气凌心，宜纳气益肾。若舌根高起累累如豆，中露'人'字纹深广者，胃有积也。若舌红而开裂纹，如'人'字者，乃邪初入心，宜石膏黄连以解之。"

"阴证误用凉药，舌赤亦现'人'字纹，舌红润而有黑纹为厥阴之寒候。若舌纯红干燥，中露星纹两三条，为火极似水。舌黄如有苔斑纹者，为气血两燔之候，急宜清泻之。如无苔无点而裂纹者，阴虚火炎也，宜苦寒兼育阴。舌红极而裂纹，燥热入肝也，宜清凉兼下。凡红绛光燥裂纹，为阴液大伤，但裂不光，为胃阴不足，痰热凝结。若舌色绛红，边尖破碎，舌有血痕而痛者，此阴液大亏，心火上炽也，宜费氏大泽汤主之(生地黄、天冬、寸冬、龟甲、牡丹皮、柏子仁、茯神、蛤粉、石膏、灯心草、藕汁)。舌大赤裂，大渴引饮者，上消之证也。"

舌纹应属舌形态内容。作者在《中国舌诊大全》将病理舌形态归纳为：舌苍老、娇嫩、肿胀、胖大、瘦小、薄瘪以及舌巨大、舌短小、舌萎软、舌强硬、舌偏斜、舌纵、舌缩、舌吐弄、重舌和舌战抖、颤动，舌裂纹、舌面红星、舌点刺、舌条纹线、舌瘀斑瘀点、舌齿痕、舌隆起物、舌下赘生物以及舌脉纡曲、怒张、侧支形成、根部扩张等。

该书将舌形、舌纹、舌乳头单列重点阐述，是因其临床生理、病理意义重大，亦因其既可见于病人，又可见于常人及其先天因素者，更能为诊断“未病”“亚健康”提供重要依据。

在前章讲述舌形时，从生理解剖角度讲，舌形的形成主要与舌、肌肉、血管、淋巴及神经支配有关。而舌纹的形成应与舌肌运动，舌黏膜的变化，舌苔长、消关系密切。正常舌黏膜层为复层扁平上皮，此上皮新陈代谢十分旺盛，更新快。有人认为正常时这些细胞每 3 天更新 1 次，因此，细胞代谢障碍易于在舌上反映出来。组织切片时，此上皮共为 4 层。第一层为角质层，位于上皮的最表层，由角化的或不全角化的上皮细胞组成，细胞呈扁平形，完全角化之细胞其细胞核大都消失，未全角化细胞尚可见有细胞核。覆盖在舌乳头表面的上皮，有时可形成角化的突起于舌面。有角化过度时，此角质突起可凸长增高，呈角化柱或角化树样。第二层为颗粒层，细胞扁平呈梭形，胞质中含有角化颗粒。第三层为棘细胞层，是舌黏膜最主要一层，由多角形细胞构成，并具有细胞间桥。越近表面的细胞，体积越大，胞质也越多，有时可见到少量空泡。因此，有人又把此层称为海绵组织层。近深层的棘细胞体积较小，细胞间桥较为明显，细胞核也相对较大，染色较深，偶尔可见有核分裂。第四层为基底层，亦称生发层。细胞呈柱状，为单层排列细胞，核染色深，常有核分裂，其细胞整齐致密地排列于上皮的最底层，使黏膜上皮与固有膜之间形成一明显分界线。

舌肌肉生理解剖在前节已简单介绍，由于舌肌属横纹肌、舌纵肌、舌横肌、舌垂直肌、颏舌肌、舌骨肌、茎突肌及腭舌肌等，其都有收缩不同方向、角度的拉拽功能，与舌黏膜一样，都为各种舌纹理的形成提供物质基础。第三个物质基础就是舌苔的消、长变化，由于其形态多变性，亦为一些舌纹的出现提供了可能。

传统中医理论认为，舌纹的产生多与阴液亏损、热盛伤津、阴虚液涸、阳明实热或素体阴虚、脾虚湿侵有关。近代有人观察认为，舌裂纹出现可能与维生素 B 族缺乏及食物中某种微量物质缺乏或舌局部发炎有关。为了弄清舌纹的发生、发展到底与何种因素有关，如何预防和治疗等问题，我们几十年来，一方面在临床中，在各种疾病治疗中，注意观察有无舌纹及变化，另一方面通过社会各年龄段健康人群的舌纹普查，及在体检中心对可确定为“亚健康”人群和特别设定进行人体突发疲劳人群的舌纹观察，获得与古医籍和近代相关报道有近似相同和完全不相同的结果，为舌纹的观察提供了较为符合实际的依据。

作者在《舌诊学》中介绍了 31 种舌形和 42 种纹形，书中均未对其形、纹产生的原因予以说明，是因为作者虽然当时已经研究舌诊 40 余年，但因舌形、舌纹在我国古医籍和现代舌诊研究中均为少见和散在介绍，或有介绍亦仅局限在某类疾病，并命名描述太过或有失真实性，因此若过早得出结论，必然要重复引用前人的散存、局限性结论。又经过 10 余年，在众多研究生、研究室同仁的共同努力下，在此书中可以发表我们对舌纹观察研究的较为确实的结果了，这也是对《舌诊学》的补充，如有再版时，其内容可为详尽。

要正确认知一种事物的变化真谛，首先要知道其正常是什么样，才能知道不正常该是什么样。古医籍和近代一些人观察之舌纹，多是在疾病人群中获得。而正常人到底有无舌纹，舌纹的表现到底应该是什么样。为了弄清这个问题，我们研究室一名博士用近 1 年时间，采用各种仪器获取舌纹方法（手持 10 倍放大镜、XSP－16 型舌表面结构观察仪、数码相机、计算机舌纹获取储备系统、计算机舌象自动诊查仪等），对经过常规体检证明为“健康人”的学龄前儿童(383 人)、未成年人(少年 1533 人)、青年人(1483 人)、壮年人(1350 人)、老年人(786 人) 进行了系统的舌纹观察。

舌纹观察对象选择中，除具备现代经典医学所认可的“健康”标准外，还必须具备舌纹观察标准：随机选取的舌纹受检者，舌面必须洁净或有薄苔而不能掩盖苔纹理显现者；对于舌面布有较厚苔垢，不能真实反映舌质纹理者，不列入受检者范畴。因此，本组在 5535 人舌纹观察者外，尚有 287 人因厚苔掩盖舌质而被随机去除。

为了使健康人舌纹观测准确，观察中我们还同时观察了 9 种住院病人的舌纹，其中有胃十二指肠溃疡 120 例，胃癌 103 例，肝硬化 100 例，门脉高压病 204 例，肝癌 125 例，结肠肿瘤 205 例，肺炎 60 例，肺心病 135 例，冠心病 169 例，以印证健康人舌纹与病理舌纹之间的差异。结果：5535 人中有 1074 人肉眼不能准确判断有无舌纹而确定为无舌纹，占 19.40%；其中学龄前儿童 242 人，占 22.53%；未成年人 682 人，占 63.50%；青年人 150 人，占 13.97%。确定有纹者 4461 人，其中细小舌纹共 1160 人(计算机不易测量者)，包括细小短纹 271 人，占 23.36%；细小短直纹 466 人，占 40.17%；细小短横纹 379 人，占 32.67%；细小多形纹 44 人，占 3.79%。肉眼及计算机均可观察有明显舌纹者 3301 人，其中川字纹 53 人，占 1.61%；多纵行裂纹 46 人，占 1.39%；眉状纹 29 人，占 0.88%；偏正中直纹 131 人，占 3.97%；舌中浅沟直弯纹 980 人，占 29.69%；撇斜纹 17 人，占 0.51%；三字纹 19 人，占 0.58%；舌面雁飞纹 227 人，占 6.88%；舌面 Y 字纹 202 人，占 6.12%；舌中齿状裂纹 399 人，占 12.09%；舌面侧“人”字纹 93 人，占 2.82%；舌中短直裂纹 328 人，占 9.14%；舌面曲直纹 371 人，占 11.24%；舌中直裂纹304人，占9.21%；舌面二字纹25人，占0.76%；舌面多横纹19人，占0.58%；舌面多捺纹22人，占0.67%；舌面一字纹36人，占1.09%。肉眼可以观测到的4461人有各类纹形，其中以竖直纹形表象者为3078人，占69.00%；横形纹表象者827人，占18.54%；斜形纹表象者512人，占11.48%；其他纹理表象者44人，占0.99%。这一观察结果进一步证实，健康人舌生理纹的纹形与舌的解剖生理为直接关系，其竖直纹形占69.00%，是因为舌肌从舌中裂分为两半，其每时每刻的舌运动拉拽必须在其中界处形成相应纹理，其他多见纹的表象舌肌、舌黏膜的生理解剖亦是其形成基础。

从5535人舌纹表象看，肉眼能准确观察到舌纹占80.60%，较之前笔者用XSP－16A型舌表面观察仪和手持10倍放大镜所观察到的舌纹出现率低11.71%。我们为什么要以肉眼观察到的舌纹数据为样板结果？原因很清楚，仪器的观察将舌面结构放大10余倍，对微小、细微的纹理都能发现，但它只适用于研究而不适用于临床常用。诚然，我们所观察的样本，仅限于我国东北地区，其生存环境、生活习惯等不同，能否影响舌纹的出现率、表象形态，这还是一个有待观察补充的问题。另外，必须指出其中一些纹形可能是舌质的再生纹，因受检时是“健康”的，并不代表之前曾患过疾病，特别是成年人、老年人。讲到此处，有人会问，舌下有否纹理？从舌诊观察中可以见到：舌下皱襞，舌静脉表面黏膜都存在一些纹理，但其有别于苔质纹理变化，且形态较为固定，其观察的临床意义不如舌脉、条纹线、瘀斑瘀点、赘生物重要，故本书暂未将其列入观察内容。

曹炳章在《辨舌指南》中所定义的“平人之舌无纹也。有纹者，血衰也。纹少纹浅者，衰之微；纹多纹深者，衰之甚”是错了。5535名健康人舌纹普查结果证实，舌常有纹，舌纹的出现是舌解剖生理基础所必然的结果。我国舌诊自有文字记载起，多重在观察“伤寒”“温病”病证，至1757年才有明确的杂病舌纹记载，更无人、无力、无法去做大量人群的舌纹普查工作。所以曹炳章仅以少见的获得，并杂在病证诊断中而必然得出错误结论。我们在本组舌纹观察中，曾随机舍弃287人，就是因为苔垢滑腻附苔舌面无法判断有无舌纹，而不能作为研究分析对象，这也是对古人所谓“舌常无纹”的应答。

健康人所存在的舌纹应称为生理纹。为了弄清舌纹(生理纹)的不变、可变、多变的准确信息规律，我们追踪观察一组30名健康人在60天内舌纹变化情况和一组100人在寒区以剧烈运动缺氧特设环境所致的舌纹变化。观察中发现，30名健康人中有15人因过度饮酒、少眠、消化障碍、上呼吸道感染等原因，生理纹纹沟增宽变深，纹缘毛糙边缘不清晰，纹周组织、纹沟内被膜呈跃式水肿、糜乱或堆积腐败物质，纹色加深等不同程度变化，但原舌纹整体形态无变化。

另一组100人，面戴防毒面具长跑1000米，跑前记录舌纹情况，跑后立即观察舌纹变化情况，发现100人中有76人舌面黏膜出现细小人字纹、飞雁纹、雪花状纹理，并多发生在舌苔附着部位。由此可见，生理性、规则性舌纹在人体失去非平衡稳态，或发生未病、潜病、前病、不显病时，舌纹即可产生基本纹之外的各种变化。这即说明了生理舌纹基本形态的较稳定性，又说明伴随着人体脏腑疾病的变化程度，在生理纹基础上可产生以舌苔表面变化为明显的可变纹。在临床中，亦可见到因人体受各种因素影响(如机体疲劳、脱水、失液、缺氧等)所产生的手、面、耳的可变纹理，经纠正致变因素，其变化纹理即可消失，亦可证实，舌可变纹出现是人体变化之真实。所以舌纹观察应归纳为三种基本内容：一是观察舌质所呈现的各种形样纹理，二是观察着附于舌面的各种苔垢所呈现的纹理，三是观察苔质混合变化所产生的纹理。在手纹、面纹、耳纹观察中，我们已发现伴随着人年龄的增长，所处的外在及内在环境变化，在生理纹(先天所具有的）基础上可出现各种形式和不同程度的再生纹(后天逐渐形成)。舌有没有舌质再生纹，因缺乏对人群长期跟踪观察资料，且舌不如手、面、耳易于观察，所以很难定论。但从我们观察的5535名健康人之中1074人肉眼不能准确判定有无舌纹，其年龄范围主要在学龄前儿童和未成年人组(占86.03%）来看，舌质也可能存有再生纹。从我们5535名“健康人”舌纹普查中可以简要图示有：舌细小短纹(图4-29)、舌中短不直纹(图4-30)、舌面

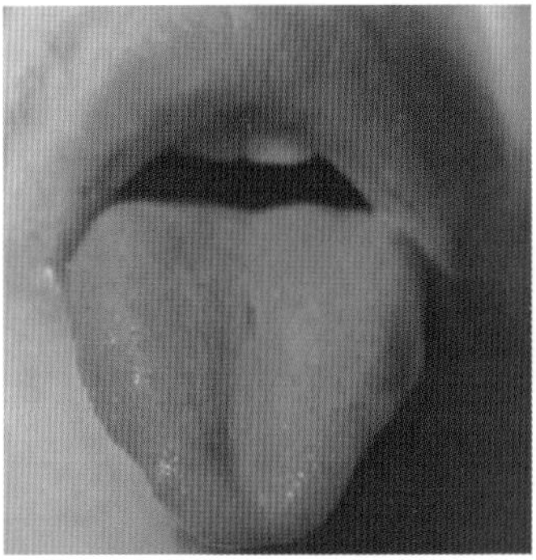

图4-29　舌细小短纹

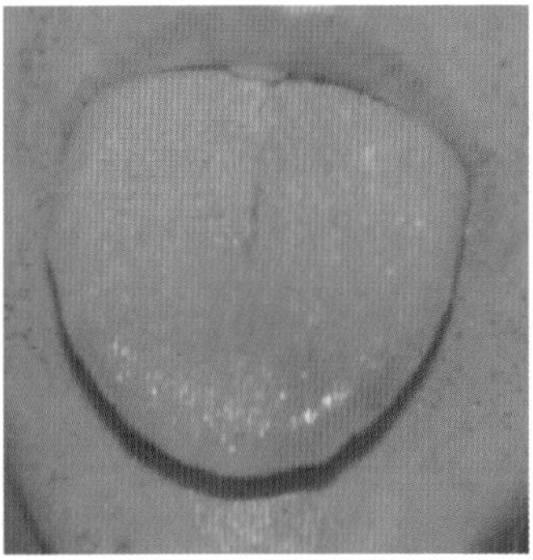

图4-30　舌中短不直纹

短小撇捺纹(图4-31)、舌前浅弯纹(图4-32)、舌面多横纹(图4-33)、舌中齿状裂纹(图4-34)、偏正中直裂纹(图4-35)、眉状纹(图4-36)、舌面宽直撇捺纹(图4-37)、舌中细小反L纹(图4-38)、舌中短裂纹(图4-39)、舌前细小川字纹(图4-40)、舌浅宽大直纹(图4-41)、舌中浅直纹(图4-42)、舌面飞雁纹(图4-43)、舌中叶状纹(图4-44）等基本可囊括撇、捺、横、竖、弯、钩等与舌生理组织结构所相关

形成生理纹的特点，应称为生理纹(亦应包括再生纹)。“健康人”当发现纹理有变宽、变深，纹缘不整齐，纹周色变，纹沟内出现被膜水肿、糜烂，堆积腐败物质或纹周又出现新生纹理，即表示人体有了疾患，其寻找疾患方向首先注意呼吸道、消化道，其次为循环系统。其中重要一环是要知道自己舌面原有纹理形态，否则就失去了对照的依据。

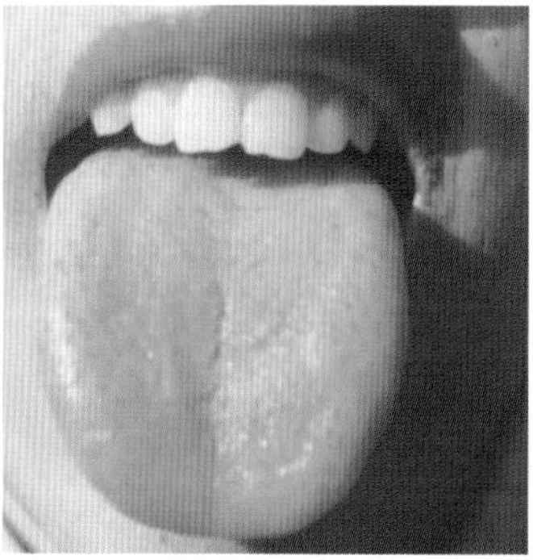

图4－31　舌短小撇捺纹

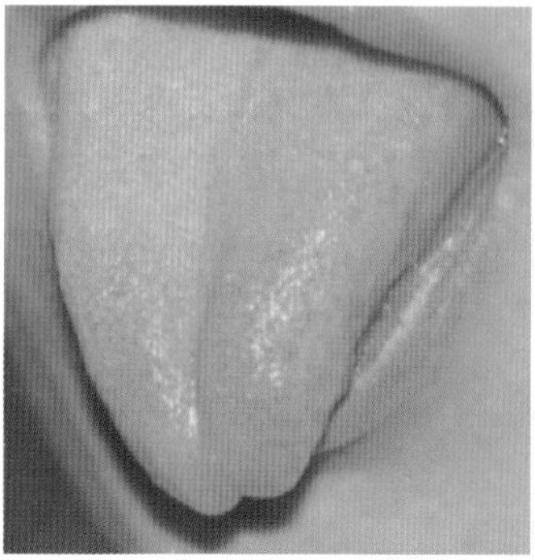

图4－32　舌前浅弯纹

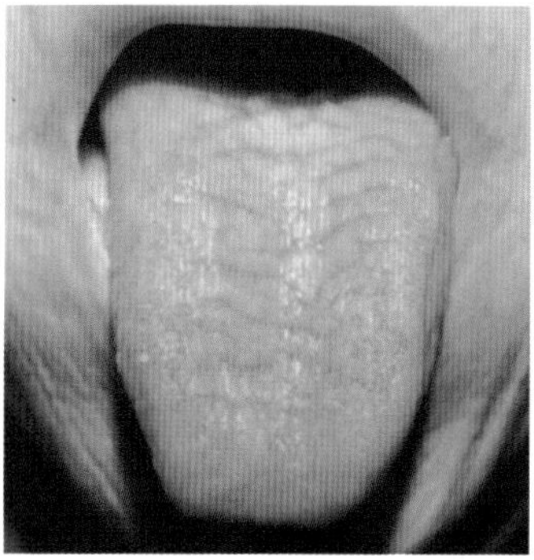

图4－33　舌中多横纹

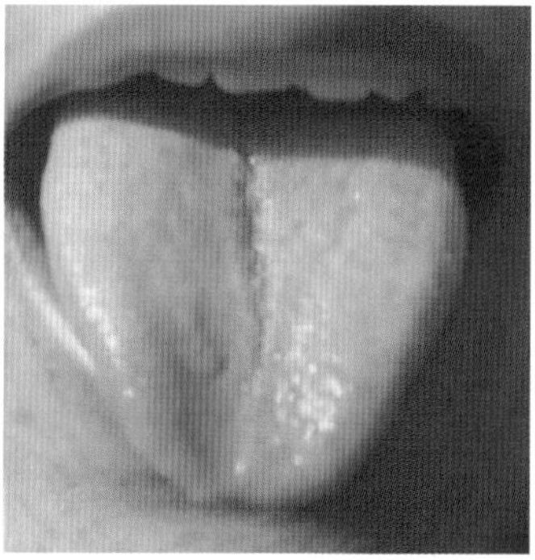

图4－34　舌中齿状裂纹

人体患有疾病则可出现不同的病理纹，即再生或新生纹理，其中又分舌质再生新生病理纹理、舌苔新生病理纹理和苔质混合新生纹理。舌质再生纹或新生纹是指在原有舌生理纹基础上，舌质出现的新的病理纹理。舌质再生纹是与生理纹相近似的不变纹理，再生纹则伴随疾病愈好，恶化而消失或加重。舌苔之病理纹都应是新生纹或称之为可变纹更为合理，因舌之苔如垢物，所谓有根之苔是指常人紧敷舌面之薄白苔，而其他形式之苔多为少根或无根，因此变化于随时。特别是一些腐厚苔、燥裂苔更是变化无常，一时一地可能呈某种状态，而随着人机体体液、血循环、胃、肺之气的变化，苔亦可紧伴出现相应变化。因此观察苔纹，多应注意纹路清晰条线，可变纹其苔底舌质无舌质纹，颜色若一。苔变、苔脱则纹变或纹消失(见图示举例)，而不应在舌苔的某处、某点，偏缺、厚积也作舌纹观，如此舌苔的观察则被挤瘦无物可论。

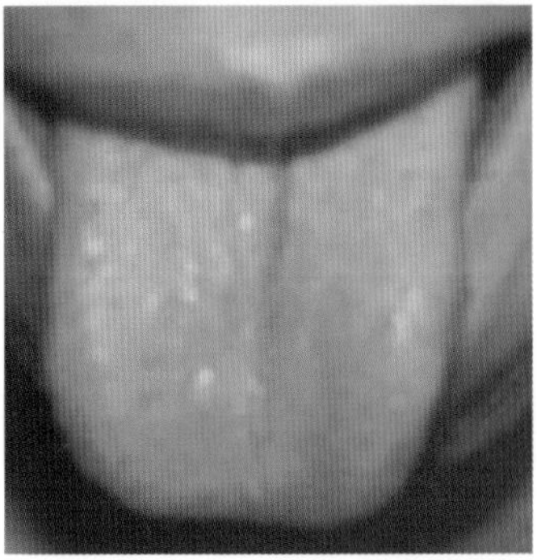

图4－35　偏正中直裂纹

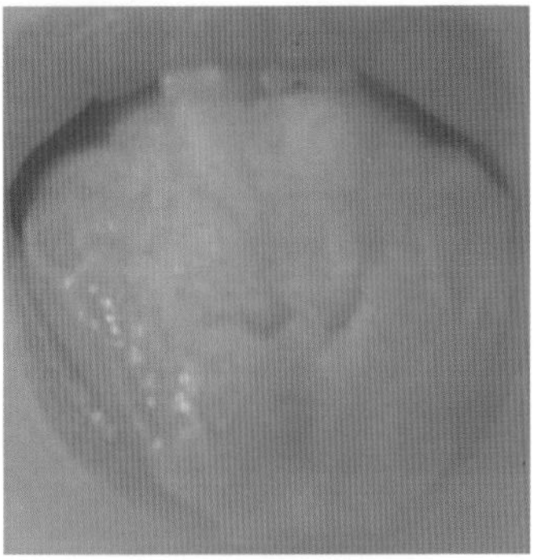

图4－36　眉状纹

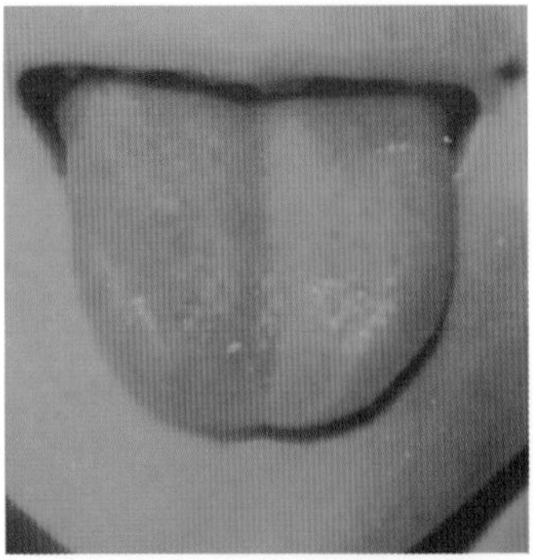

图4－37　舌面宽直撇捺纹

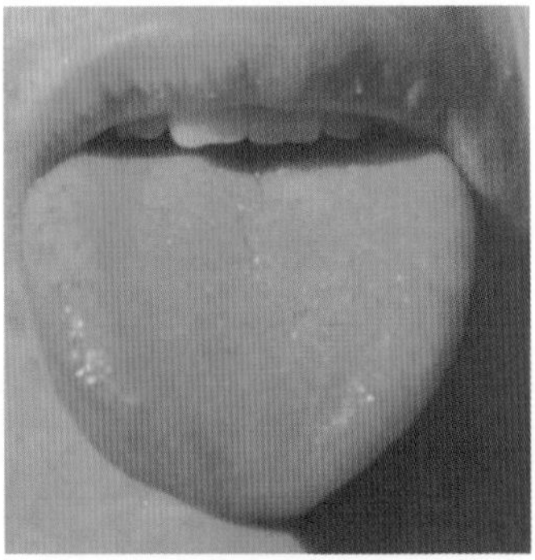

图4－38　舌中细小反L形纹

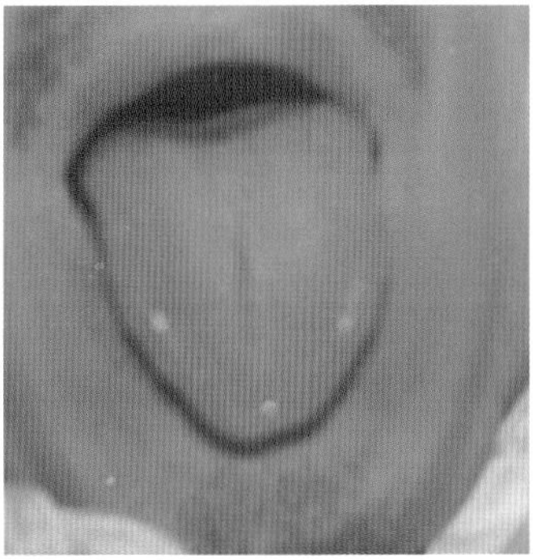

图 4-39　舌中短裂纹

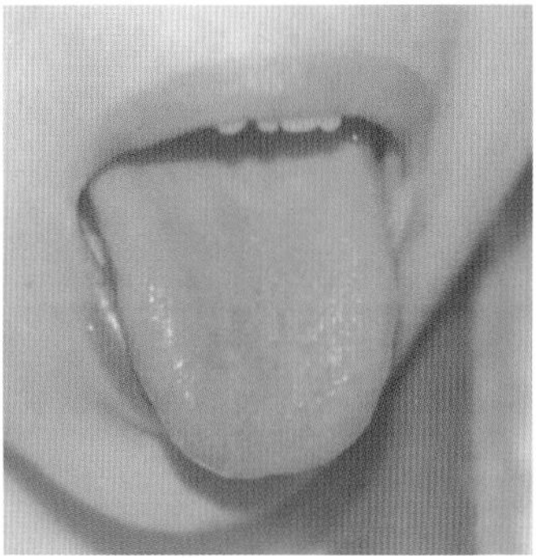

图 4-40　舌前细小川字纹

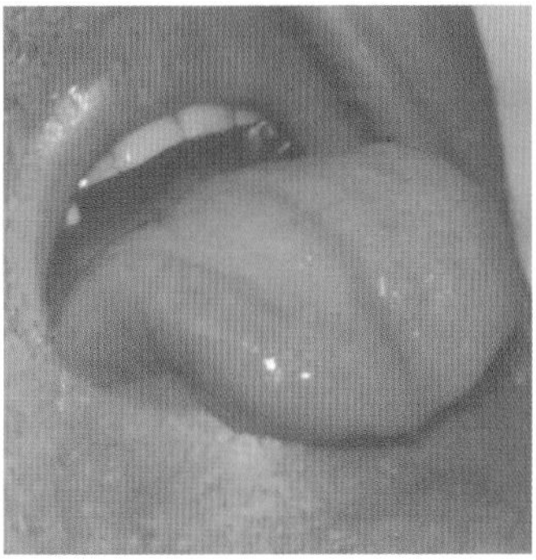

图 4-41　舌中浅宽大直纹

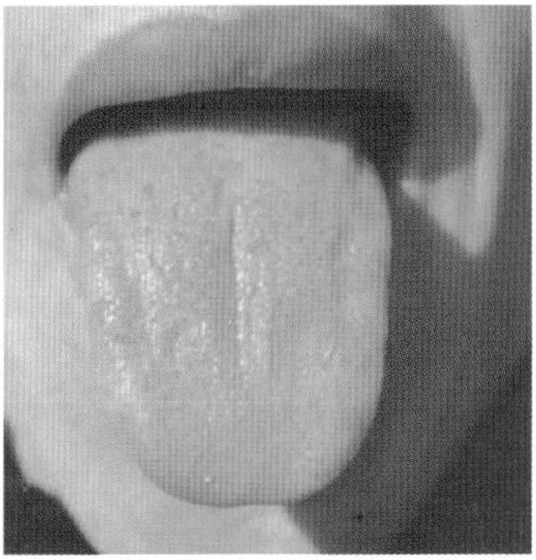

图 4-42　舌中浅直纹

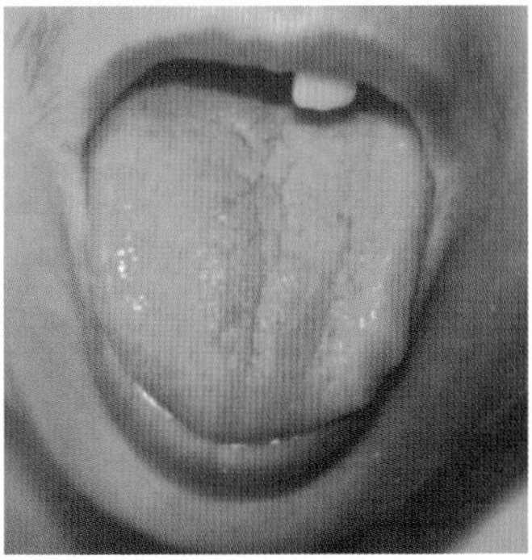

图 4-43　舌面飞雁纹

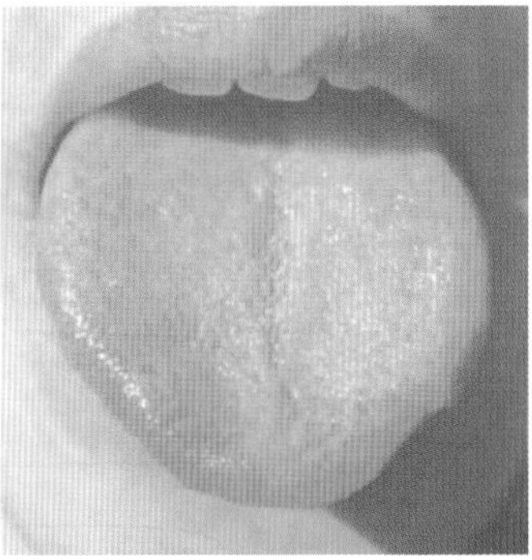

图 4-44　舌面叶状纹

《说文解字》对文字(古代文字的文即是现代之纹字) 解释为：文，交错刻画(以成花纹)，文乃文身之文，象人正立形，胸前之丿丶乂……即刻画之文饰也。《现代汉语词典》解释为：纹理，物体上呈线条的花纹。所以观察苔纹时，不成线条、交错刻画丿丶乂者不能视为纹。

因为舌苔是舌面有形变化差异最多者，有时苔面所出现纹理可以有各种形式表象，因形态多样，不同的视觉可能将同一舌面纹形结论出不同结语的纹理名称。如饼撕裂，如物堆积，但线条的丿、㇏、丶、乂、V、㇇、√、一、丨、︵、︶、Λ等离不开撇、捺、横、竖、弯、钩等。纹两侧组织高于条纹基本线条图形，若线条一侧与条纹高低平行，则不能称为苔纹。此是舌苔病理纹及可变纹理命名必须遵守的原则，否则错乱结论纷出，使人观苔纹时无法从事，更会错将焦苔、偏苔、半脱苔、鸡心苔、游走性舌炎、点片状脱苔等归入舌纹范围。以阳明腑实证为例：舌面堆积黑形黑焦苔，虽然亦可找出不同纹路，但此时以腑实苔焦证论治，明显比勉强寻找到不典型舌纹重要得多了，更不能将舌血管(舌脉) 也列入舌纹观察内容。临床舌诊研究证明，舌出现苔，基本见于疾病。因疾病的病因、病情、病势、病机、病程、病治、病种以及疾病过程中人体的阴液、气血、气机、阴阳升降、熵流入出的障碍程度不同，同一种原因引起的疾病，由于上述原因使舌产生苔垢的多因素存在，可以产生不同形象的苔纹。在列举舌病理纹之前还需指出，各种舌质、舌苔、苔质混合之病理纹出现，在疾病进程中，常难准确定位、定病。观察发现一种纹形可见于多种病症，而多种病症的不同病期，又可出现同一种纹形。所以以纹形定病症，只能用以判定病症的有无，病症的阴阳、表里、寒热、虚实、轻重、转化、祥危，绝不能以某一纹形，准确定位某一病症，其偶尔有者，尚应在玄、妙中不断求索其演变真谛。一纹对一病症，就当前舌纹观察研究水平，应视为巧合者多，常数者少，印证依据非常不足。本文在之下，舌苔、舌质或苔质混合纹名称后所标注的病症名称，仅是在该舌纹获取时，病人当时所患病症的病期所呈现的中医证型。本书将其标定，仅是如实反映该舌纹出现时的真实情况。亦不是以该纹定某病某症，仅作参考用之，且勿生搬硬套，慎之，慎之！常见的舌苔病理或可变纹很多，如浪花状纹（图4－45）、舌前浪花纹（图4－46）、碎裂纹（图4－47）、叶脉纹（图4－48）、倒“人”字形纹（图4－49）、连环岛状纹（图4－50）、舌中前区“Y”形纹（图4－51）、舌边麦穗纹（图4－52）、舌中边麦穗纹（图4－53）、“华”树状纹（图4－54）、乱小横纹（图4－55）、花朵状纹（图4－56）、舌前多细条状纹（图4－57）、伞状纹（图4－58）、人字烙印纹（图4－59）、舌前等号工字纹（图4－60）、出入顶花纹（图4－61）、礼花纹（图4－62）、杖形碎点纹（图4－63）、舌中火炬纹（图4－64）、大“V”形纹（图4－65）、舌面花瓣雪花纹（图4－66）、飞蝶纹（图4－67）、火树银花纹（图4－68）、舌前花朵纹（图4－69）、飞鸟瓶中出形纹（图4－70）、舌中瀑布纹（图4－71）、盆花纹（图4－72）、乱虫纹（图4－73）、磊石纹（图4－74）、虫影纹（图4－75）、大“丰”字纹（图4－76）、“丰”上“丰”字形纹（图4－77）、树叶纹（图4－78）、花虫互生纹（图4－79）、浪冲乱石纹（图4－80）、人头纹（图4－81）、鸟飞虫动纹（图4－82）、火焰纹（图4－83）、涂兽纹（图4－84）、多头影纹（图4－85）、盒中怪石纹（图4－86）、猫头鹰涂脂纹（图4－87）、飞鸟纹（图4－88）、鸟啄人头纹（图4－89）、火中炼石纹（图4－90）、盆中花棘纹（图4－91）、中凸花朵形岛状纹（图4－92）、“XY”形纹（图4－93）、舌前堆石纹（图4－94）、爆花纹（图4－95）等。

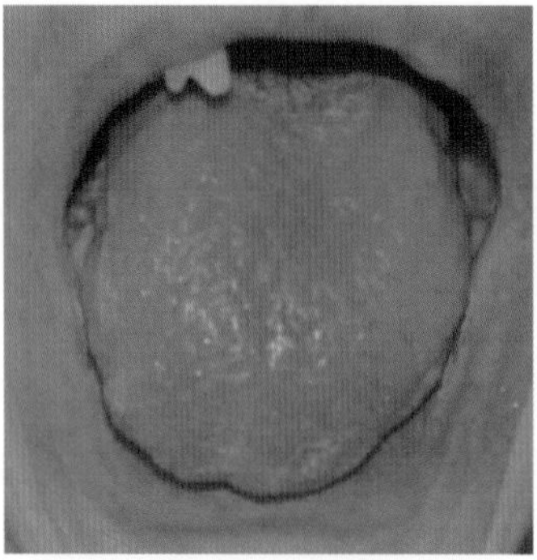

图 4－45　浪花状纹（血虚证）

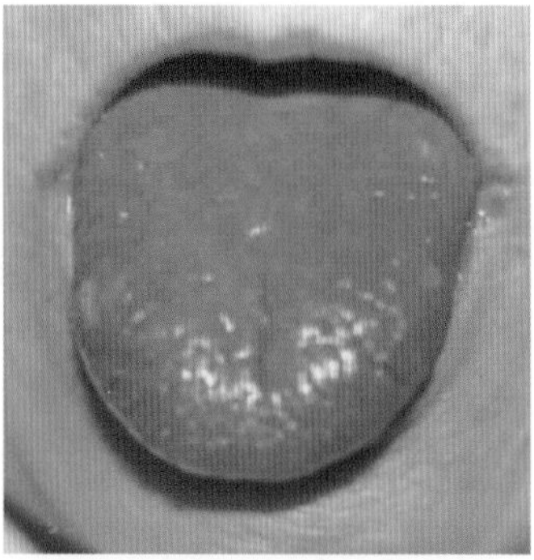

图 4－46　舌前浪花纹（心肺血瘀证）

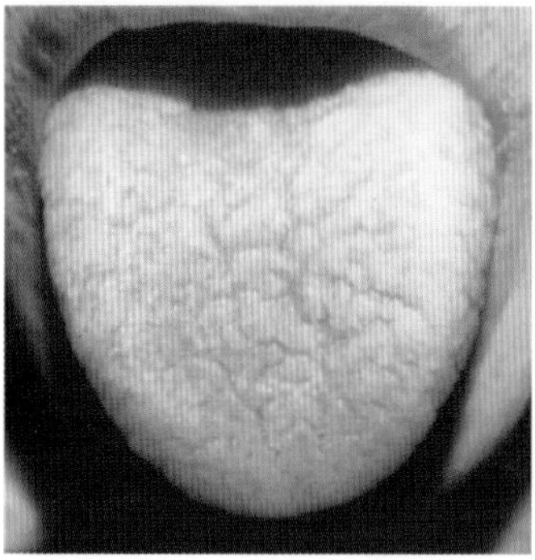

图 4－47　碎裂纹（脏燥证）

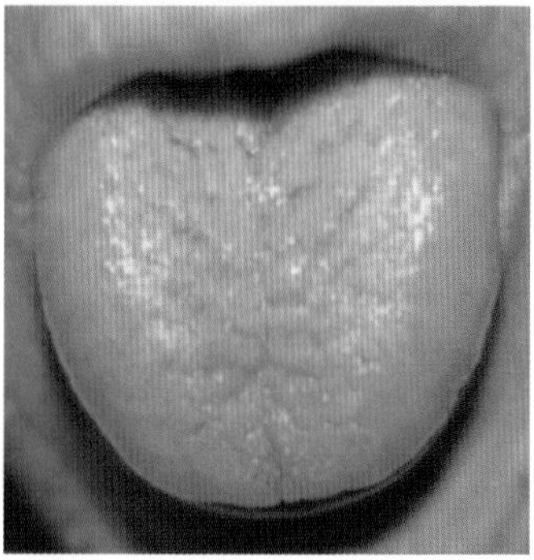

图 4－48　叶脉纹（气血瘀滞证）

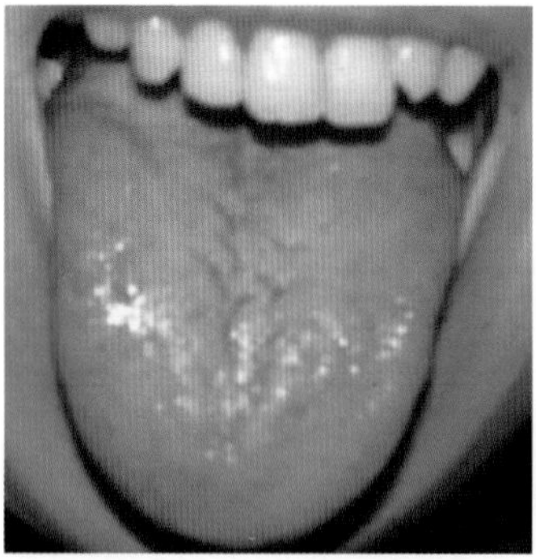

图 4－49　倒“人”字纹（寒瘀气滞证）

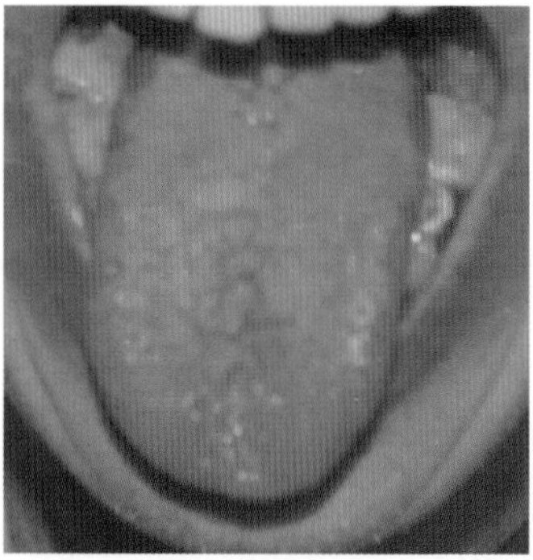

图 4－50　连环岛状纹（脾胃瘀血证）

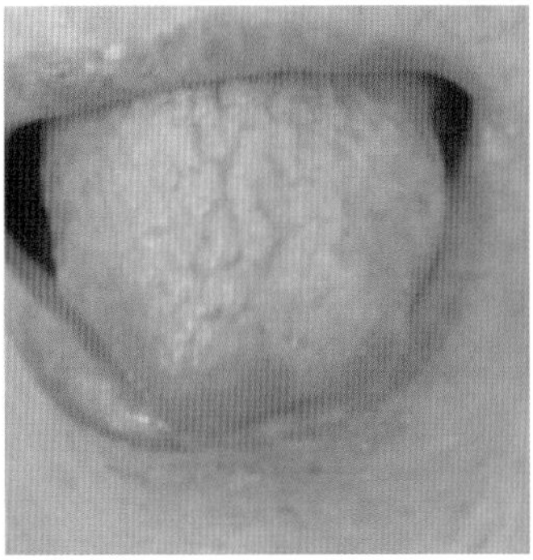

图 4－51　舌中前区“Y”形纹
（脾肾阴虚证）

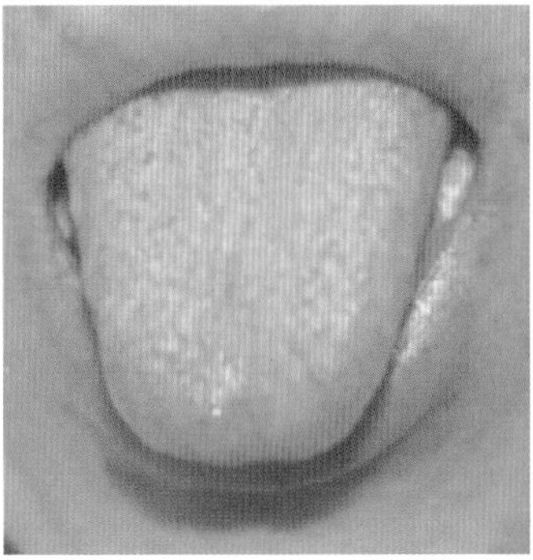

图 4－52　舌边麦穗纹
（肝强脾弱证）

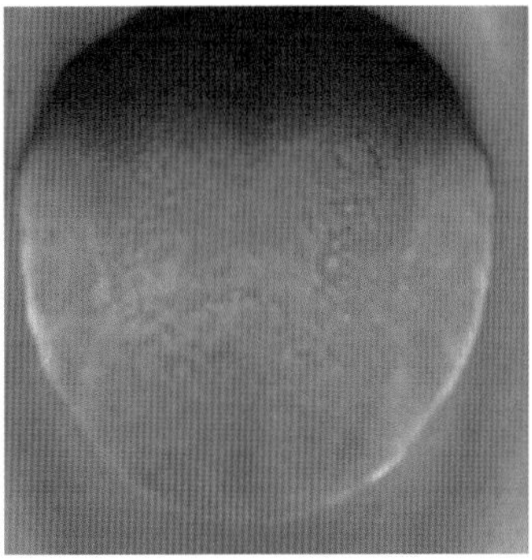

图4－53　舌中边麦穗纹（阴虚内热证）

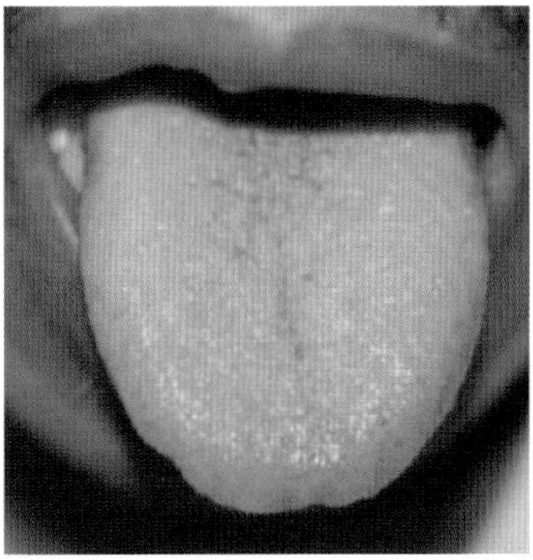

图 4－54　“华”树状纹（三阴瘀毒证）

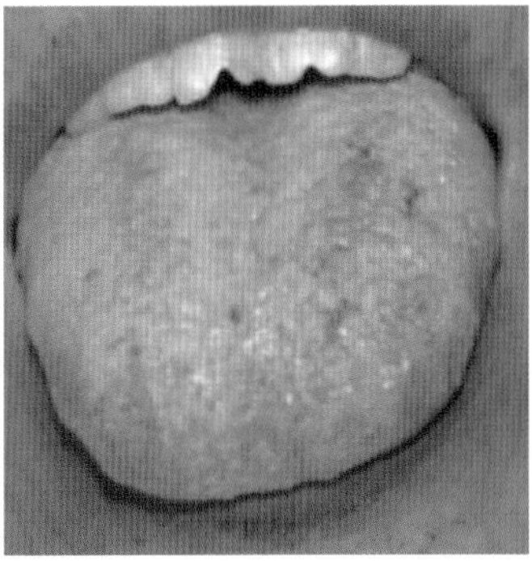

图 4－55　乱小横纹
（肾阴阳两虚夹瘀证）

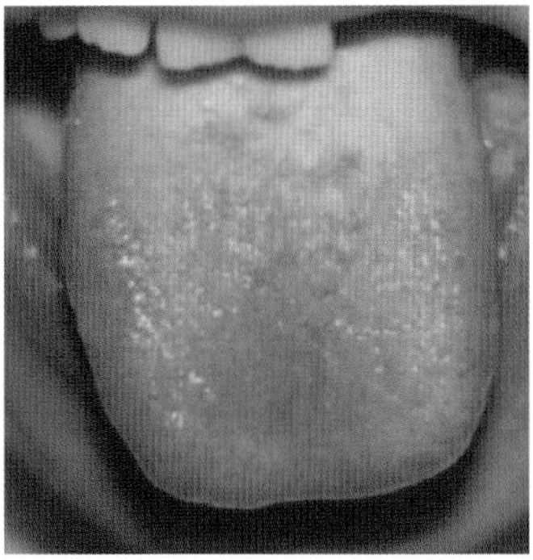

图 4－56　花朵状纹
（脾胃湿滞证）

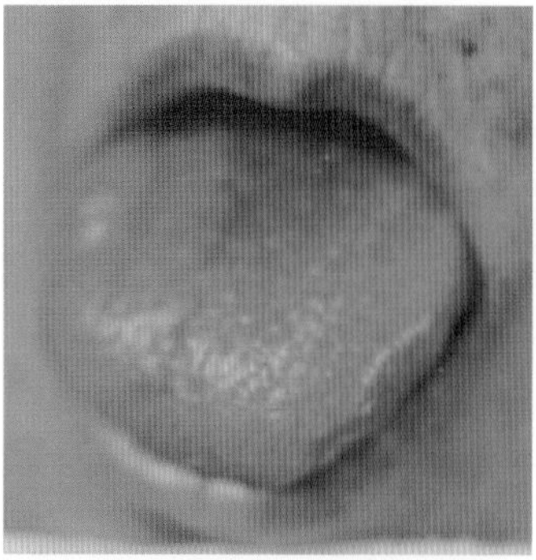

图4－57 舌前多细条状纹(热在上焦证)

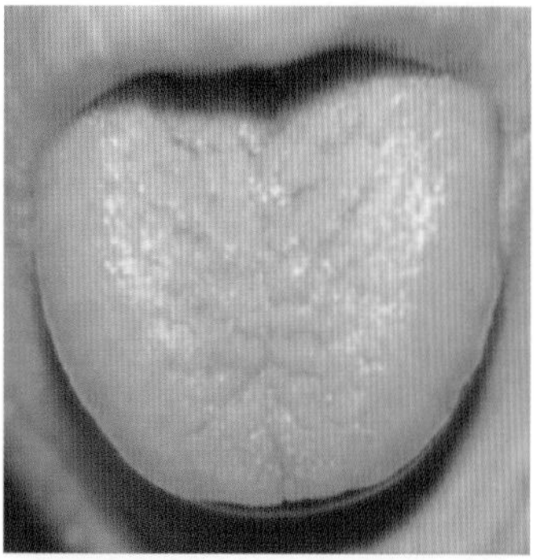

图4－58 伞状纹(胃血瘀阻夹虚证)

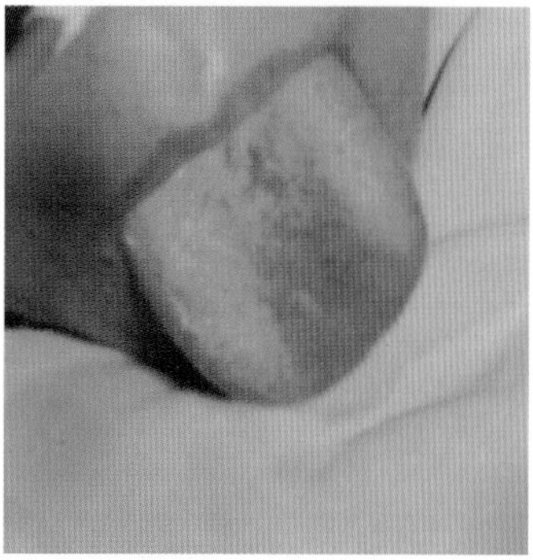

图4－59 人字烙印纹
(阳明腑实证)

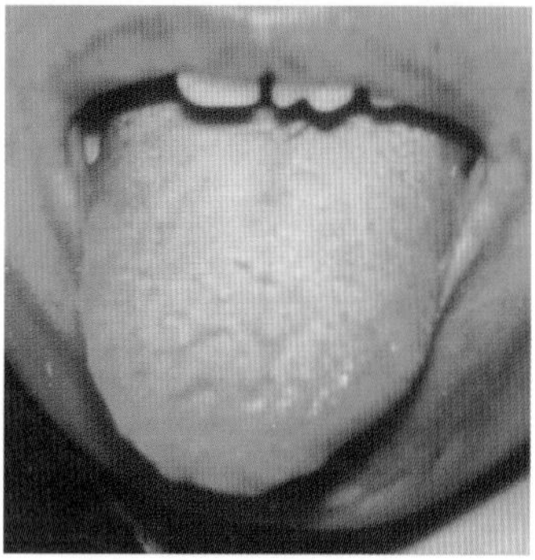

图4－60 舌前等号工字纹
(肝胆瘀热证)

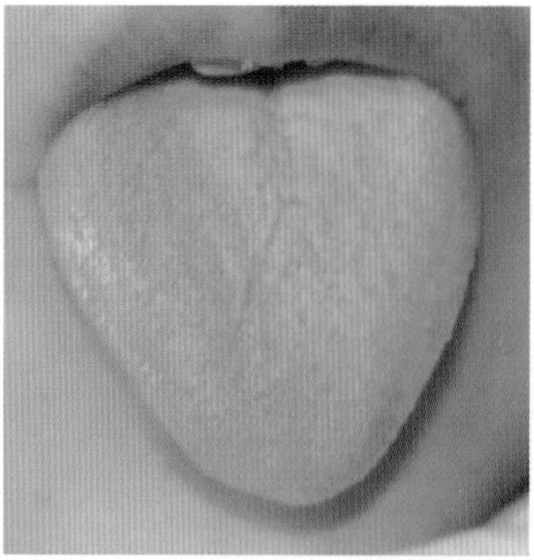

图4－61 出入顶花纹(血瘀气虚证)

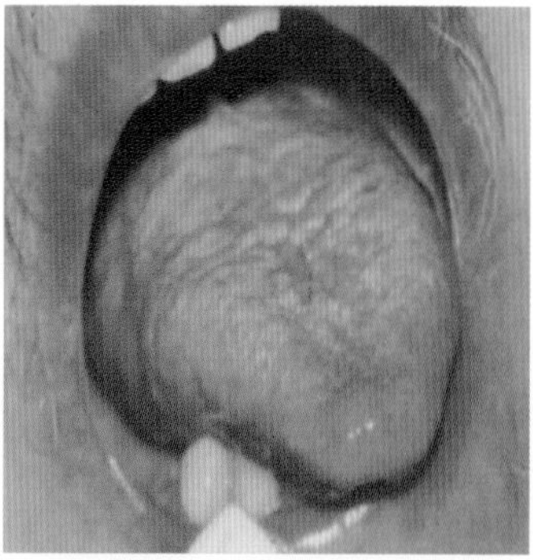

图4－62 礼花纹(心热及脾证)

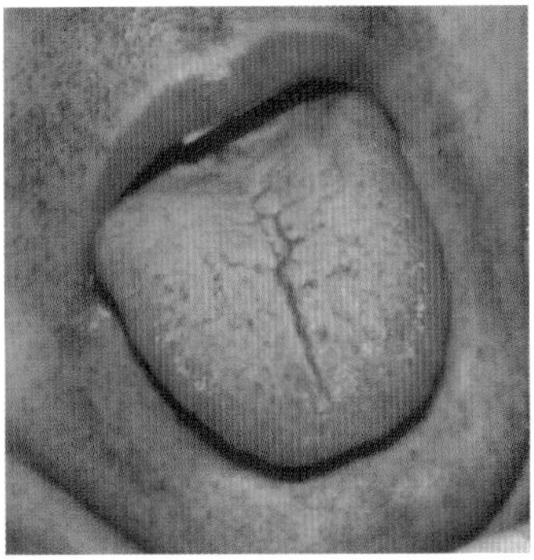

图4-63　杖形碎点纹(阳明腑实证)

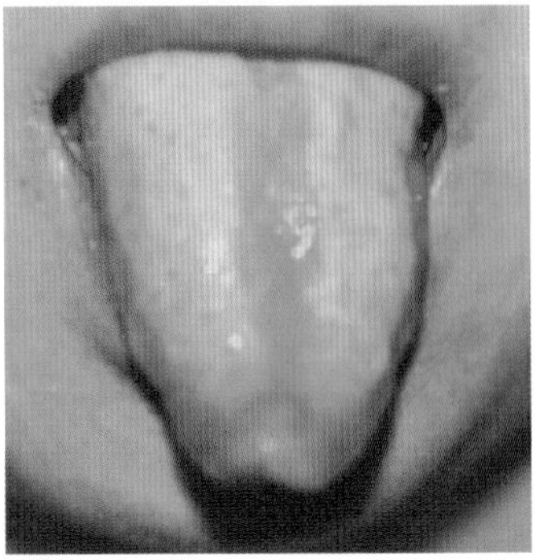

图4-64　舌中火炬纹(虚中夹瘀证)

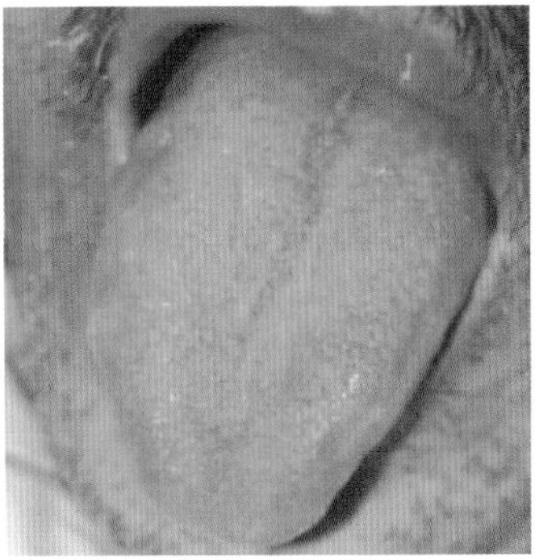

图4-65　大"V"形纹(肺肾阴虚证)

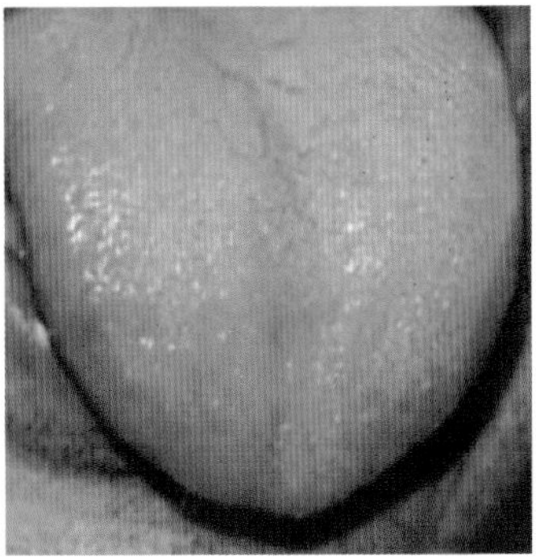

图4-66　舌面花瓣雪花纹(脾胃瘀热证)

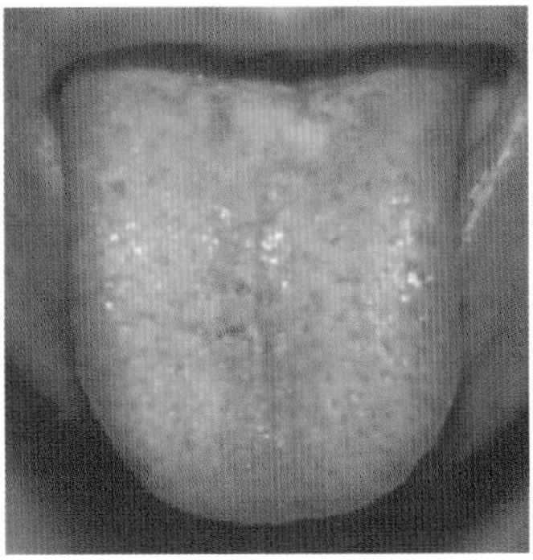

图4-67　飞碟纹(血瘀证)

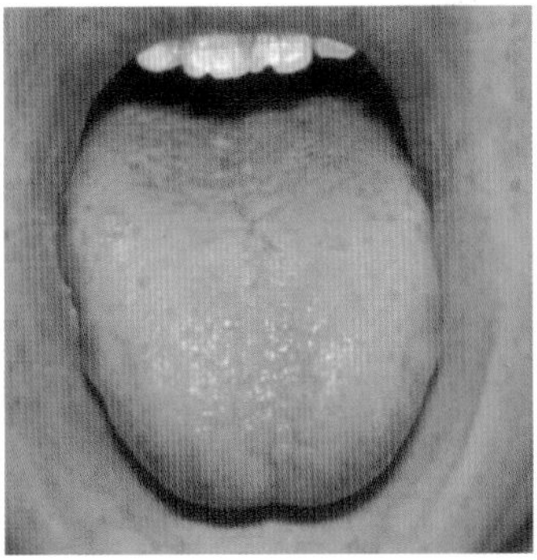

图4-68　火树银花纹(气滞血瘀证)

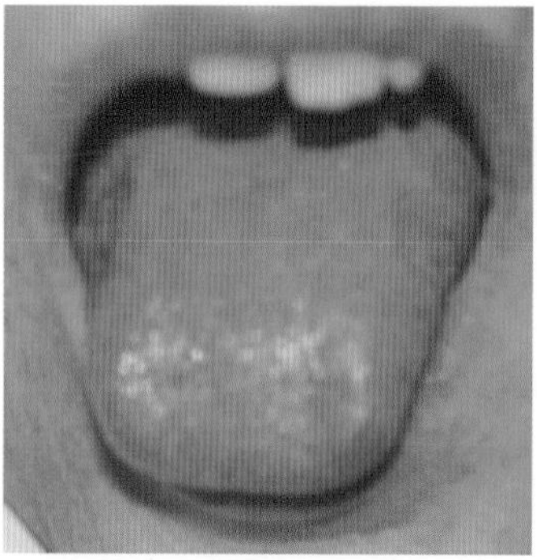

图 4－69　舌前花朵纹（阴虚火旺证）

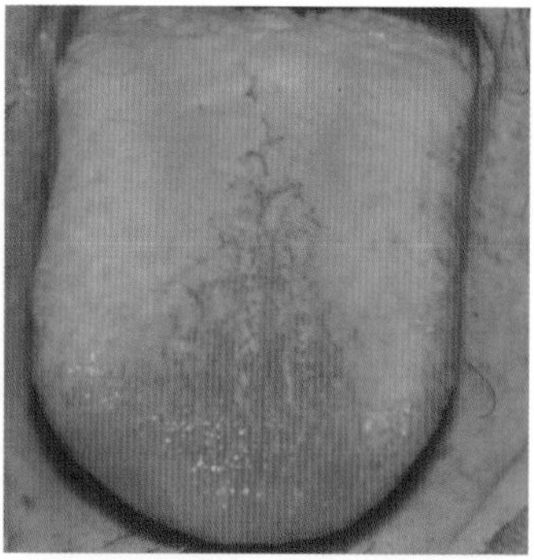

图4－70　飞鸟瓶中出形纹（肾脾湿热证）

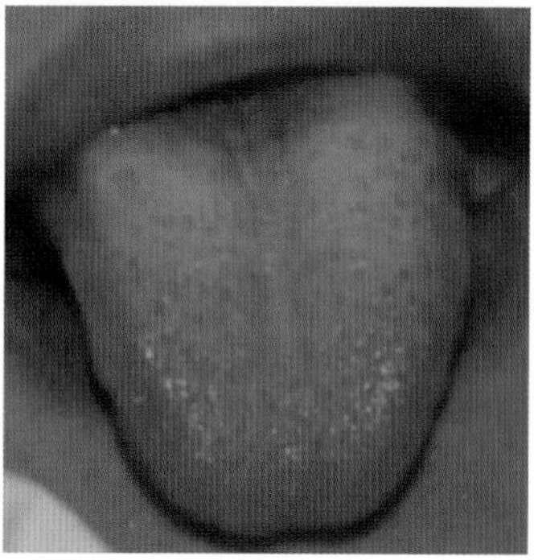

图 4－71　舌中瀑布纹（中焦瘀热证）

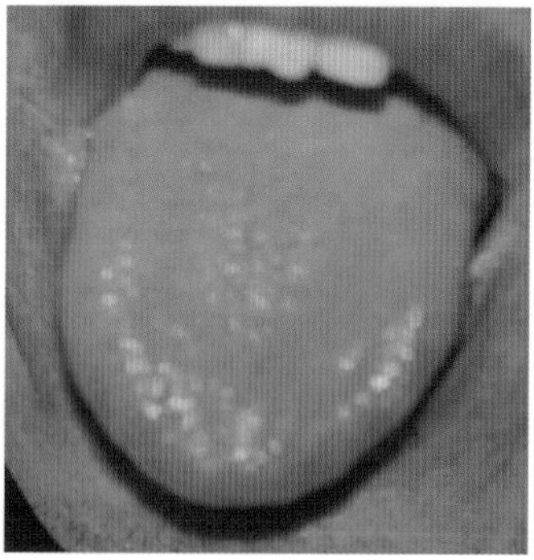

图 4－72　盆花纹（脾胃瘀热证）

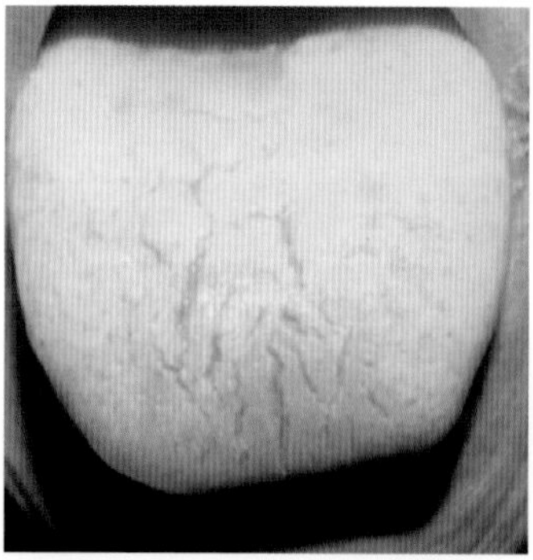

图 4－73　乱虫纹（心肺瘀热证）

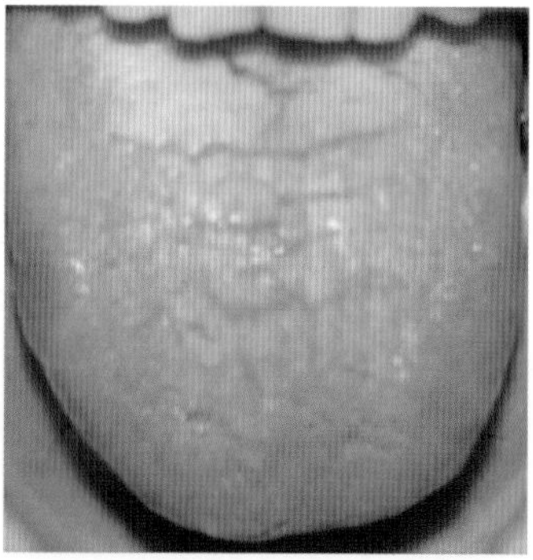

图 4－74　磊石纹（脾胃湿热纹）

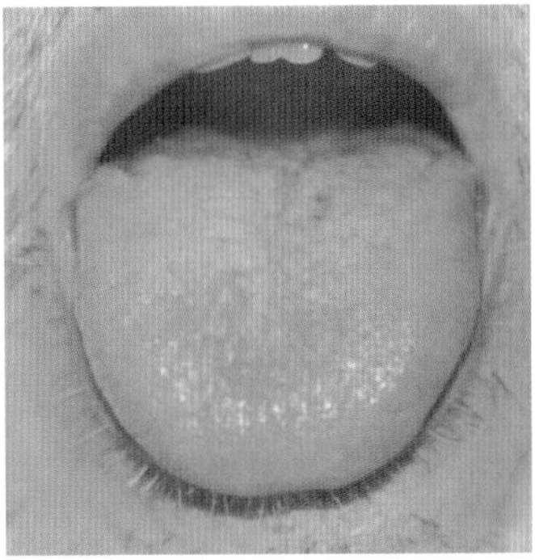

图4－75　虫影纹(水气凌心证)

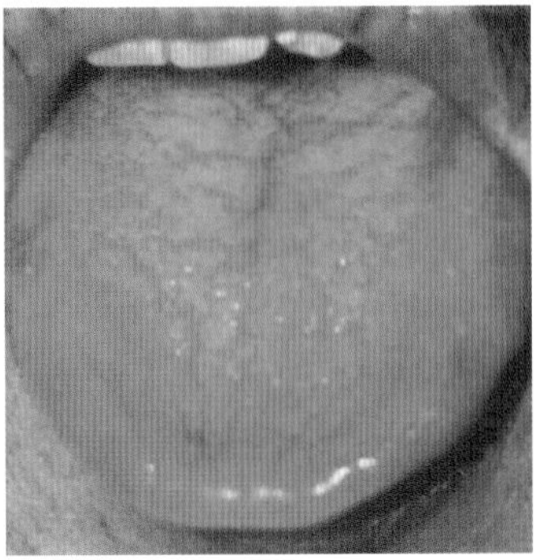

图4－76　大“丰”字形纹(肝胆瘀热证)

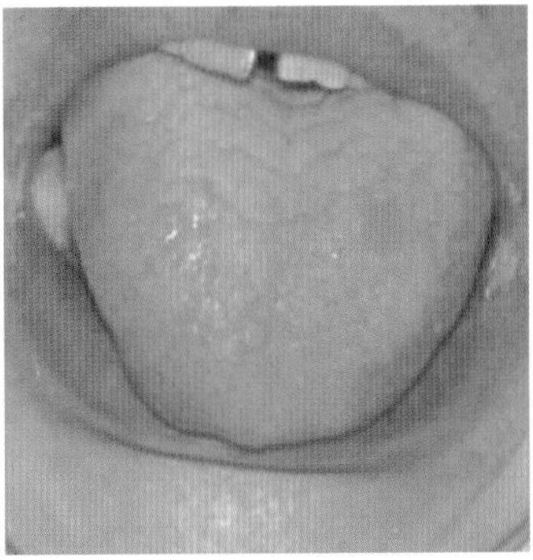

图4－77　“丰”上“丰”字形纹（血瘀证）

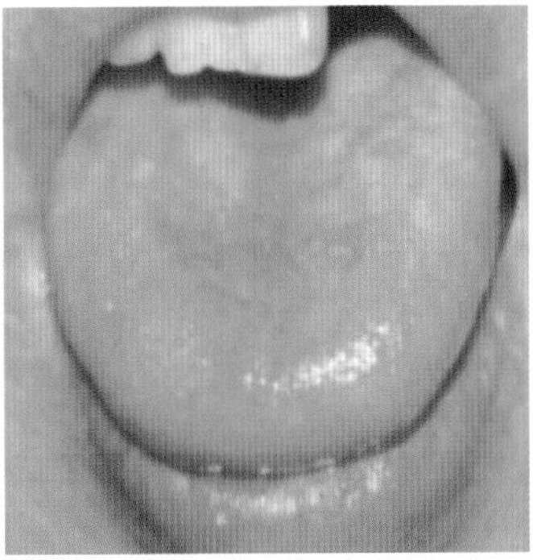

图4－78　树叶纹（水寒射肺证）

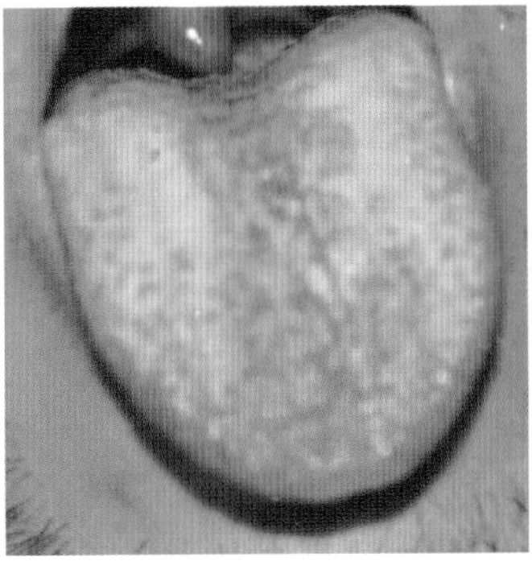

图4－79　花虫互生纹(脾胃血瘀夹湿证)

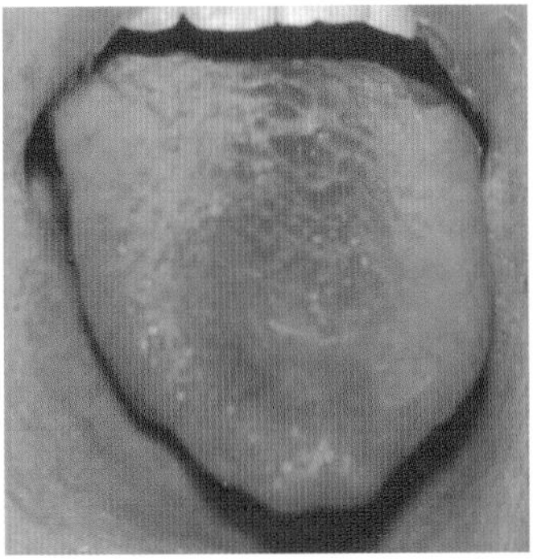

图4－80　浪冲乱石纹(中焦瘀热证)

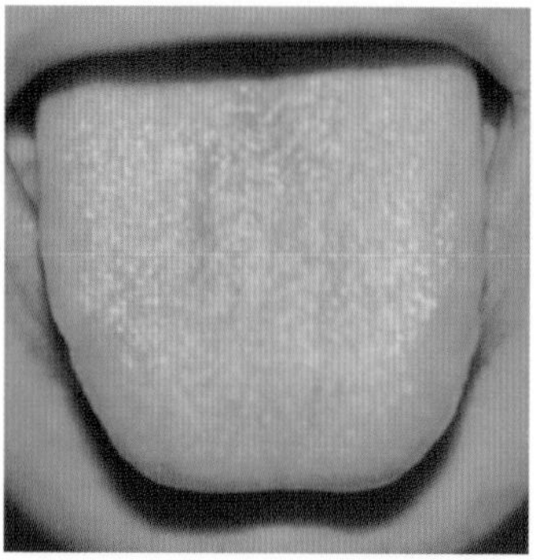

图 4－81 人头文（脾肾虚中夹瘀证）

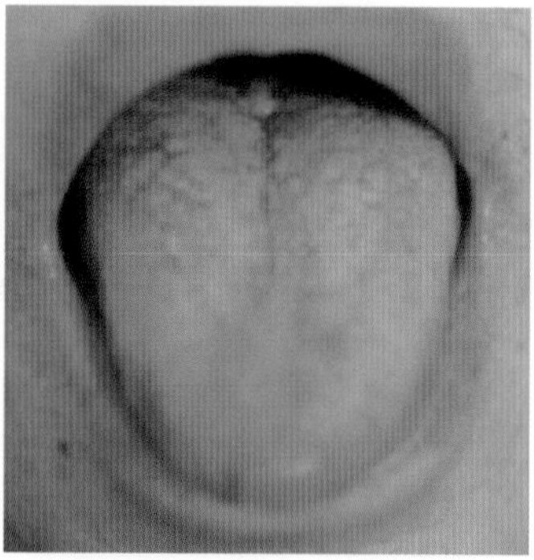

图4－82 鸟飞虫动纹（肾阴虚夹瘀证）

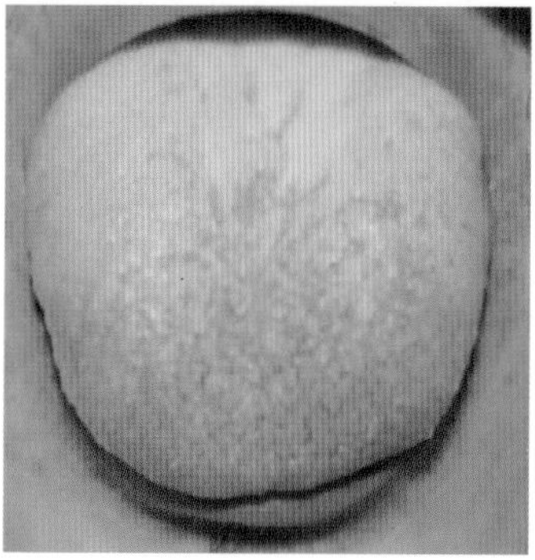

图 4－83 火焰纹（脾胃湿热证）

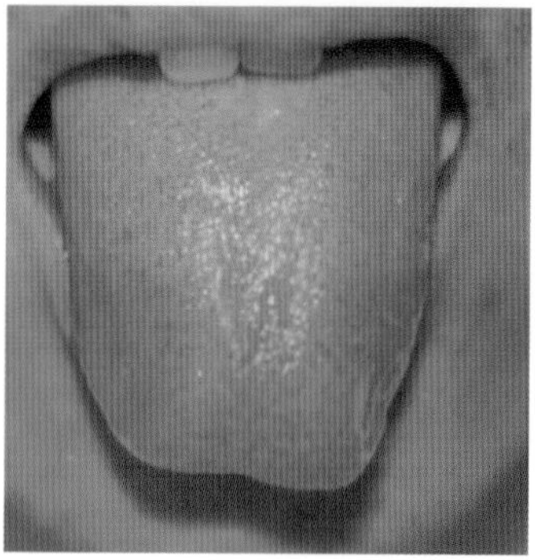

图 4－84 涂兽纹（阳明腑实证）

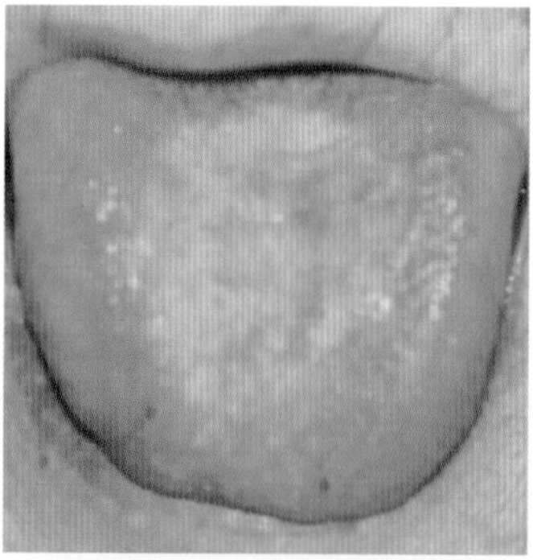

图 4－85 多头影纹
（心脾两虚证）

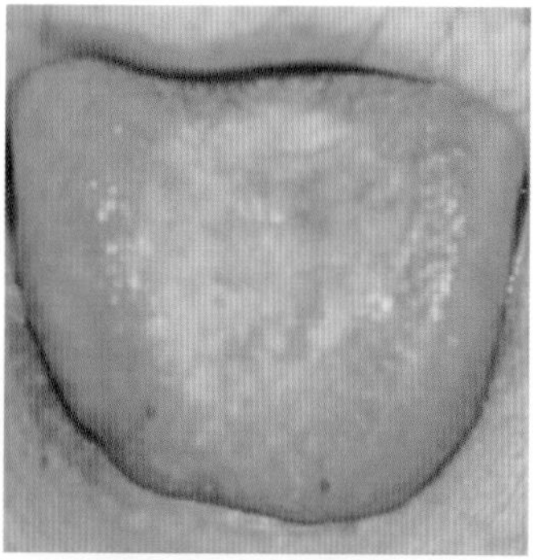

图 4－86 盆中怪石纹
（中焦热毒瘀阻证）

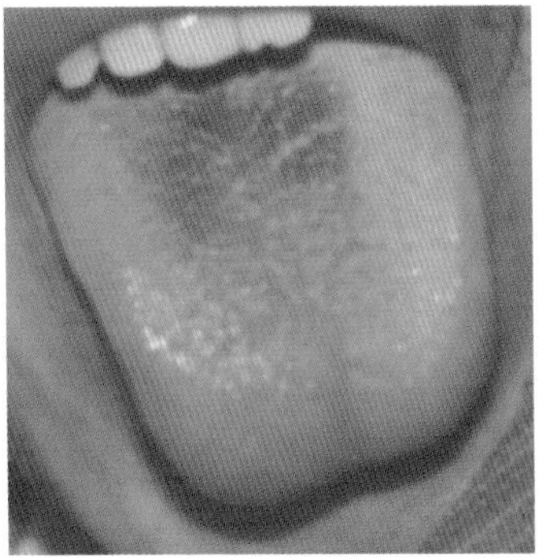

图4-87　猫头鹰涂脂纹(心脾热极证)

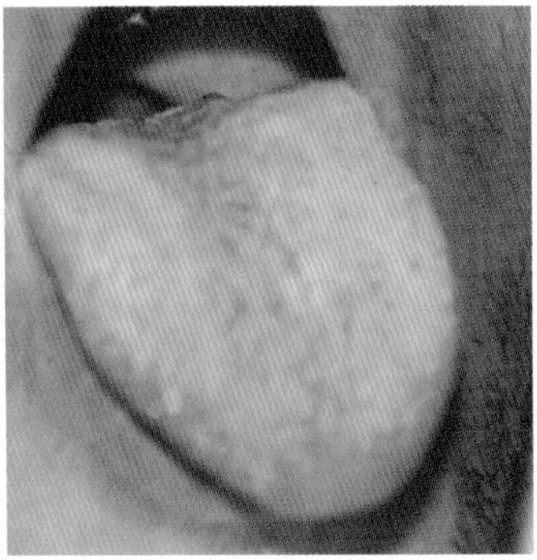

图4-88　飞鸟纹(中焦热瘀证)

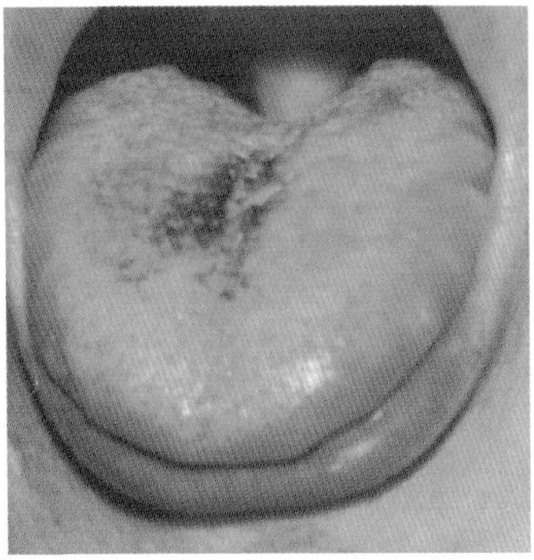

图4-89　鸟啄人头纹(脾胃热极证)

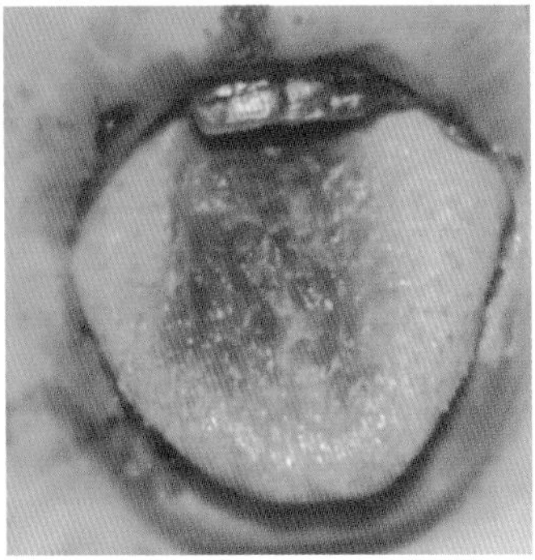

图4-90　火中炼石纹(阳明腑实证)

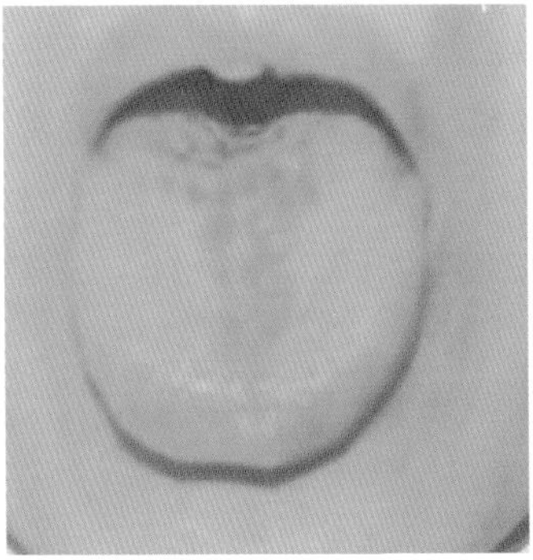

图4-91　盆中花棘纹(寒瘀证)

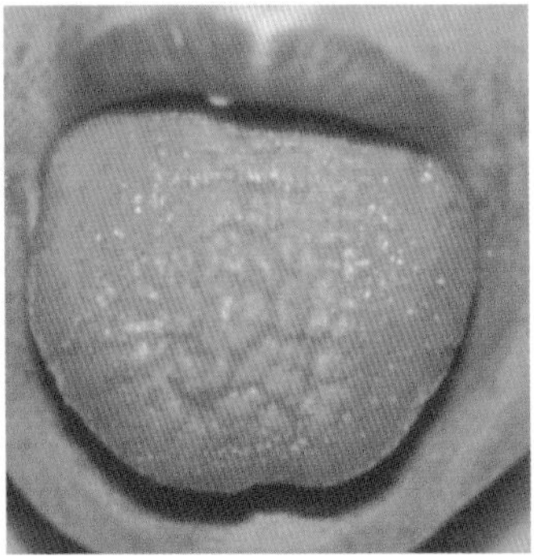

图4-92　中凸花朵形岛状纹(血瘀证)

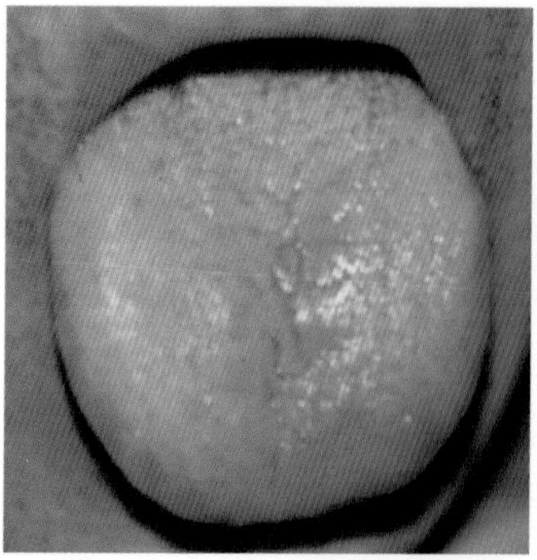

图4－93 “XY”形纹(气血瘀滞证)

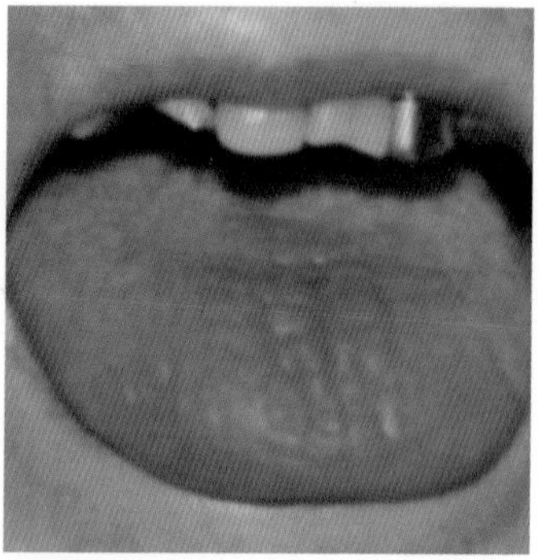

图4－94 舌前堆石纹(气滞血瘀证)

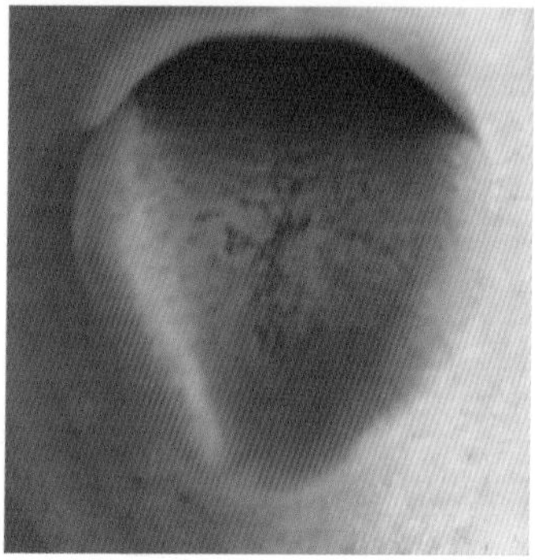

图4－95 爆花纹

舌质病理与再生纹：指在生理纹之外，由于各种疾病原因在舌面出现的舌质纹变为有特点的纹理。常见的舌质病理纹与再生纹如舌面不平形纹(图4－96)、双柱鸟飞纹(图4－97)、舌边“耳”形纹(图4－98)、舌面多“丫”形纹(图4－99)、枝状纹(图4－100)、齿痕纹(图4－101)、脉管纹(图4－102)、舌多撇纹(图4－103)、舌横断纹(图4－104)、“仁”字纹(图4－105)、倒“丫”形纹(图4－106)、裂旁蛇纹(图4－107)、舌后“Y”纹(图4－108)、“甲”字纹(图4－109)、舌深裂沟污纹(图4－110)、花树纹(图4－111)、舌前直曲裂纹(图4－112)、“弄”字纹(图4－113)、多虫状裂纹

（图 4－114）、舌中凹旁横纹（图 4－115）、蜈蚣形纹（图 4－116）、舌前凹“人”字纹（图 4－117）、多长短横纹（图 4－118）、舌面多笔画形裂纹（图 4－119）、“用”字纹（图 4－120）、“丁”字纹（图 4－121）、舌尖“V”形纹（图 4－122）、花伴人影“人参”纹（图 4－123）、舌前双竖直纹（图 4－124）、舌前直伴凹形纹（图 4－125）、舌条状沟形纹（图 4－126）、舌中多小“Y”形纹（图 4－127）、舌面花枝纹（图 4－128）等。

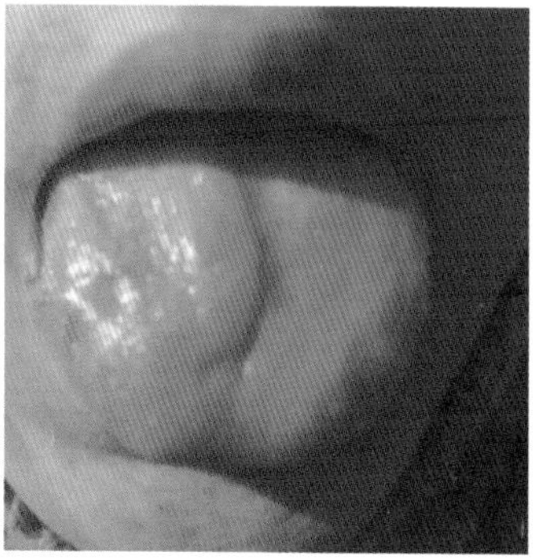

图 4－96　舌面不平形纹（舌病再生纹）

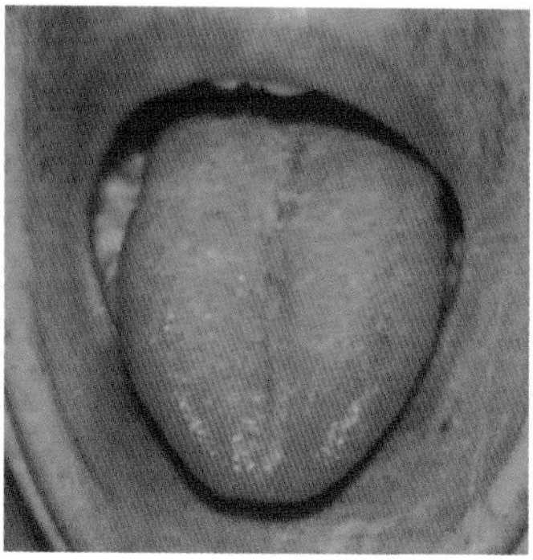

图 4－97　双柱鸟飞纹（肝血瘀滞证）

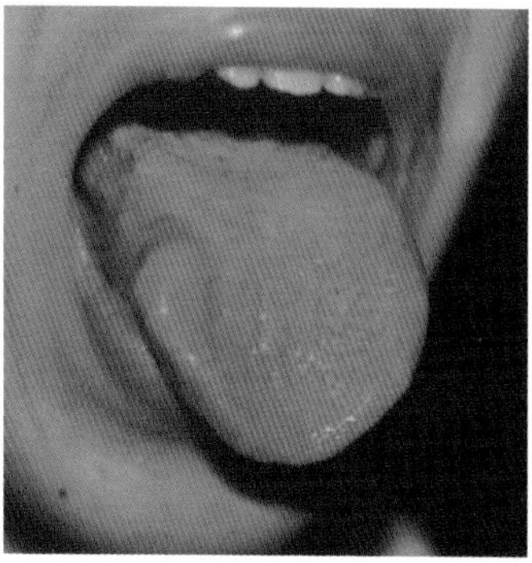

图 4－98　舌边耳形纹（舌病再生纹）

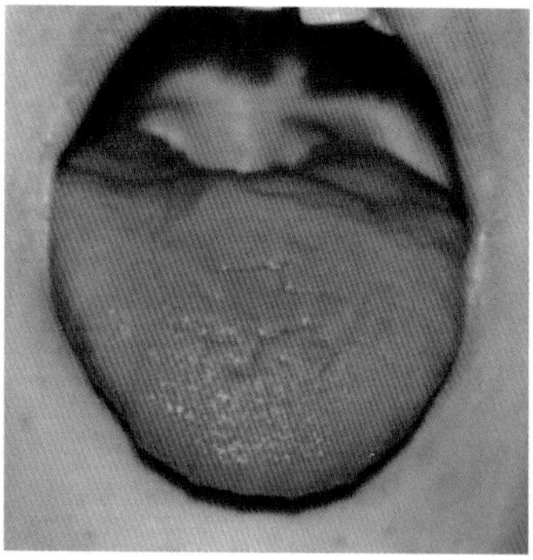

图 4－99　舌面多“Y”形纹（肝脾气血两虚证）

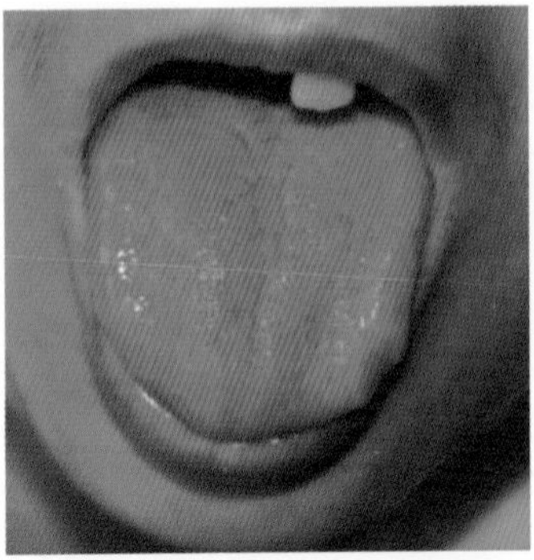

图 4－100　枝状纹（气虚证）

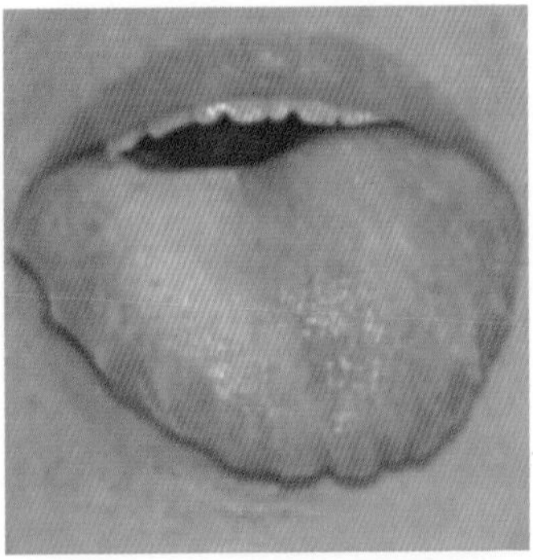

图 4－101　齿痕纹(脾肾阳虚证)

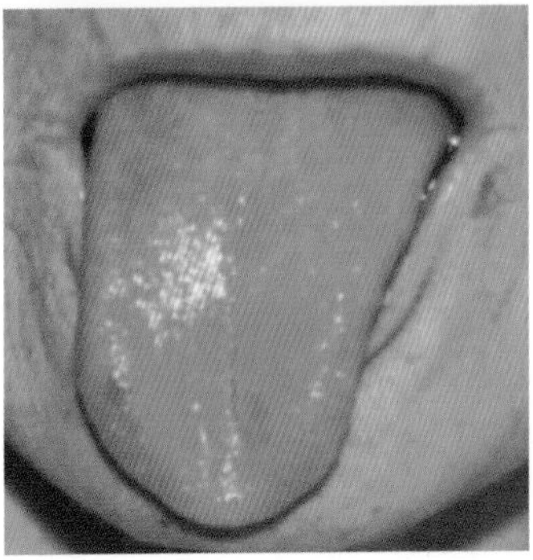

图 4－102　脉管纹(气阴两虚证)

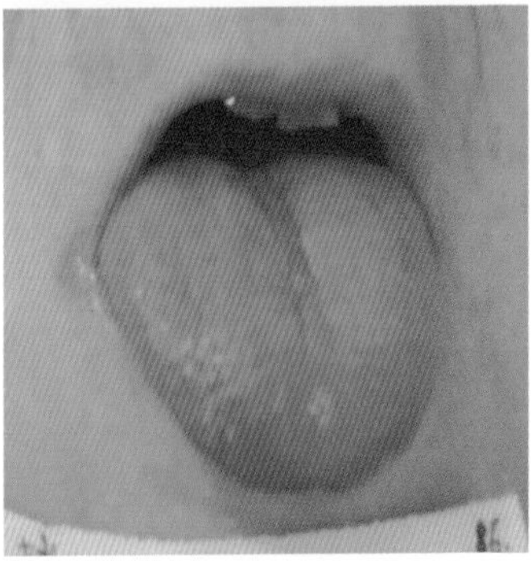

图 4－103　舌多撇纹(气阴两虚证)

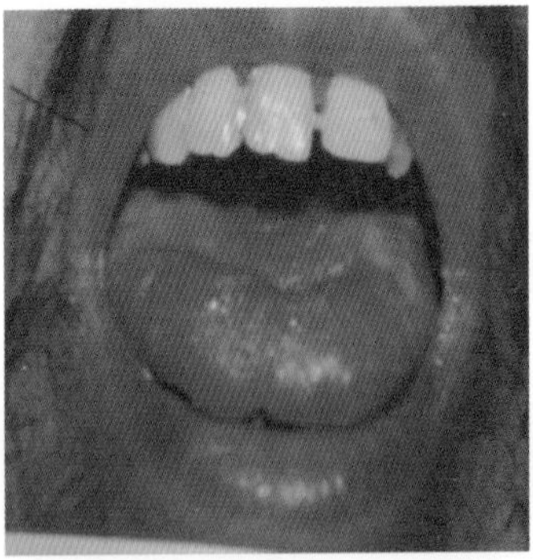

图 4－104　舌横断纹(热陷心包证)

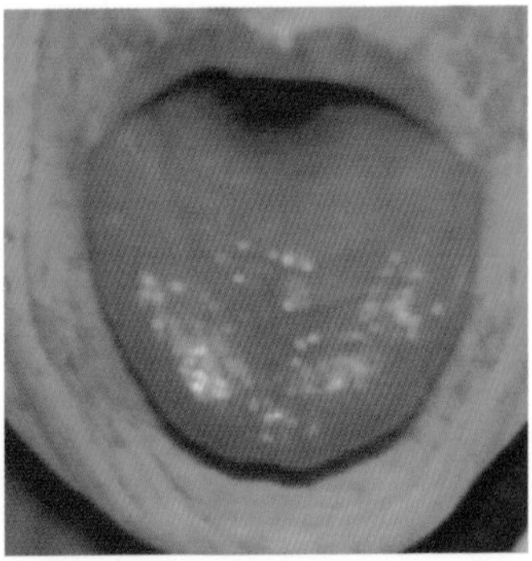

图4－105　“仁”字纹(胃气血瘀滞证)

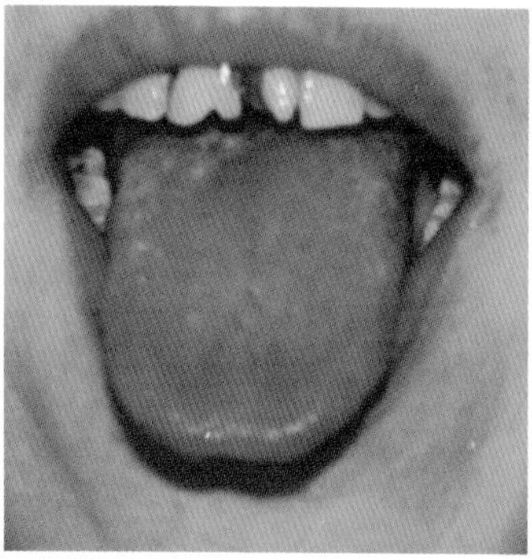

图4-106 倒“Y”形纹(心血瘀阻证)

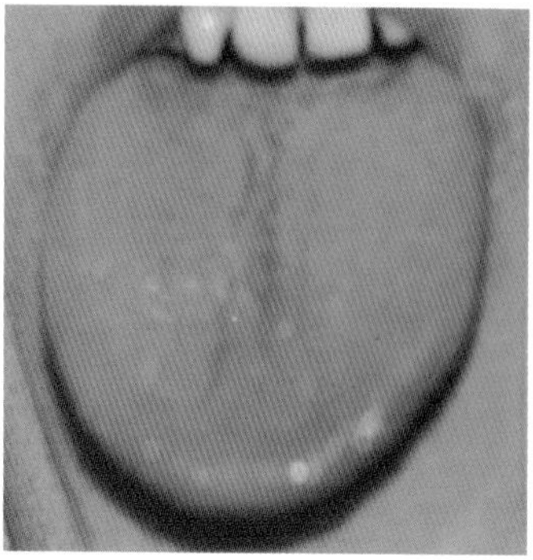

图4-107 裂旁蛇纹(心血瘀阻证)

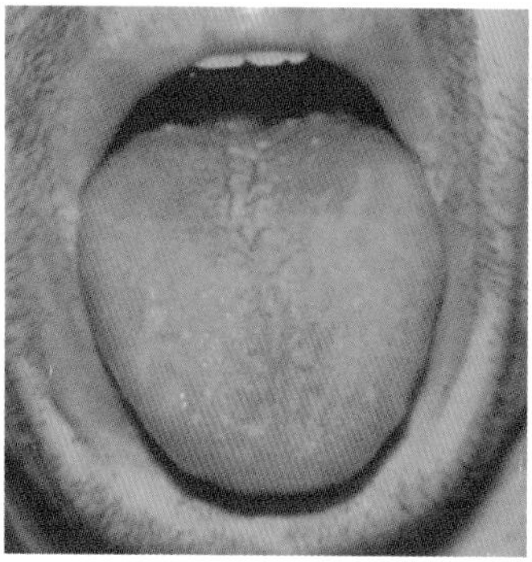

图4-108 舌后“Y”形纹(心血瘀阻证)

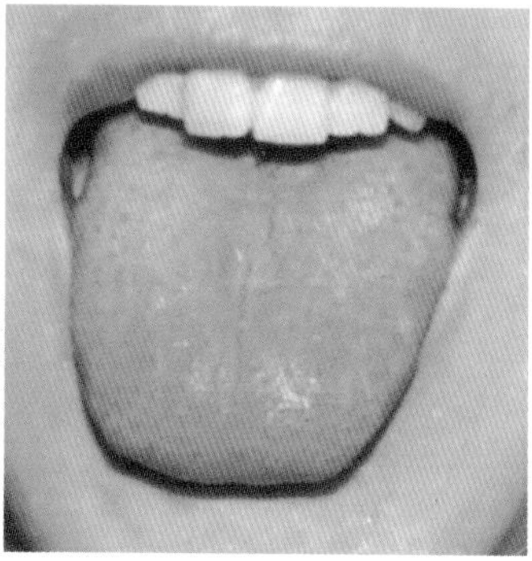

图4-109 “甲”字纹(阴虚阳亢证)

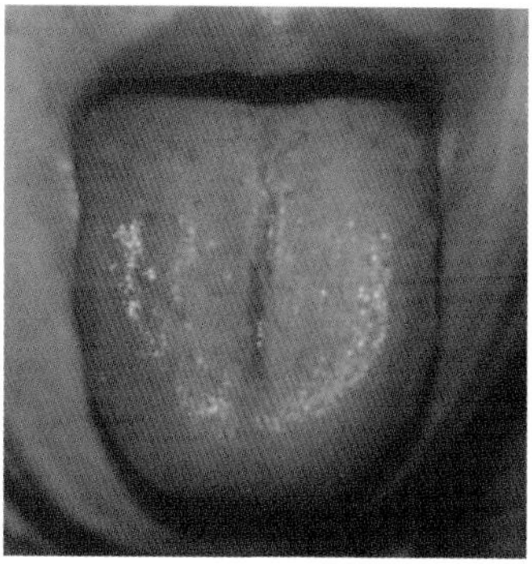

图4-110 舌深裂沟污纹(胆胰共病证)

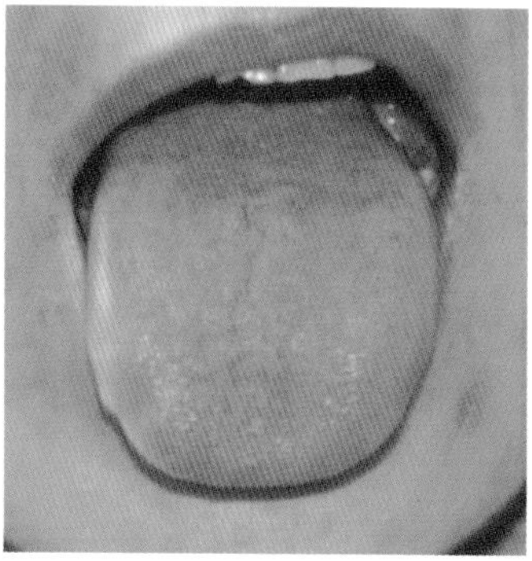

图4-111 花树纹(肺气血瘀阻证)

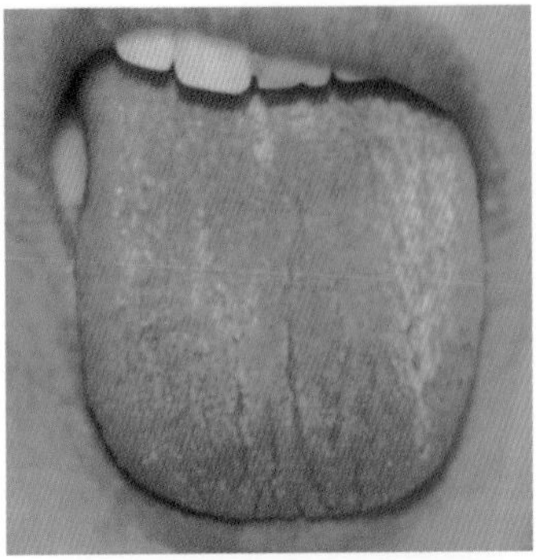

图4－112　舌前直曲裂纹(热灼阴液证)

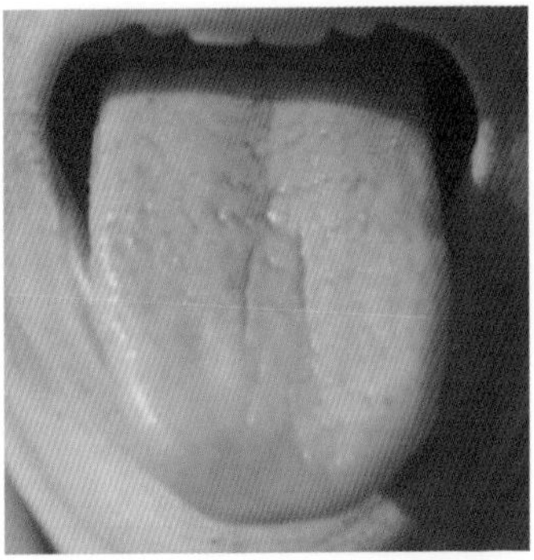

图4－113　“弄”字纹(气血瘀滞证)

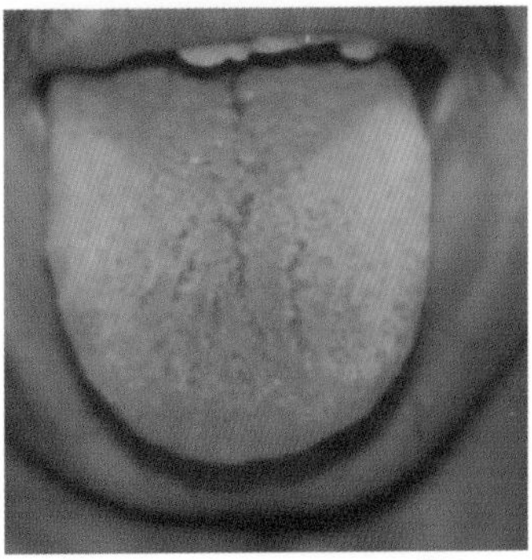

图4－114　多虫状裂纹(阴液亏损证)

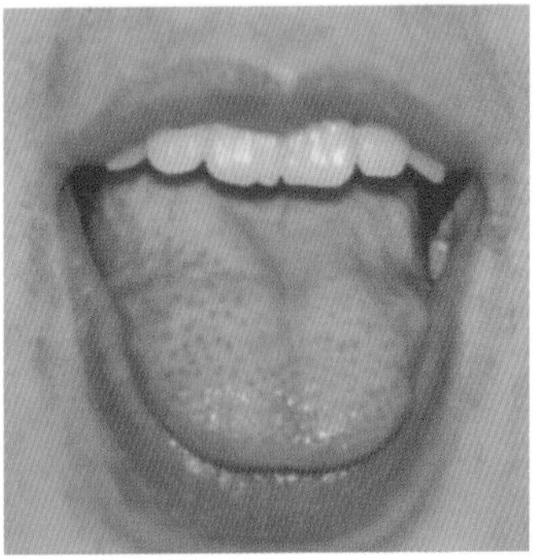

图4－115　舌中凹旁横纹(太阳伤寒证)

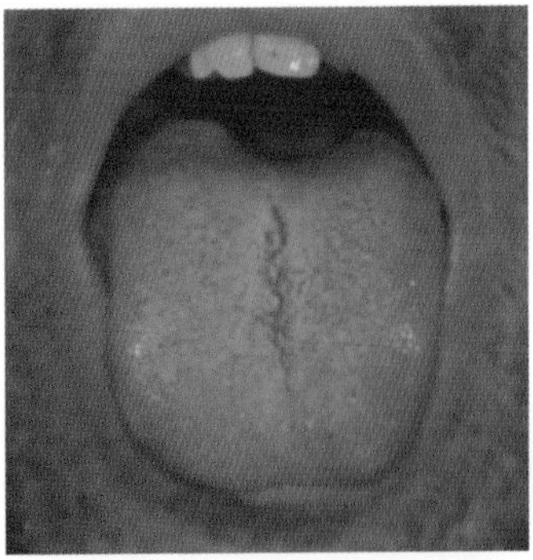

图4－116　蜈蚣形纹(肝脾血瘀证)

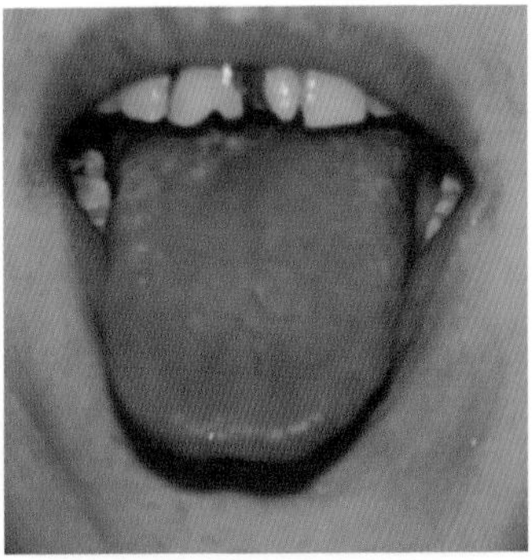

图4－117　舌前“人”字形纹(心血瘀阻证)

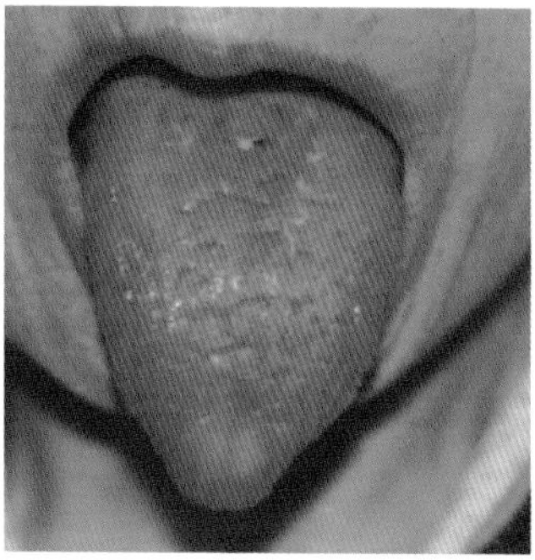

图4－118　多长短横纹
（热灼阴血证）

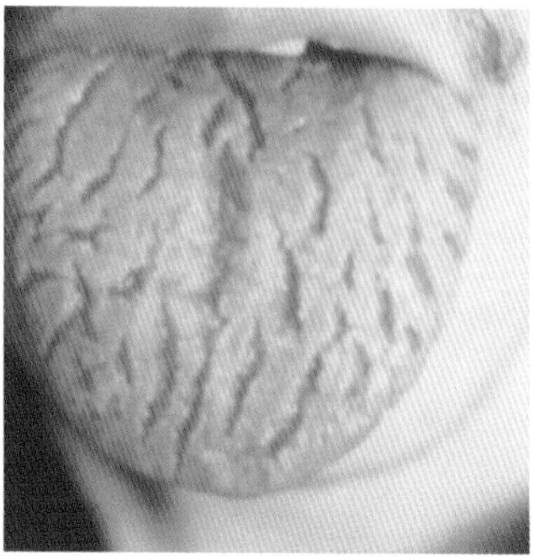

图4－119　舌面多笔画裂纹
（阴液脱失证）

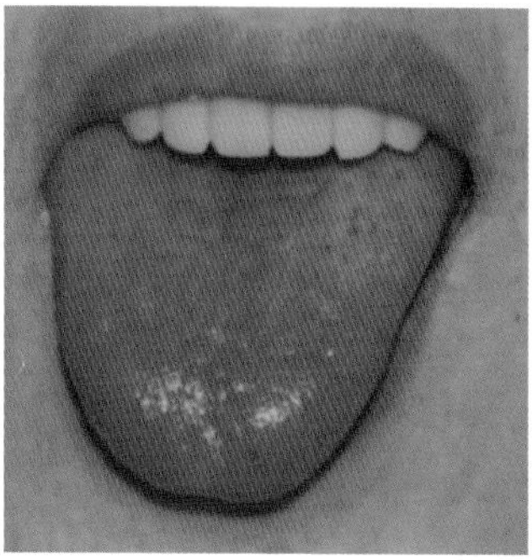

图4－120　“用”字纹
（阴虚火旺证）

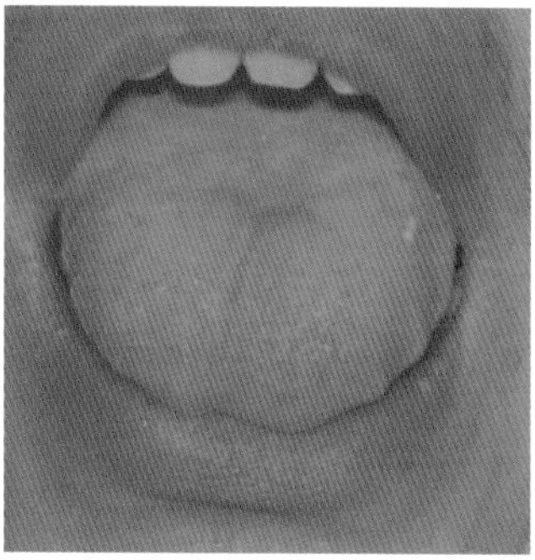

图4－121　“丁”字纹
（肺阴虚热瘀证）

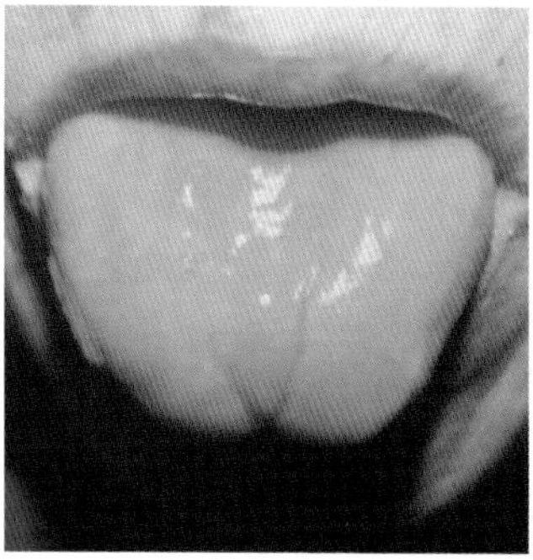

图4－122　舌尖“V”形纹
（心脾气阴两虚证）

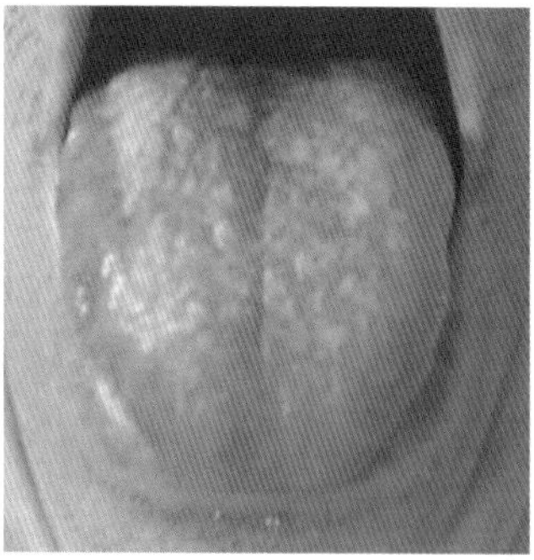

图4－123　花伴人影“人参”纹
（心阴虚证）

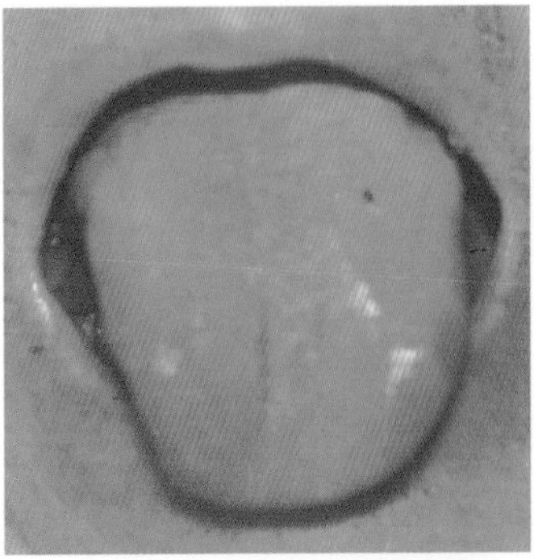

图 4－124　舌前双竖直纹
（气滞血瘀证）

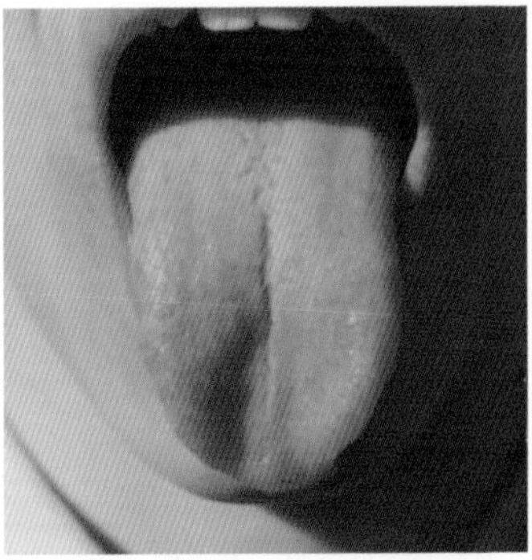

图 4－125　舌前直伴凹形纹
（脾肾阴证）

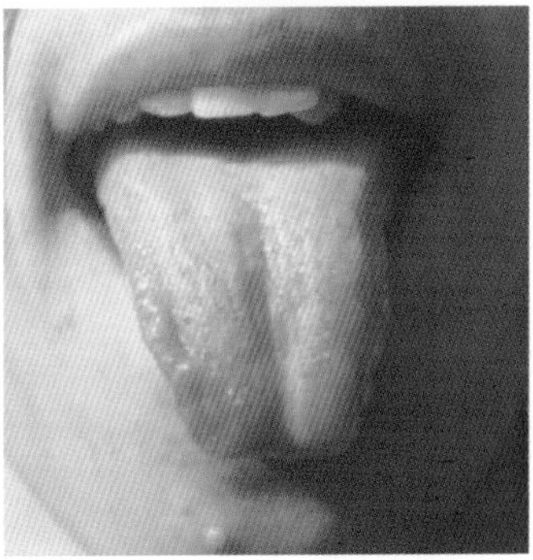

图 4－126　舌条状沟形纹
（心脾两虚虚证）

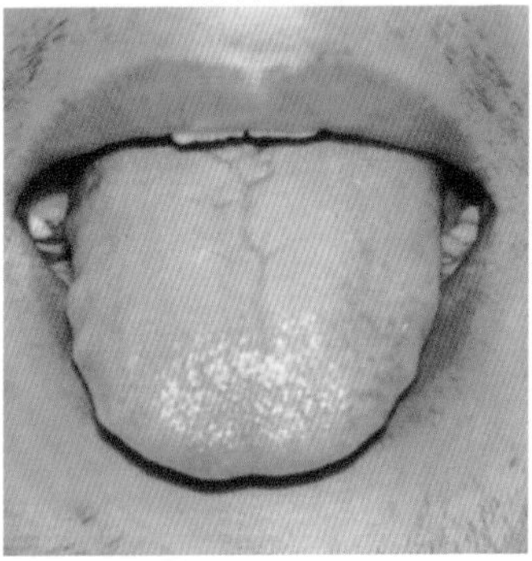

图 4－127　舌中多小“Y”形纹
（心脉痹阻证）

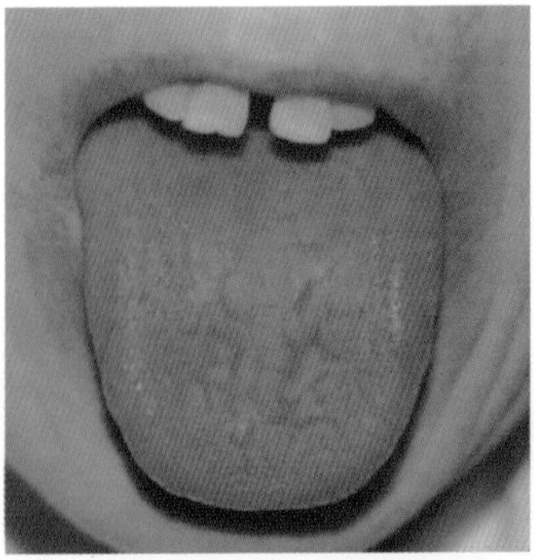

图 4－128　舌面花枝纹
（肝脾心气滞血瘀证）

舌苔可变纹列举如下：舌面头影状可变纹(图4-129)、舌前花朵状可变纹(图4-130)、舌前花叶状可变纹(图4-131)、舌前马头状可变纹(图4-132)、舌前瀑布状可变纹(图4-133)、舌面多花朵状可变纹(图4-134)、舌中“川”字形可变纹(图4-135)、舌中星斑状可变纹(图4-136)、舌中钉锥状可变纹(图4-137)、舌多飞雁“ZX”状可变纹(图4-138)、舌前圆岛状花朵可变纹(图4-139)、舌猩跃状可变纹(图4-140)、舌前多纵形可变纹(图4-141)、舌面多虫动形可变纹(图4-142)、舌边齿痕状可变纹(图4-143)等。

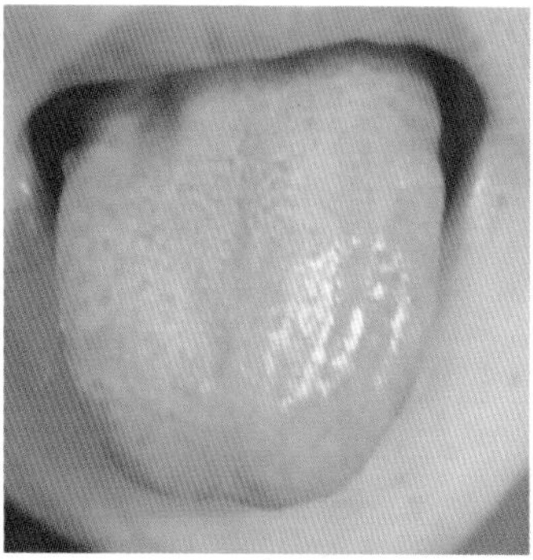

图4-129　舌面头影状可变纹
(虚寒瘀血证)

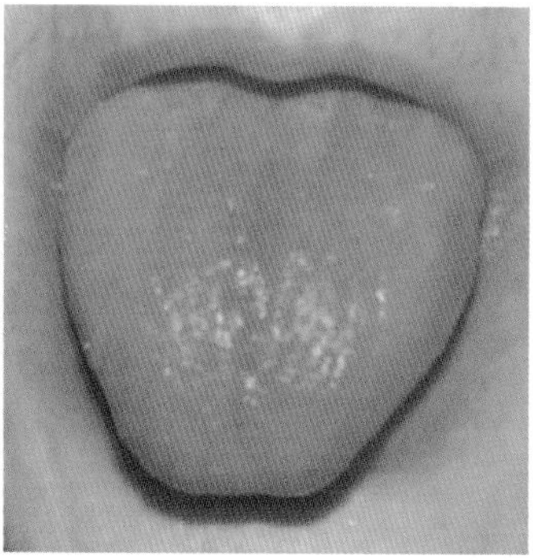

图4-130　舌前花朵状可变纹
(心肺证)

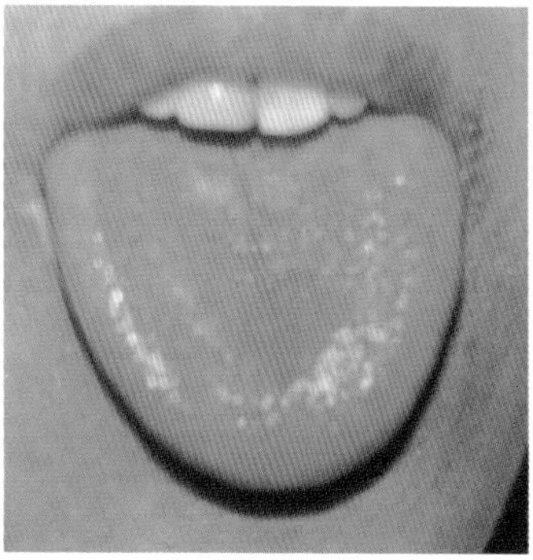

图4-131　舌前花叶状可变纹
(胃阴虚证)

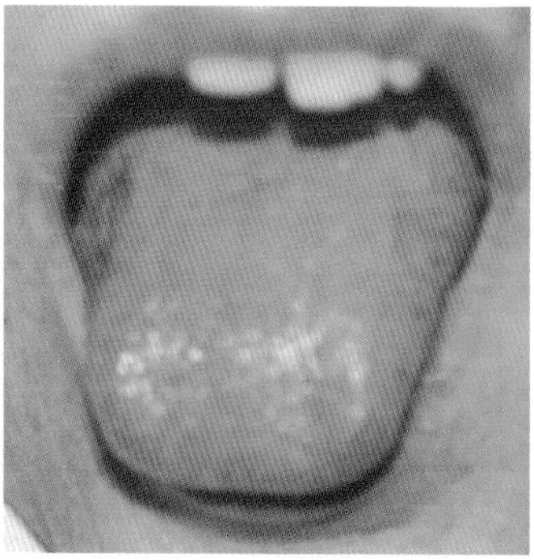

图4-132　舌前马头状可变纹
(阴虚火旺证)

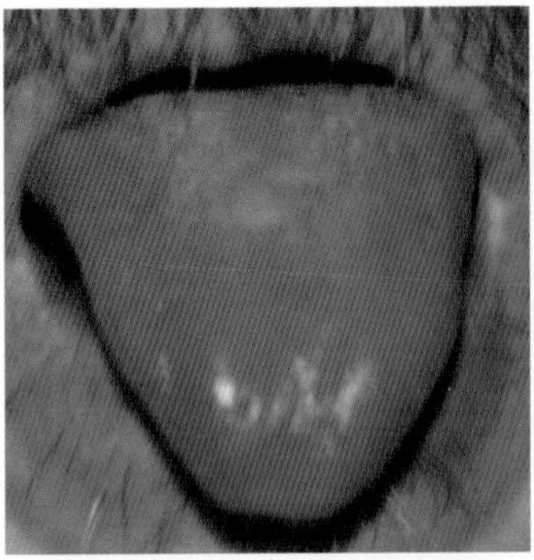

图 4－133　舌前瀑布状可变纹

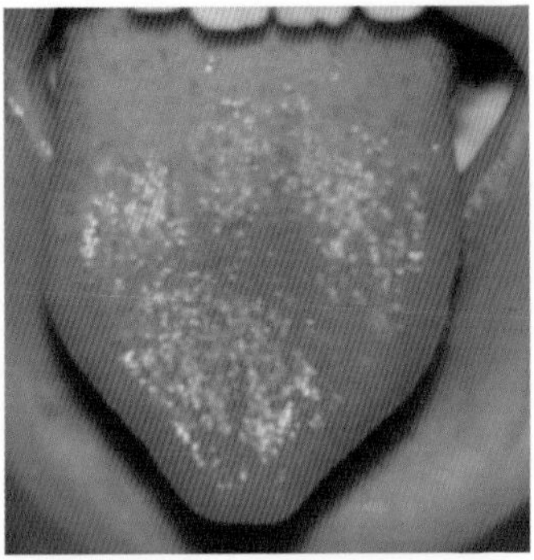

图 4－134　舌面多花朵状可变纹
（脾胃虚热证）

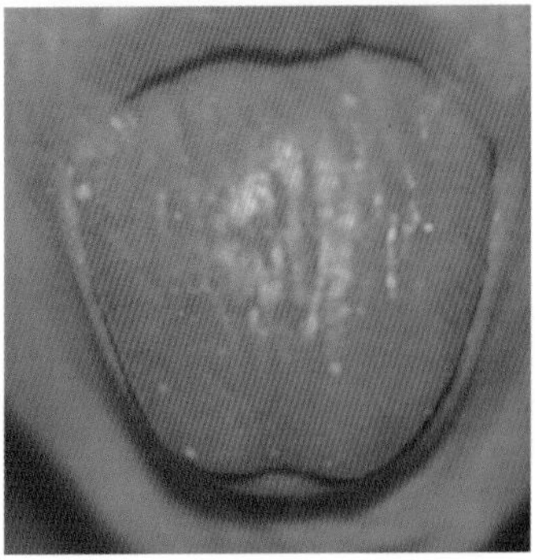

图 4－135　舌中“川”字形可变纹
（阴虚夹热证）

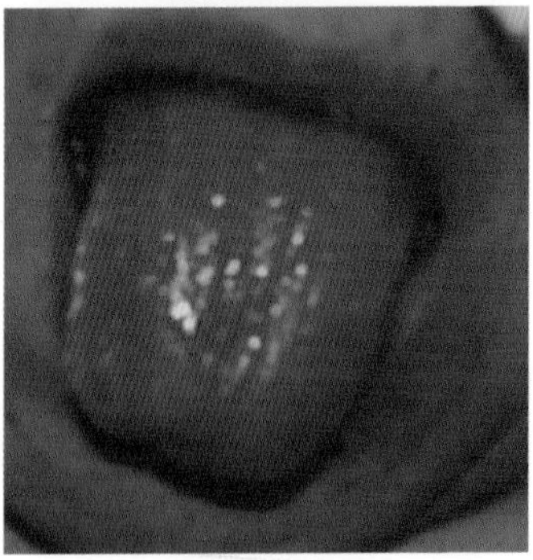

图 4－136　舌中星斑状可变纹
（气阴两虚证）

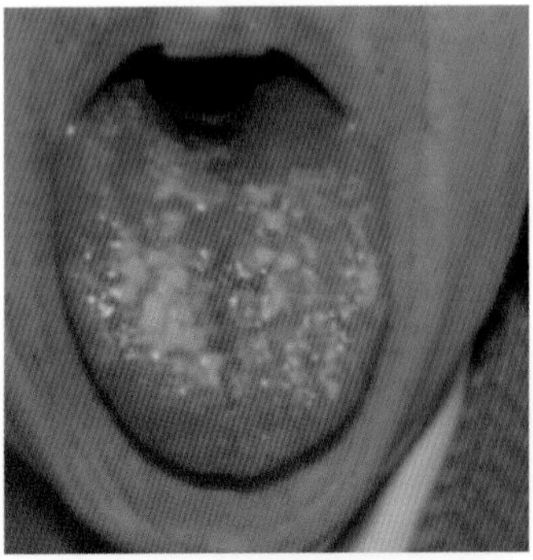

图 4－137　舌中钉锥状可变纹
（阴虚夹湿证）

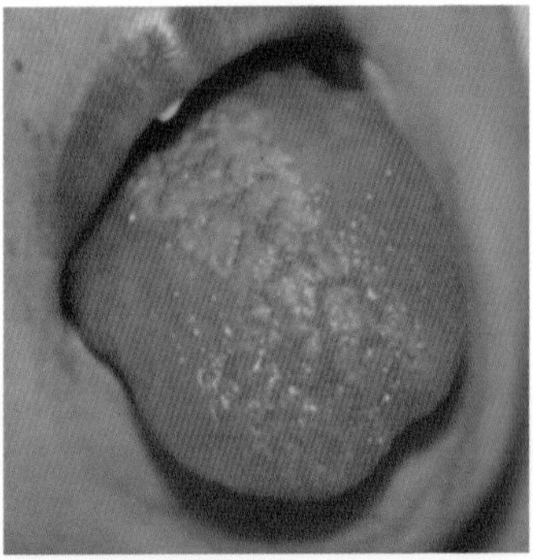

图4－138　舌多飞雁“ZX”状可变纹
（肝血瘀阻证）

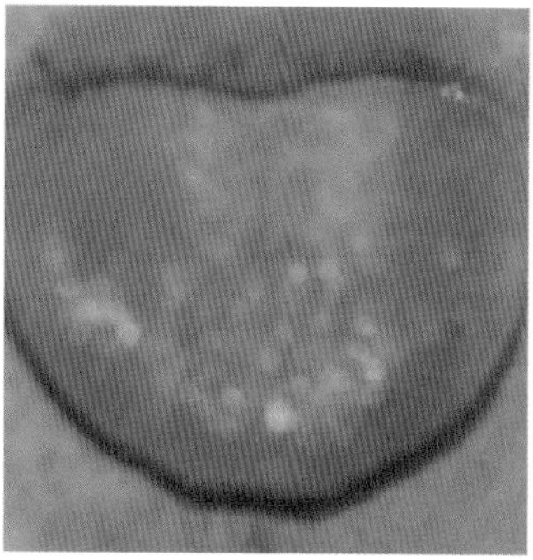

图 4－139　舌前圆岛状花朵可变纹
（脾肺虚热证）

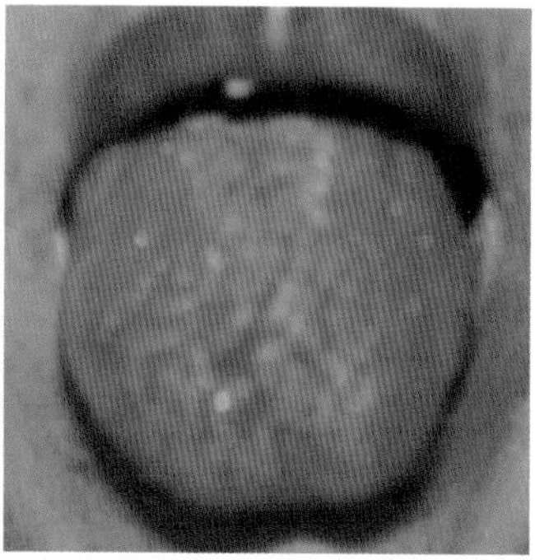

图 4－140　舌猩跃状可变纹
（气阴两虚证）

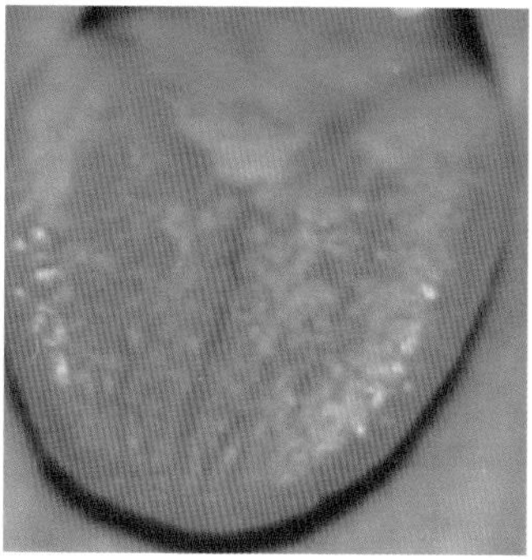

图 4－141　舌前多纵形可变纹
（脾肾湿热证）

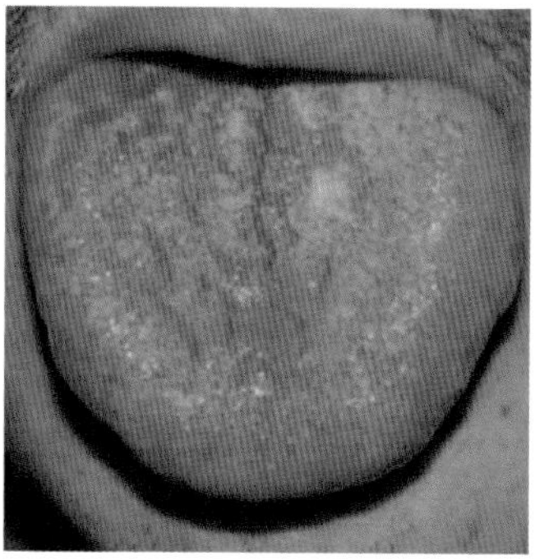

图 4－142　舌面多虫动形可变纹
（气滞血瘀证）

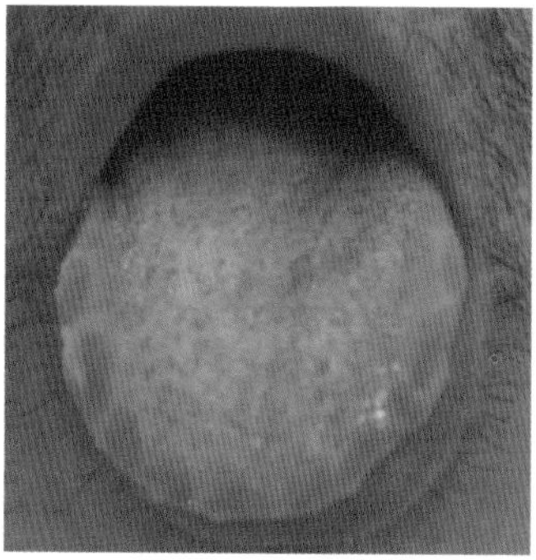

图 4－143　舌边齿痕状可变纹
（脾肾阳虚夹瘀证）

苔质混合纹：系指在原舌质生理纹、再生纹或可变纹基础上，加上苔纹所形成的，既有舌质纹又有舌苔纹同时存在的纹理。这种舌纹的存在，人体必有病患存在。其与舌质、舌苔纹一样，亦因疾病种类，病情轻重，疾病治疗过程中的病体状态不同，而展现不同形态的纹理。常见纹理有：倒正“Y”形纹(图4－144)、树形纹(图4－145)、“鼎”状纹(图4－146)、“爿”字状纹(图4－147)、舌面多沟纹(图4－148)、舌面多“Y”形纹(图4－149)、蜈蚣纹(图4－150)、涂脂花纹(图4－151)、“M”形纹(图4－152)、多“田”字纹(图4－153)、双枝状纹(图4－154)、舌面大“中”字纹(图4－155)、倒“雪人”纹(图4－156)、舌前圆岛状花朵纹(图4－157)、类“丰”字纹(图4－158)、花开花落纹(图4－159)、大“山”字纹(图4－160)、舌中花瓣纹(图4－161)、上“工”下“下”字形纹(图4－162)、舌中花朵纹(图4－163)、舌中碎石纹(图4－164)、“盆”中有“田”纹(图4－165)、大宽“川”字纹(图4－166)、银树纹［倒观(图4－167)］、蝶舞雪花纹(图4－168)、火上飞鸟纹(图4－169)、虫入黄云纹(图4－170)、乱岛纹(图4－171)、盆中立梯纹(图4－172)、涂花纹(图4－173)、双虫激浪纹(图4－174)、雪育黑树纹(图4－175)、串珠纹(图4－176)、黄树影下白石纹(图4－177)、“年”字下生花纹(图4－178)、类“山”字纹(图4－179)、舌前“龟”形纹(图4－180)、舌前华树纹(图4－181)、舌“J”形纹(图4－182)、舌双竖足形纹(图4－183)、舌乱石状纹(图4－184)、舌面“主”字纹(图4－185)、类“书”字纹(图4－186)、“年”字纹(图4－187)、倒树花纹(图4－188)、树叶纹(图4－189)、舌中叶脉边“K”字纹(图4－190)、黑树红心纹(图4－191)、杯中花纹(图4－192)、花冠石墙纹(图4－193)、脑形纹(图4－

194）、黑伞纹（图 4－195）、舌中曲直纹（图 4－196）、须发纹（图 4－197）、正倒双树影纹（图 4－198）、舌前双枝状花朵纹（图 4－199）、舌前花树状纹（图 4－200）、树上“王”字纹（图 4－201）等。

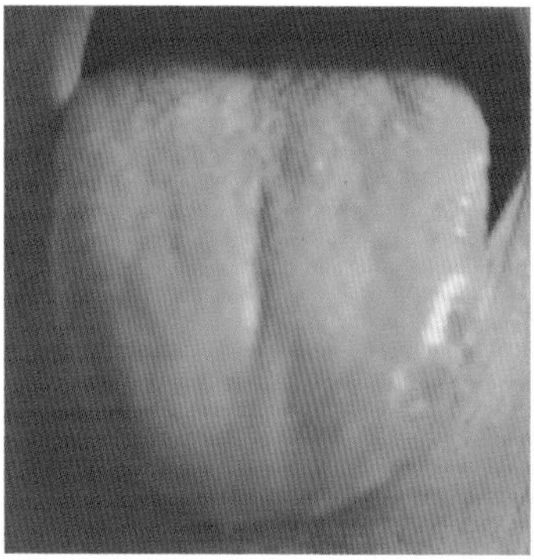

图 4－144 倒“Y”形纹（里实证）

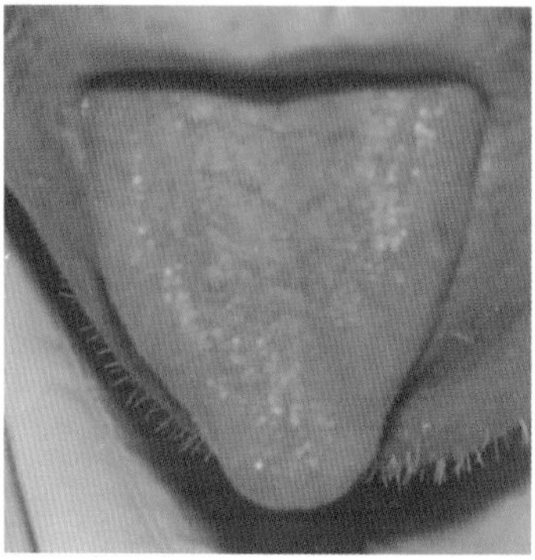

图 4－145 树形纹
（肾阴阳两虚夹毒瘀证）

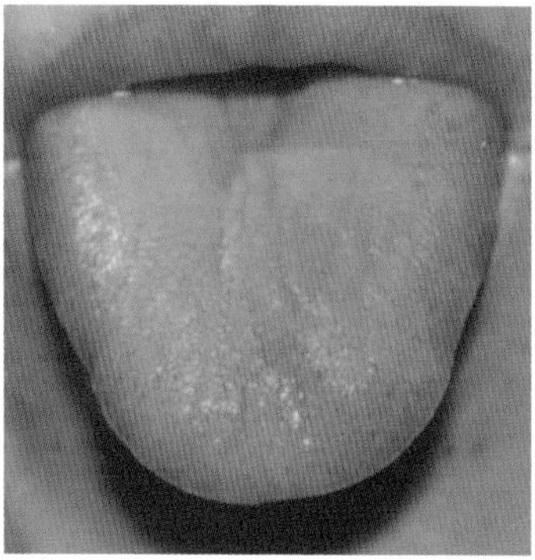

图 4－146 “鼎”状纹
（脾胃血瘀证）

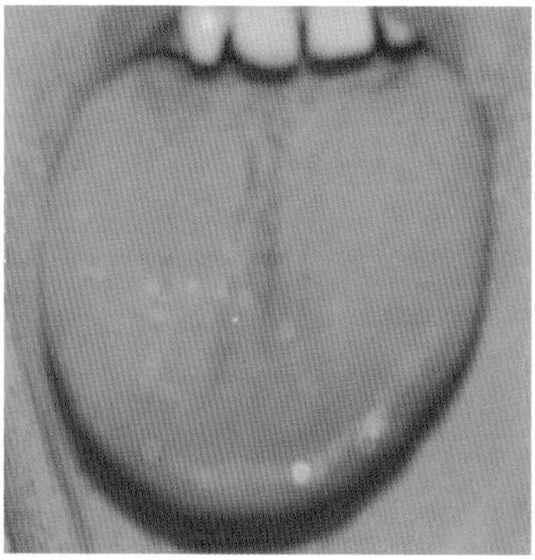

图 4－147 “爿”字形纹
（心血瘀阻症）

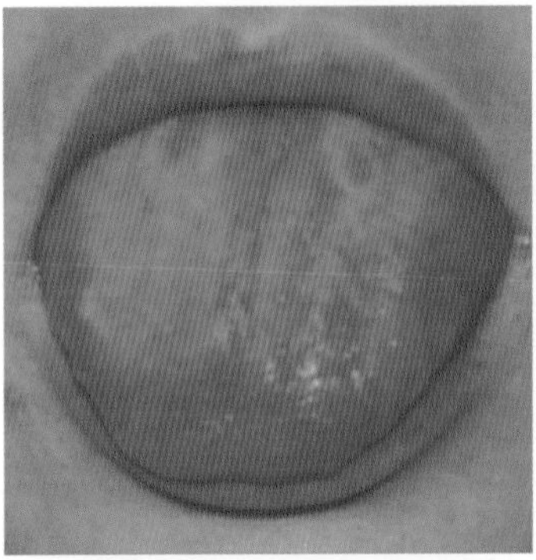

图4－148　舌面多沟纹
（肺气阴两虚证）

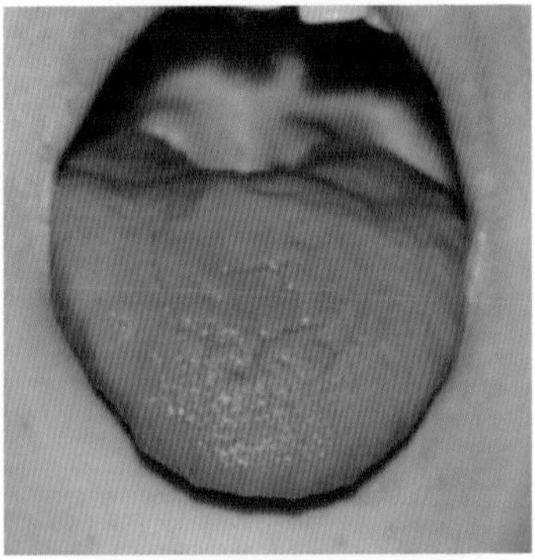

图4－149　舌面多“Y”形纹
（虚中夹瘀证）

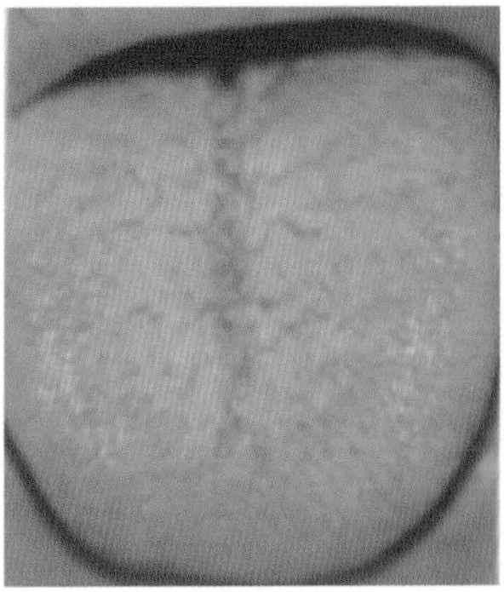

图4－150　蜈蚣纹(脾胃湿瘀证)

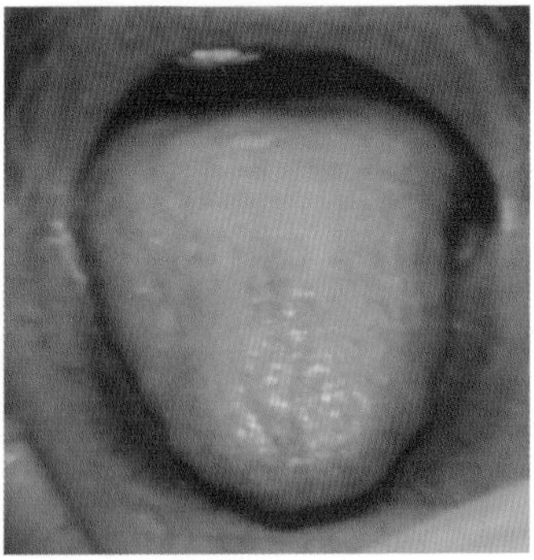

图4－151　涂脂花纹(少阴毒瘀证)

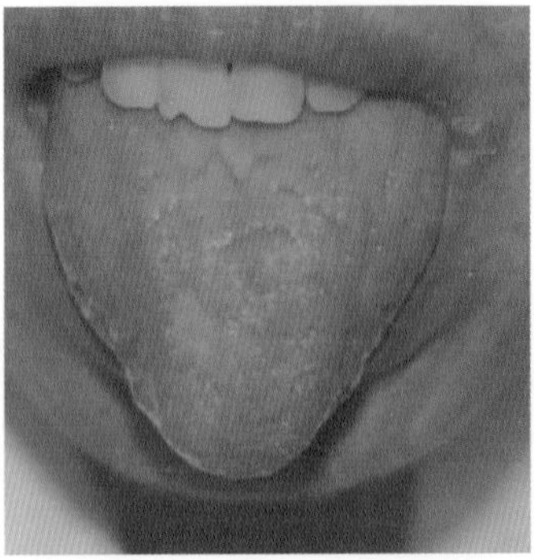

图4－152　“M”形纹(阴虚证)

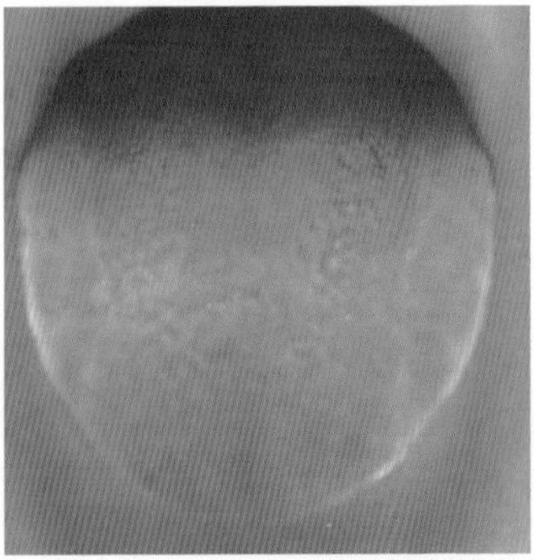

图4－153　多“田”字纹(阴虚夹瘀证)

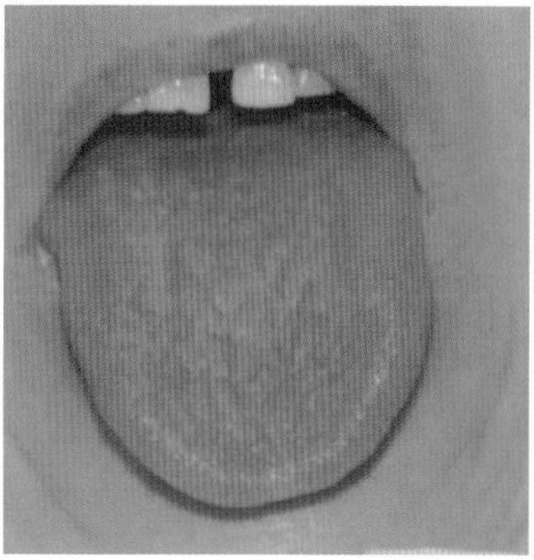

图 4－154　双枝状纹
（气阴两虚夹瘀证）

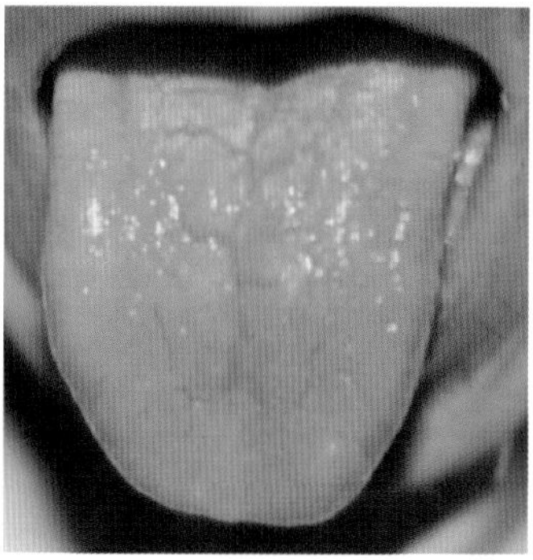

图 4－155　舌面大“中”字纹
（脾胃湿瘀证）

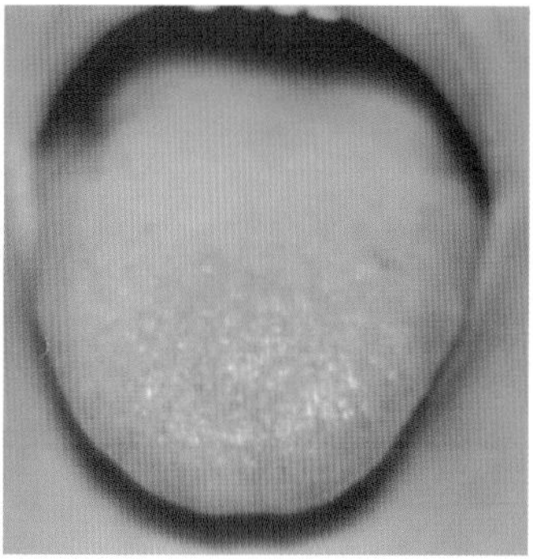

图 4－156　倒“雪人”纹
（胃热证）

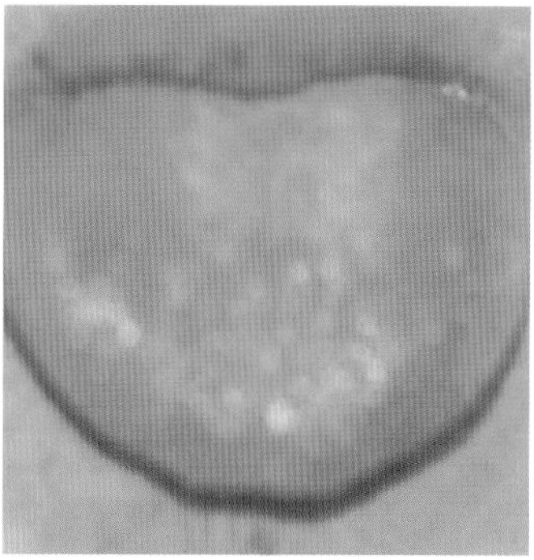

图 4－157　舌前圆岛状花朵纹
（气血瘀滞证）

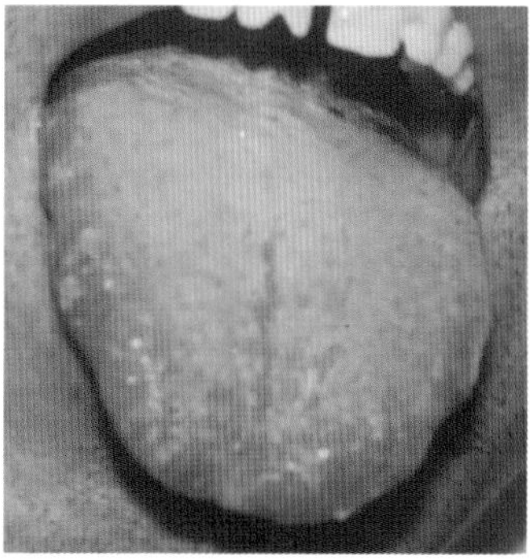

图 4－158　类“丰”字纹（里实证）

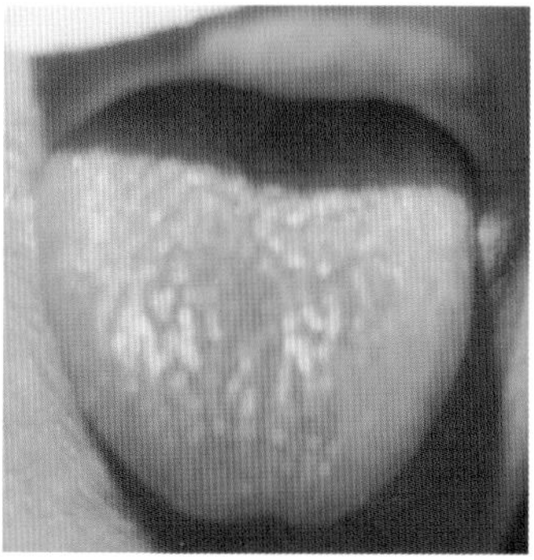

图4－159　花开花落纹（脾胃阴虚证）

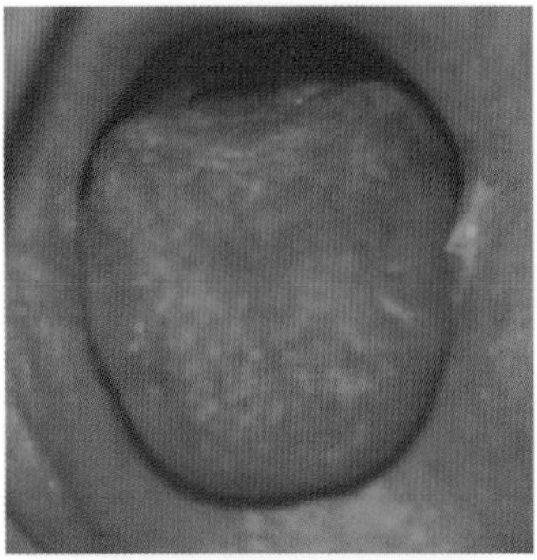

图 4－160　大“山”字纹
（胆胰毒热瘀阻证）

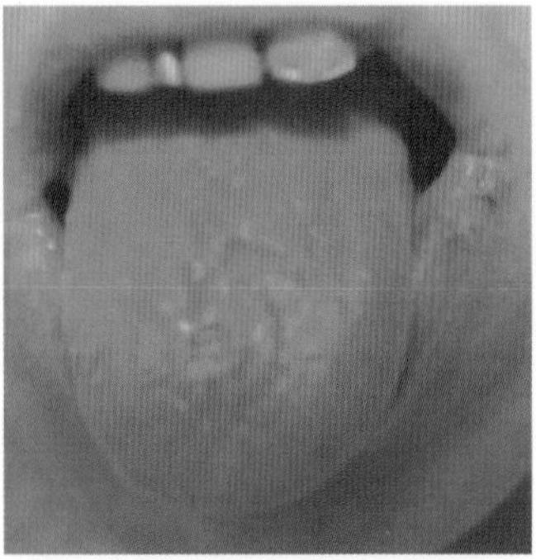

图 4－161　舌中花瓣纹（血瘀证）

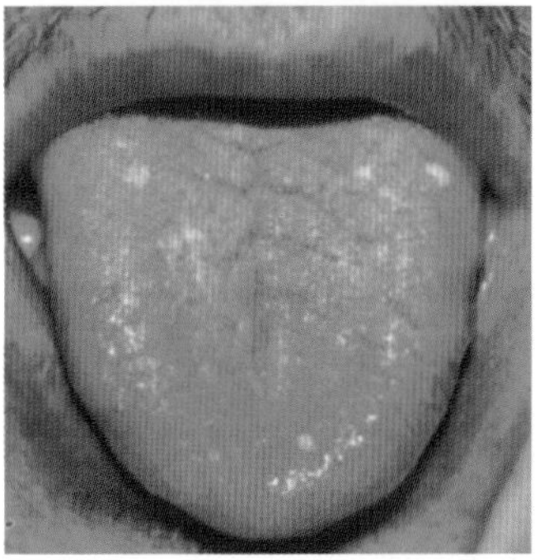

图4－162　上“工”下“下”字形纹
（心脾虚中夹瘀证）

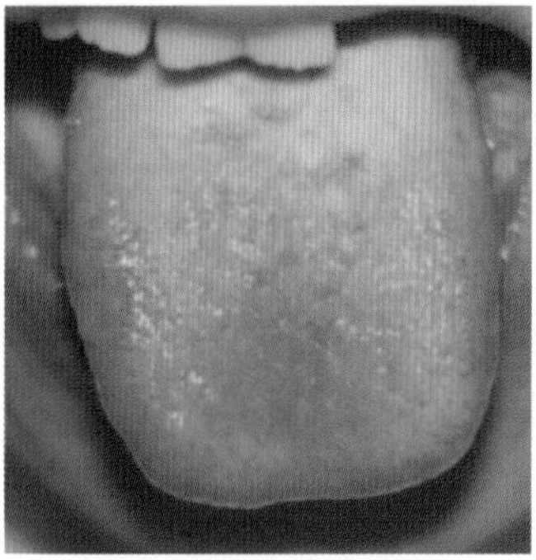

图 4－163　舌中花朵纹
（脾胃虚寒证）

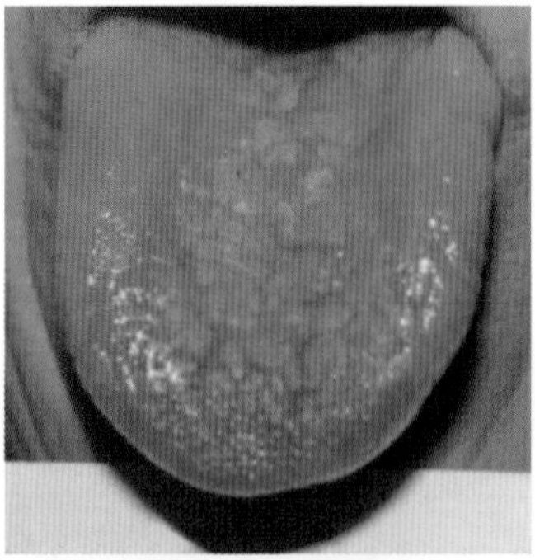

图 4－164　舌中碎石纹
（气滞血瘀证）

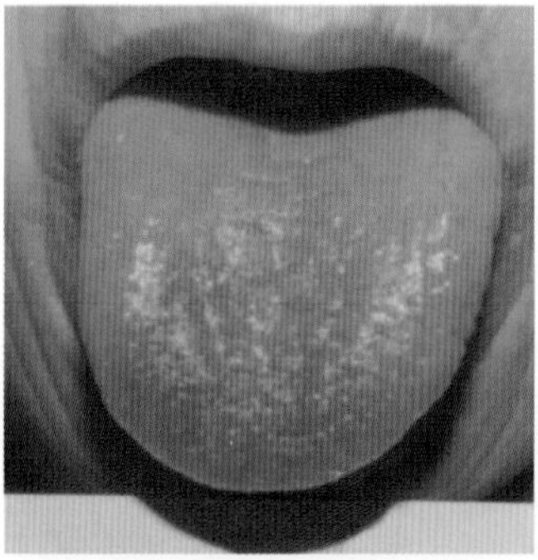

图 4－165　“盆”中有“田”纹
（肺气阴两虚证）

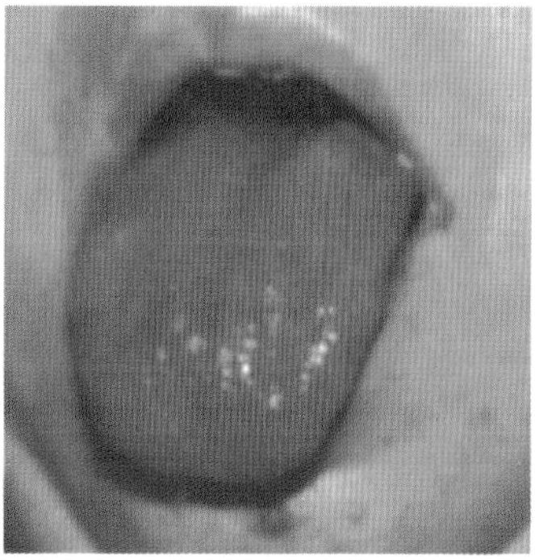

图 4－166　大宽“川”字纹
（脾肾虚中夹瘀证）

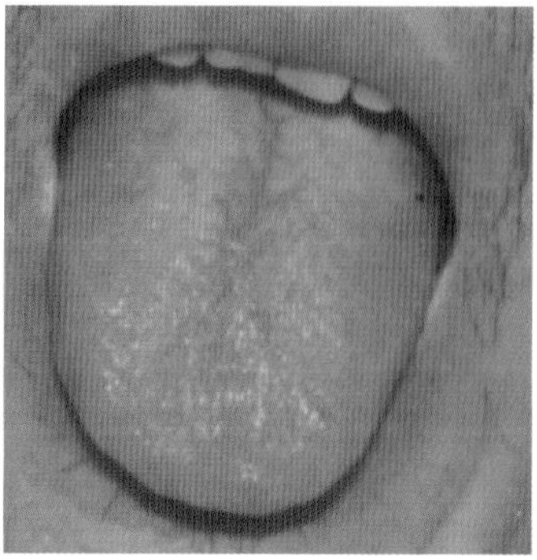

图 4－167　倒银树纹
（胃阴虚脾气虚证）

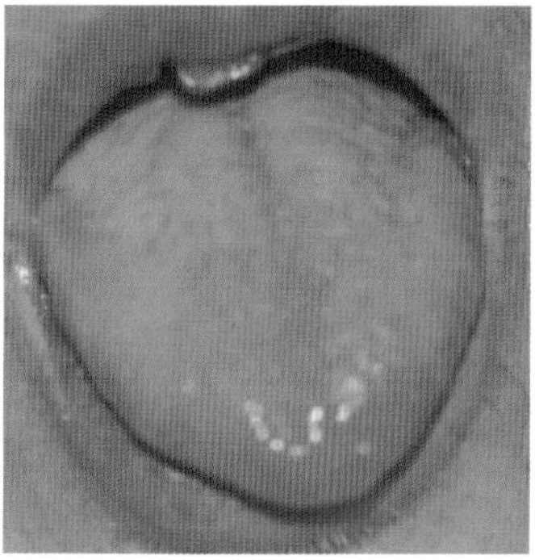

图 4－168　蝶舞雪花纹（肺热证）

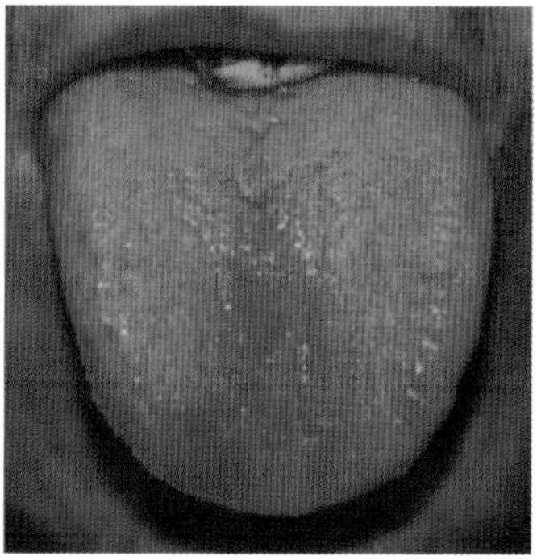

图 4－169　火上飞鸟纹（肺热证）

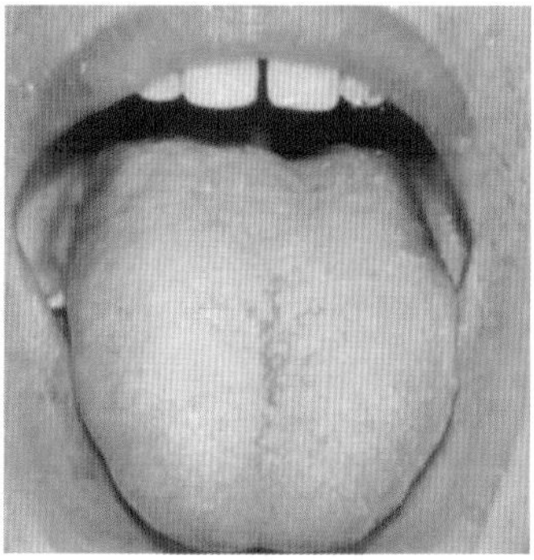

图4－170　虫入黄云纹（阳明里实证）

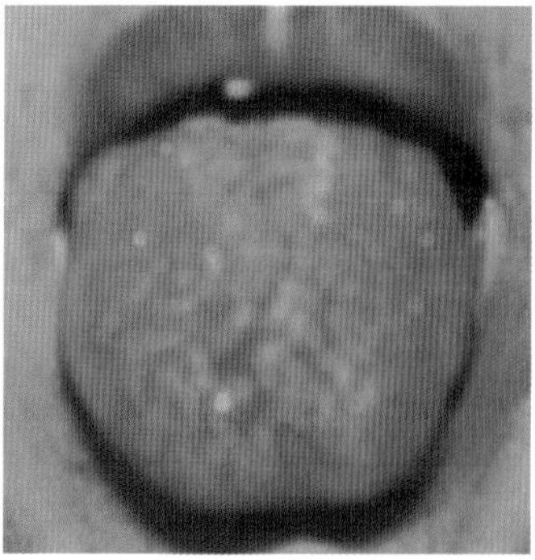

图 4－171　乱岛纹（气阴两虚证）

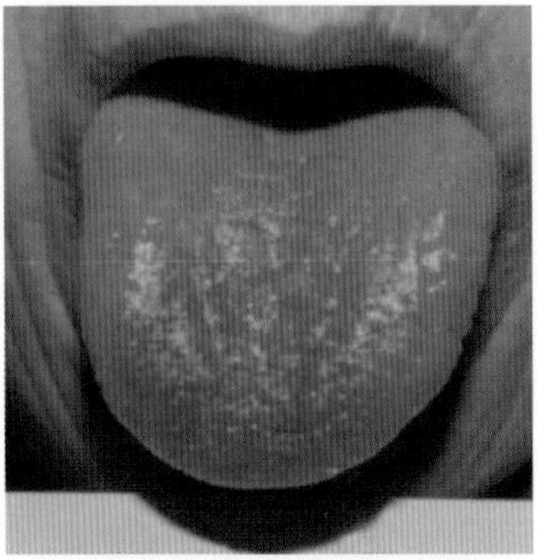

图4－172　盆中立梯纹(肺气阴两虚证)

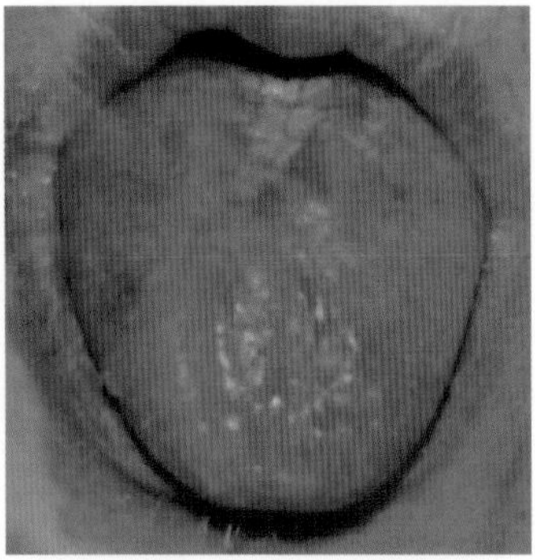

图4－173　涂花纹(上焦瘀热证)

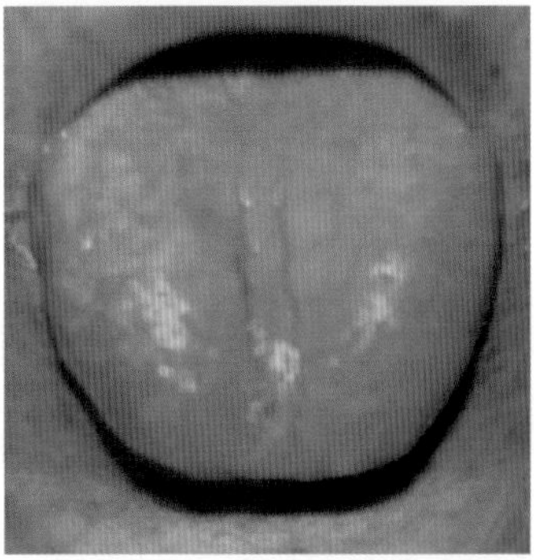

图4－174　双虫激浪纹(半表半里证)

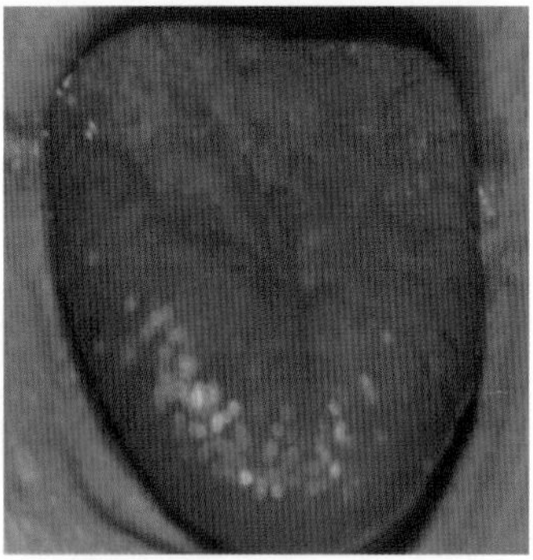

图4－175　雪育黑树纹(心血瘀阻证)

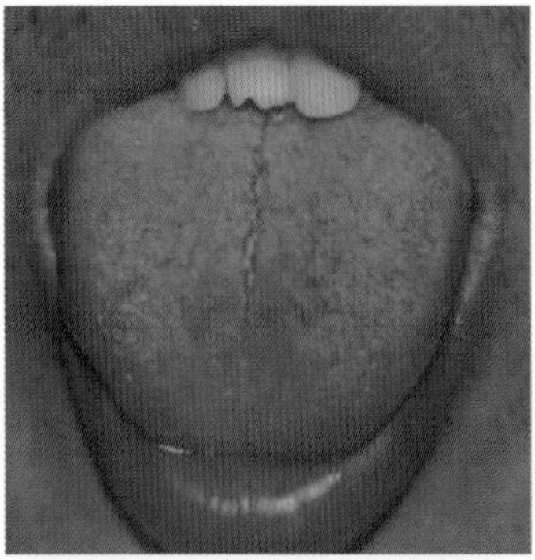

图4－176　串珠纹(肾不纳气证)

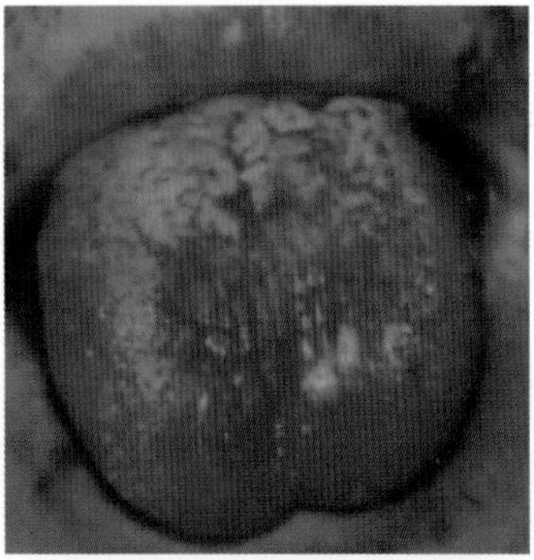

图4－177　黄树影下白石纹
(气阴两虚夹瘀证)

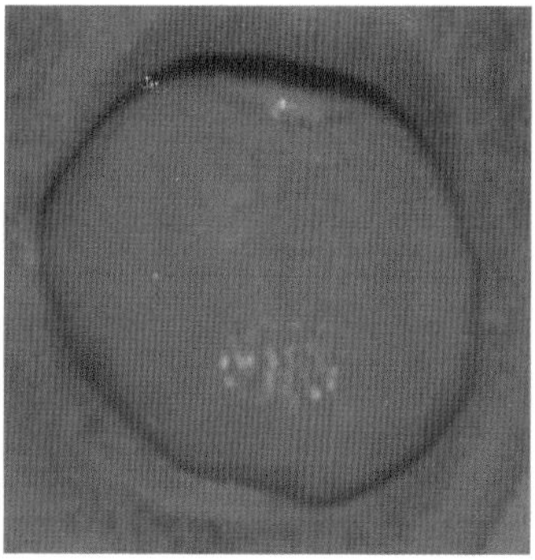

图 4－178　“年”字下生花纹
（肺肾阴虚证）

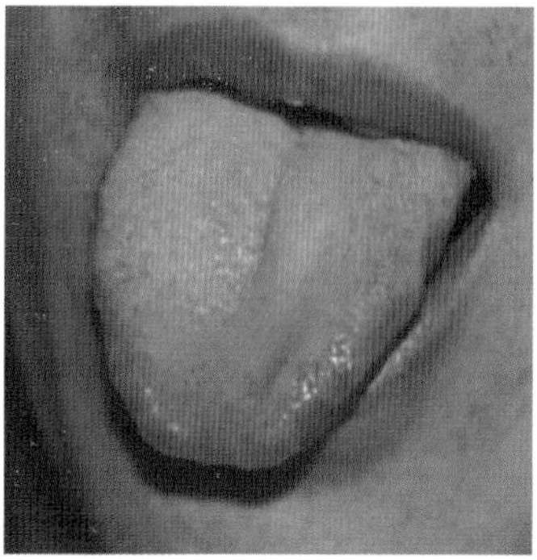

图 4－179　类“山”字纹
（肺虚热证）

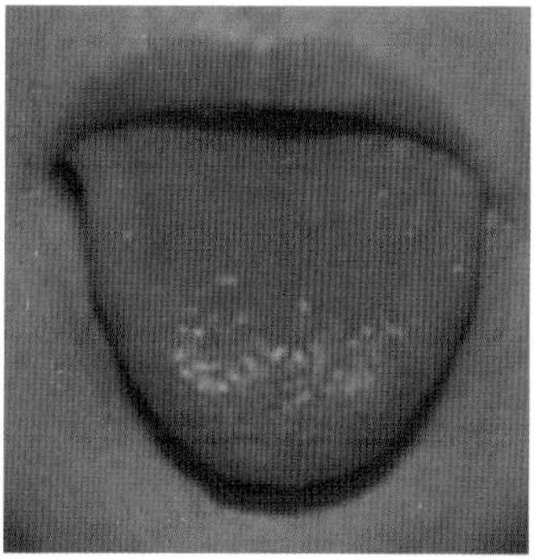

图4－180　舌前“龟”形纹（阴虚证）

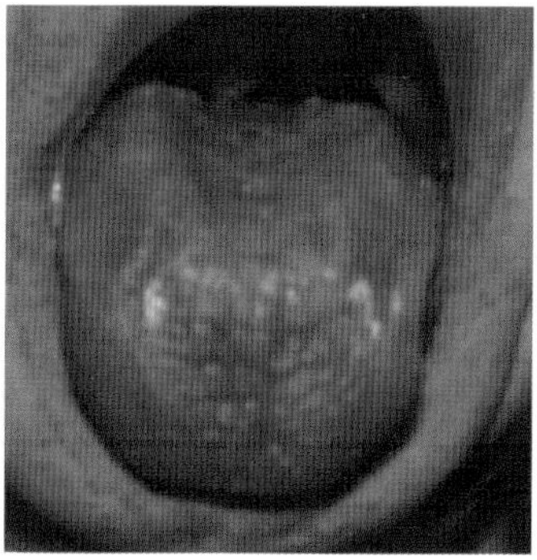

图4－181　舌前华树纹（阴虚火旺证）

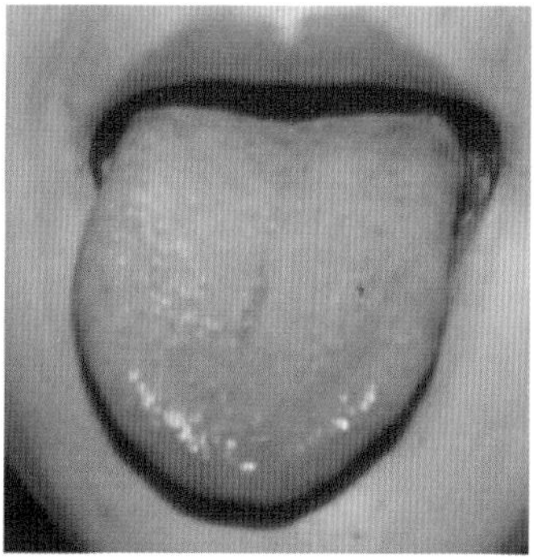

图4－182　舌“J”形纹（中焦气滞证）

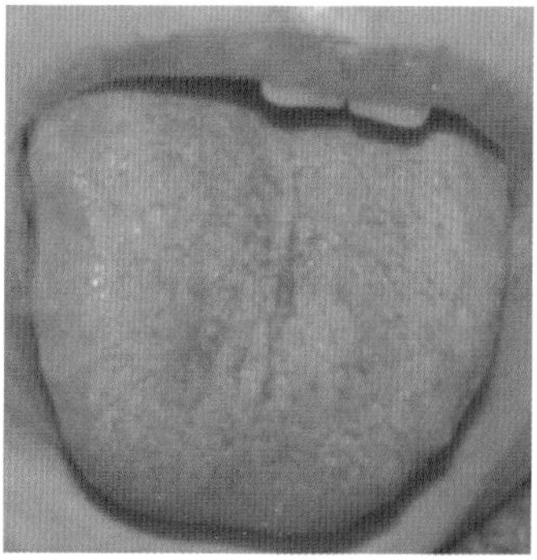

图 4－183　舌双竖足形纹（血瘀证）

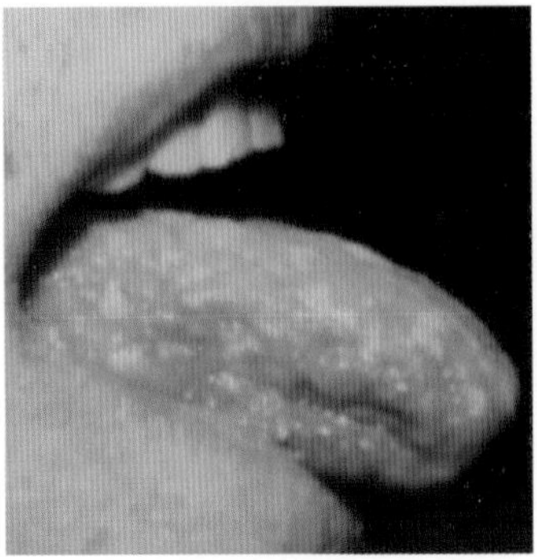

图 4－184　舌乱石状纹
（足三阴气阴两虚证）

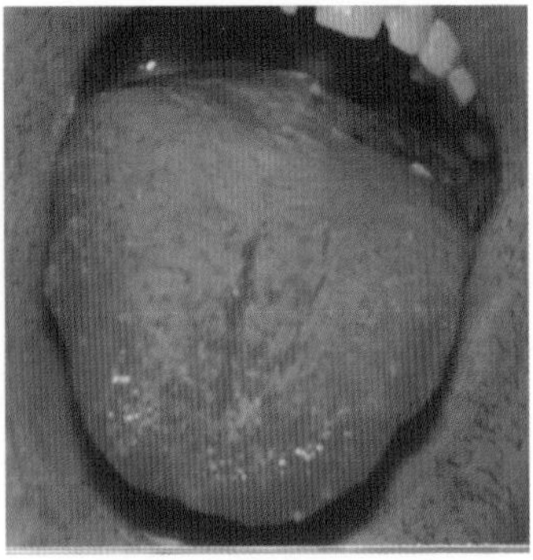

图 4－185　舌面“主”字纹
（太阳蓄血证）

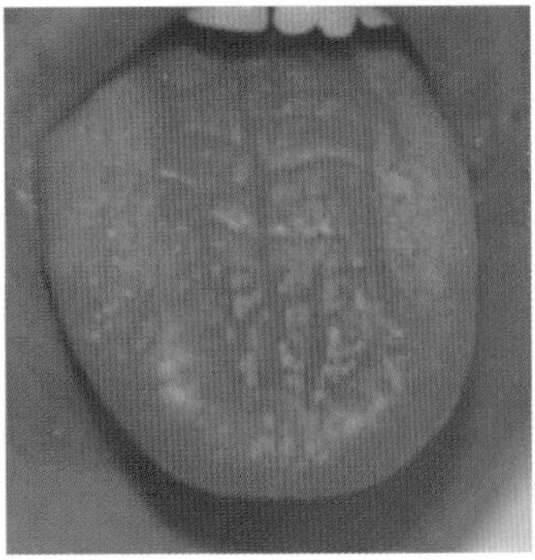

图 4－186　类“书”字纹（血瘀证）

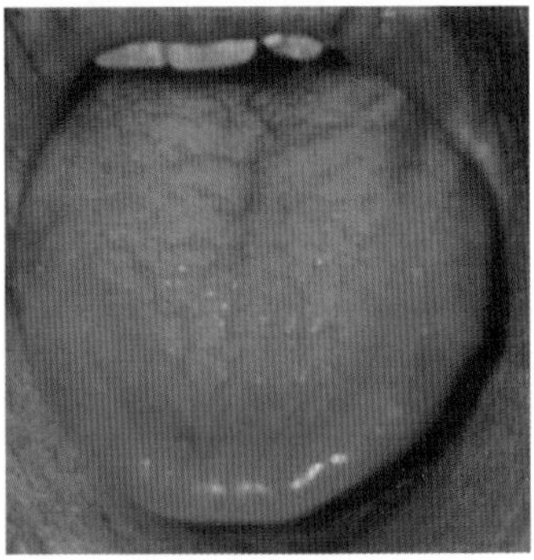

图4－187　“年”字纹（肝脾血瘀证）

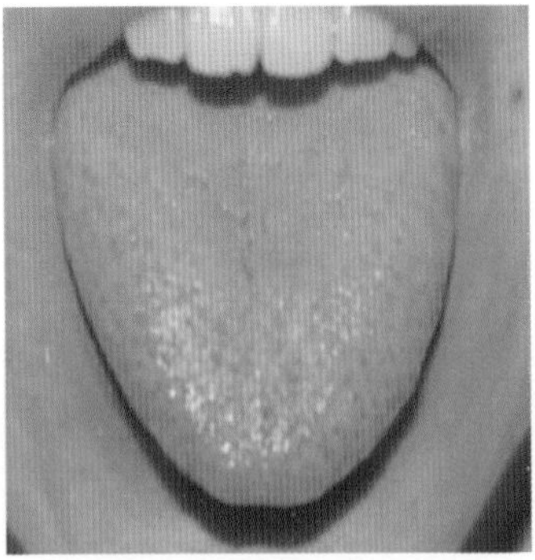

图 4－188　倒树花纹（心火上炎证）

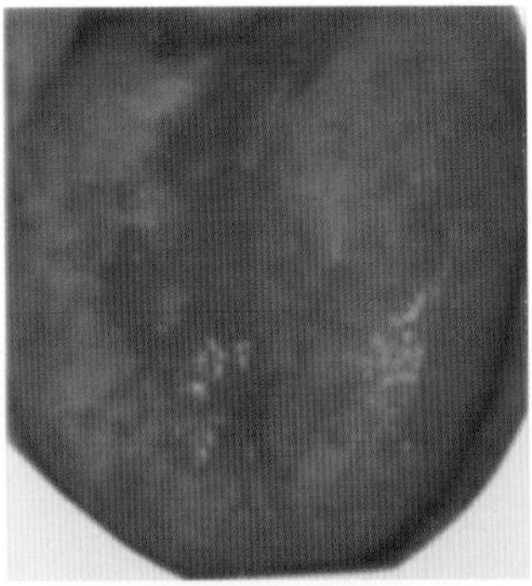

图 4－189　树叶纹（心肝脾血瘀证）

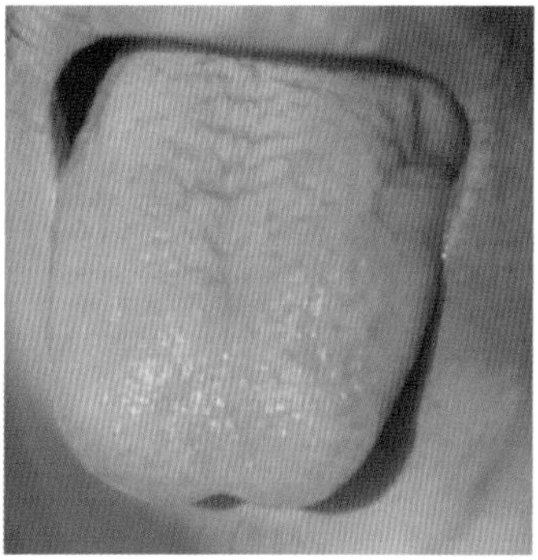

图 4－190　舌中叶脉边“K”字纹（脾肾两虚证）

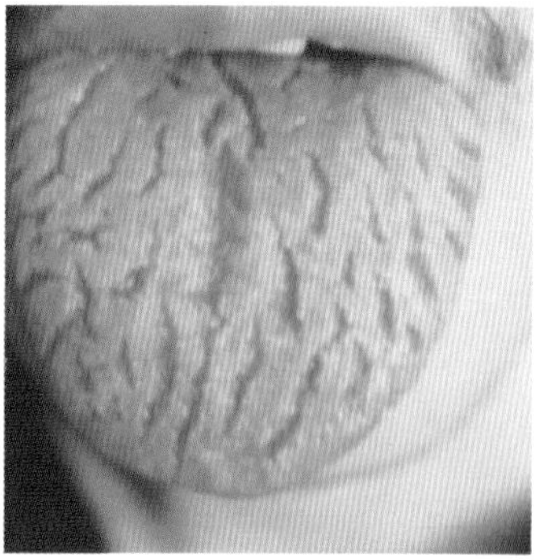

图 4－191　黑树红心纹（阳明腑实证）

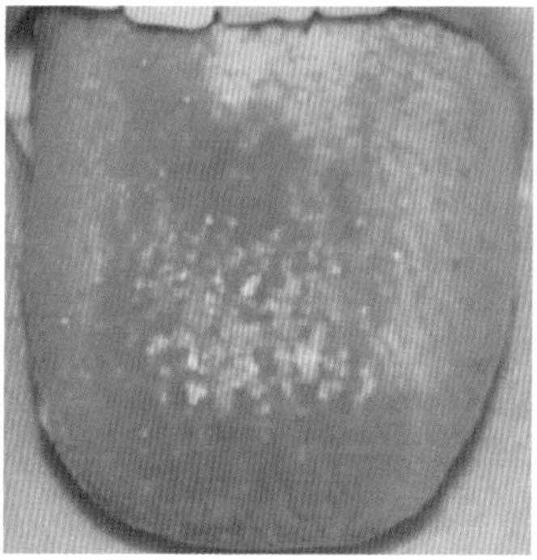

图 4－192　杯中花纹（阴虚火旺证）

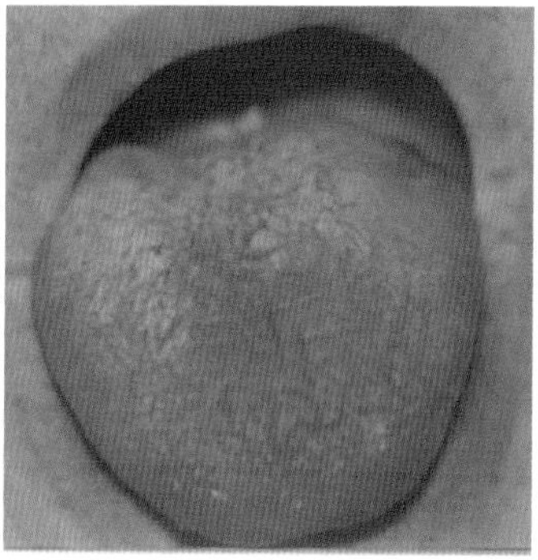

图 4－193　花冠石墙纹（厥阴证）

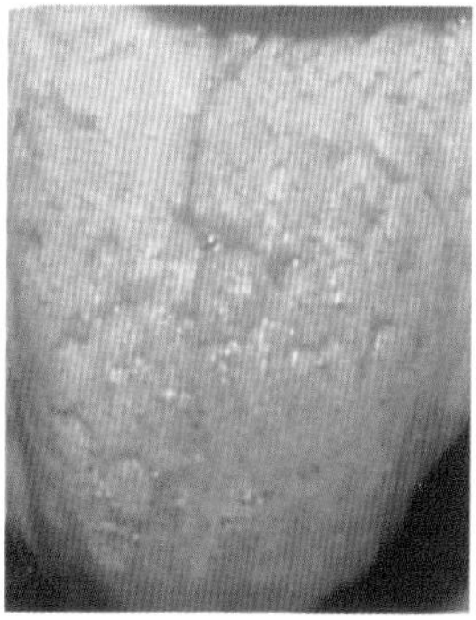

图 4－194　脑形纹（肾阴虚、脾气虚、肝血虚夹瘀证）

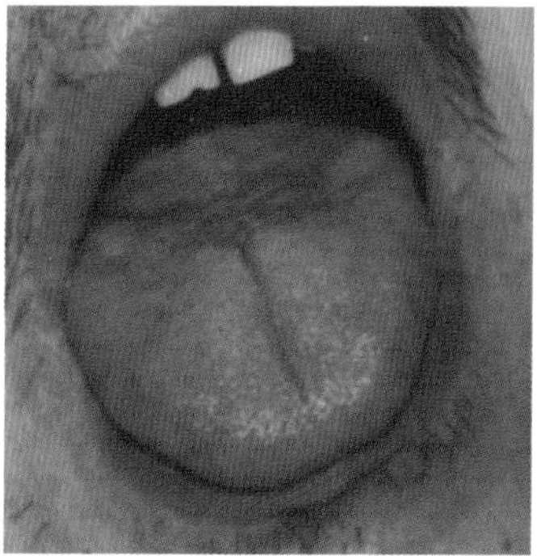

图 4－195　黑伞纹（肺实热证）

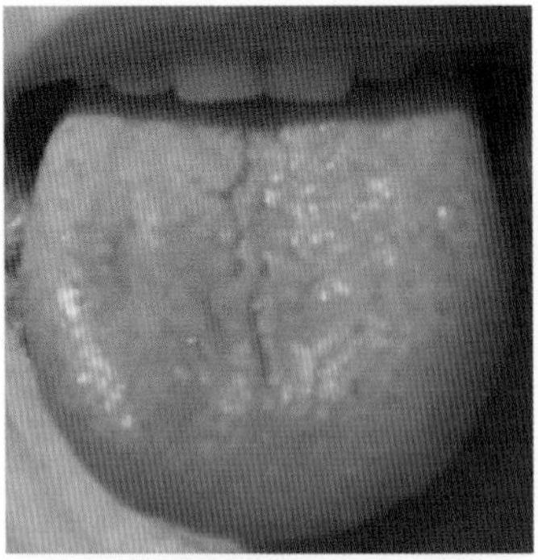

图4－196　舌中曲直纹(胃阴虚证)

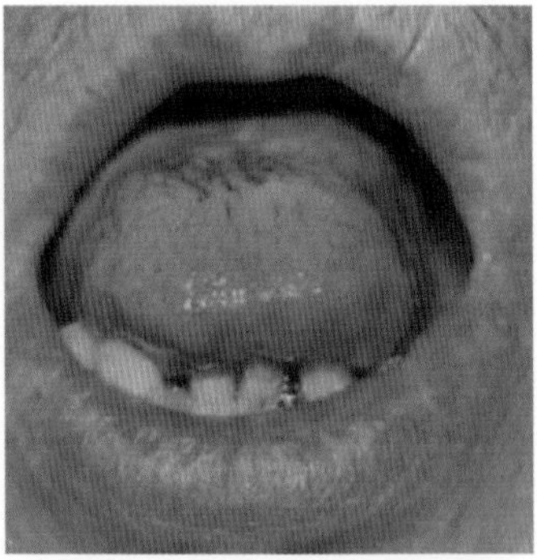

图4－197　须发纹(中风证)

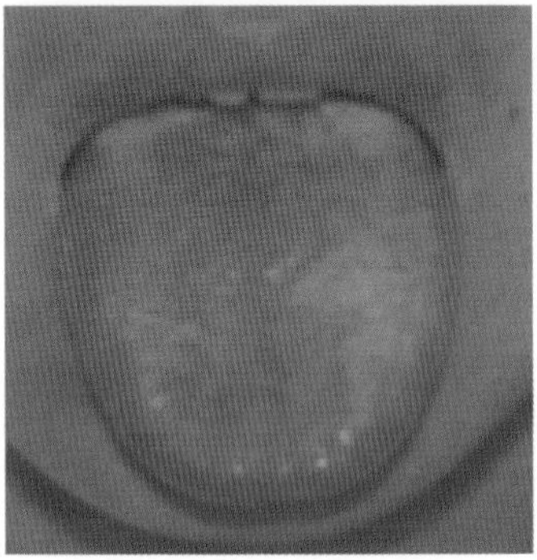

图4－198　正倒双数影纹
(中焦毒热瘀结证)

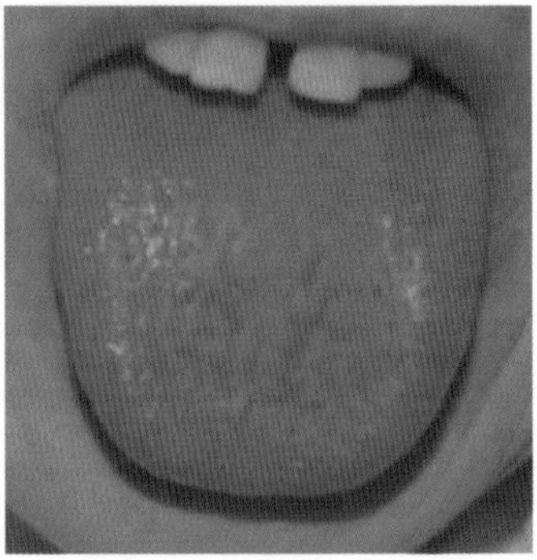

图4－199　舌前双枝状花朵纹
(血瘀证)

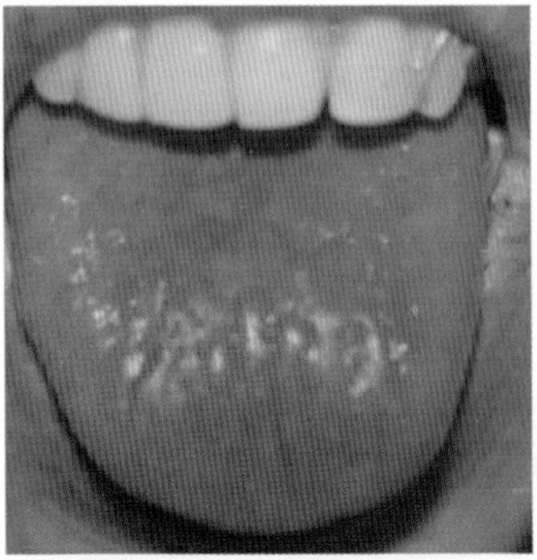

图4－200　舌前花树状纹
(心肺血瘀夹热证)

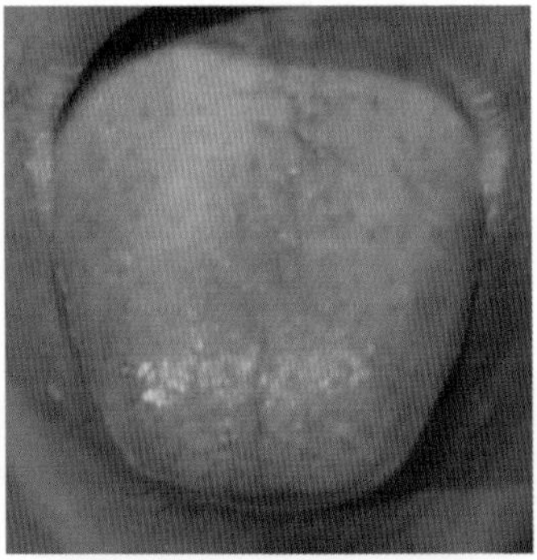

图4－201　树上"王"字纹
(肝脾血瘀证)

在舌质、舌苔、苔质混合纹中，苔纹和苔质混合纹因可变性大，因病、因人、因治而异，形态多变，纹形奇多，我等在《舌诊学》所列举的42种纹形只是其中之几，其形变百千难述，不胜可尽举。以上所举之例是我们在舌诊库中储存的3万多例健康人和病人中所仅举之例，要细加考究，可能还可以列举出数十种至近百种纹形。前以提及，生理纹的形成与遗传相关。众所周知，人体生理与病理变化是多因素的，因为人体是一个远离平衡的开放系统，其阴阳升降，熵流入出的涨落现象，无时不在发生，因此，生理纹可因个体差异、环境、气候、饮食、起居、习惯、生活嗜好的不同以及外因中的“六淫”、内因中“七情”情况变化而发生变化，病理纹则与疾病的病种、病因、病情以及治疗过程的疾病转变、顺逆等可出现各种形态的差异。病理纹的防治主要要加强原发病的治疗，同时针对不同的疾病、不同的病情和病势顺逆，在综合治疗所患疾病的同时，注意与舌变化有关的脾、肺、心调理，注意水电解质平衡，注意微量物质的补充，理脾气，通六腑，宣肃肺气，补益心气。注意水液补充，理顺食物清淡，及时清除毒素积存状态，及时纠正各种脏腑疲劳，如此，对苔纹、苔质混合纹的改善和纠正就会产生事半功倍的效果。因病理再生纹及可变纹涉及范围过广，本文不能用大量篇幅列举其一病一症舌纹变化的治疗，此说明。

舌纹的呵护，是人们生活中要十分注意的问题，因为生理的一个小的变化，即预示着人体已产生微病、前病、不显病或现代人们尽知的“亚健康”。

前已述及，舌纹的变化从解剖、生理角度讲，主要与舌肌肉、血管、淋巴、舌黏膜、舌神经系统变化关系密切。从中医角度讲，脾主肌肉，舌肌肉功能好坏与脾胃的关系密切。心主血，舌动静脉供血、回流与心脏功能有关。淋巴系统主要与三焦的气化功能有关。舌神经系统应属于肾与人脑的功能范围："肾主骨生髓，脑为髓海。"肾脑功能障碍必定影响舌的生理功能以至产生病理舌纹。因此，调理和防治舌生理、病理变化纹应从脾、心、三焦入手，肺、肝、肾、脑等脏腑的呵护亦不能忽视。此外，舌黏膜与肝的关系密切，肝主筋，舌黏膜属膜性组织，与筋膜有关，舌黏膜是舌纹形成的重要成分，因此不能忽视对肝的养护。

《素问·脏气法时论》："肝主春，肝苦急，急食甘以缓之。心主夏，心苦缓，急食酸以收之。脾主长夏，脾苦湿，急食苦以燥之。肺主秋，肺苦气上逆，急食苦以泄之。肾主冬，肾苦燥，急食辛以润之。"

本文因篇幅所限，不可能尽述每一种病理纹理的药食调理与中药治疗，并因其可在各病理舌象表象治疗中得以同时处理，因此，本节仅介绍舌生理纹的养护与发生变化的治疗。

舌生理纹药食调理中，亦必须遵守《黄帝内经》所提出的原则。脾主肌肉，生理纹的变化与舌肌的健运关系密切。长夏属脾，脾忌湿重，甘入脾，宜食咸，南瓜、黄瓜、芡实、白木耳、西瓜、甜瓜、香蕉、大枣、龙眼肉、枸杞子均入脾，栗子、黄皮果、砂仁、扁豆花、海蜇、菠菜、鲫鱼、黄鳝、鸭肉、猪肾、犬肉、大豆、藿香等为脾所宜。

（一）脾胃调理

1. 药食调理

（1）白鸽莲子粥：白鸽肉 100g，莲子 50g，薏苡仁 30g，粳米 100g。上料洗净加水适量煮为稀粥，分 2 次食用。

（2）清热利脾粥：白扁豆 30g，薏苡仁 30g，芡实 30g，赤小豆 40g，猪肉片 30g，昆布 30g，粳米 60g。将上料洗净加水适量煮成粥，分 2 次早、晚食用。

2. 中药治疗

加减平胃散(《脾胃论》)：甘草(剉、炒) 60g，厚朴(去粗皮，姜制炒香)、陈皮(去白) 各100g，苍术(去粗皮，米泔浸) 150g。上为细末，每服6g，水1盏，入生姜3片，大枣2枚，同煎至七分，去粗，温服。

(二) 心脏调理

心主血，舌纹的有、无与舌的血供、循环关系密切。夏属火属心，心忌热，苦入心，宜食酸，苦瓜、枳壳、酸枣仁、野菊花、月季花、啤酒花、旋覆花、槐花、厚朴花、桃花、枸杞子、白花菜等均入心。

番茄、马齿苋、葡萄、橘、柑、柠檬、橄榄、山楂、木瓜、山茱萸、五味子、草莓、小豆、李子、韭菜等为心所宜。

1. 药食调理

(1) 马齿苋瘦肉汤：马齿苋30g，猪瘦肉60g，鸡蛋2个。将马齿苋洗净切碎，猪肉切丝，鸡蛋打碎拌搅成蛋液，三者混匀加水200ml，少量食盐调味，煮沸成汤。分2次食用。

(2) 参龙猪心汤：太子参15g，龙眼肉30g，莲子30g，山药30g，猪心1个，大枣(去核) 8枚。将猪心洗净去油脂切片，余料洗净同入锅加水适量。武火煮沸，文火煲2~3小时，加盐、姜少许调味。饮汤吃猪心，每日1剂，分2~3次服用。

2. 中药治疗

补心丹(《摄生秘剖》)：人参9g，玄参12g，丹参15g，白茯苓12g，五味子9g，远志、桔梗各9g，天冬、麦冬各9g，当归21g，柏子仁、枣仁、生地黄各30g。共为细末，蜜丸，朱砂为衣，每服9~15g。

(三) 三焦调理

舌与三焦关系密切，特别上焦、中焦病变常引起舌生理纹发生改变。三焦属腑与人体淋巴、水液循环、肺的气化功能，心、肝、脾等阴阳升降功能都密切相关。传统中医学认为，六腑无所喜，但以通为用，应该是其喜、忌原则。依据其气化为主之原则：芫荽、茄子、茭白、竹笋、冬瓜、黄瓜、葫芦瓜、西瓜、柠檬、枇杷、橄榄、杨梅、罗汉果、阳桃、椰子、槟榔、木瓜、金樱子、火麻仁、郁李仁、芡实、草莓、金银花、菊花、合欢花、密蒙花、槐花、葛花、砂仁、芦笋、桂花、扁豆花、大鲤鱼、小白鱼、黑鱼等都对通利三焦或清除三焦瘀热有作用。

1. 烟酒过度引起的上焦火盛药食调理

（1）芦笋枇杷雪梨汁：芦笋 30g，枇杷 30g，橄榄 30g，雪梨 2 个，冰糖 10g。将上料洗净，加水 100ml 共同搅汁，每次内服 50ml，每日 3 次。

（2）门冬甘草枇杷饮：天冬 20g，生甘草 15g，枇杷 20g，薄荷 10g，橄榄 10g，桔梗 10g，玄参 15g。水煎，分 3 次内服。

（3）加味桑菊饮(《经验方》)：桑叶 9g，菊花 12g，连翘 9g，桔梗 9g，杏仁 9g，薄荷 6g，苇根 15g，玄参 9g，射干 9g，白芍 12g，生栀子 12g，甘草 6g。水煎服，每日 1 剂。

2. 夜不能寐引起上焦火盛药食调理及中药治疗

（1）藕莲桑葚饮：鲜藕 50g，莲子 50g，桑葚 50g，合欢花 20g，绿豆 50g。将上料洗净加水 600ml，煎汁 400ml，待凉，每次 100ml，每日 2 次，内服。

（2）补中益气汤加味(《寿世保元》)：炙黄芪 4.5g，人参 3g，白术 4.5g，当归 4.5g，陈皮 2.1g，柴胡、炙甘草各 1.5g，炒枣仁 3g，柏子仁 3g，远志、石菖蒲各 2.1g。水煎，每日 1 剂，分 2 次内服。

3. 肺热引起的上焦火盛药食调理及中药治疗

（1）玉竹杏仁枇杷饮：枇杷 30g，玉竹 30g，北杏仁 10g，丝瓜 50g，雪梨 2 只，冰糖 10g。将枇杷、玉竹、北杏仁洗净，丝瓜、雪梨切碎，放入冰糖加水 500ml，煎汁 400ml，适量饮服。

（2）黄连清肺饮合牛蒡汤加减(《类证治载》)：黄连 5g，栀子 15g，玄参 15g，牛蒡 8g，紫背浮萍 8g，天花粉 7g，生石膏 15g，桔梗 10g，甘草 6g。水煎，每日 1 剂，分 2 次内服。

4. 食滞中焦，脾胃实热上熏药食调理及中药治疗

（1）冬鱼莱菔汤：冬瓜 50g，鱼腥草 50g，白萝卜 50g，猪瘦肉 100g，生姜 2 片。将猪瘦肉切成丝，余料洗净，入姜片加水 1000ml，武火煮沸，文火煎煮 1 小时，再入盐、味精调味。饮汤，食肉菜，每日 1 剂，分次服用。

（2）凉膈散加减(《幼幼集成》)：连翘 3g，黑蔻仁 1.8g，酒大黄 1.5g，薄荷叶 3g，黄芩 1.8g，玄明粉 1.5g，生甘草 1.8g，竹叶 7 片，灯心草 10 根。水煎，每日 1 剂，分 2 次内服(可临服时加生蜜汁 50g，兑服)。

舌黏膜与舌神经系统变化，肺、肝关系密切，舌神经系统引起的舌生理纹变与脑关系密不可分。肺、肝属脏，脑为腑，肺、肝能引发舌生理纹改变，主要是肺火炎盛，肺气虚和肝血虚。脑引起舌生理纹变化，常见的病症主要是脑疲劳。

肺火炎盛的药食调理已在上焦火盛中谈及，不再赘述，以下简要介绍肺气虚、肝血虚和脑疲劳的药食调理。

（四）肺及肝脑调理

1. 肺气虚的药食调理及中药治疗

（1）百合黄精杏仁饮：百合 20g，黄精 30g，杏仁 15g，白果 15g，冰糖 25g。将上料洗净，加冰糖，入清水 500ml，煎汁 400ml，每次饮服 100ml，每日 2 次。

（2）养荣汤加减(《三因极一病证方论》)：黄芪、当归、肉

桂、炙甘草、陈皮、白术、人参各30g，白芍45g，熟地黄、五味子、茯苓45g，远志15g，阿胶30g。上为剉散，每服12g，水一盏半，姜3片，大枣2枚，煎至七分，去渣，空腹服。

2. 肝血虚的药食调理及中药治疗

（1）地黄猪肝汤：生地黄30g，山药30g，天冬30g，菊花30g，枸杞子30g，陈皮10g，猪肝200g。猪肝洗净切片，调味料腌待用。将诸药加水煮沸15～20分钟，再放已调味料腌过之猪肝片，煲煮1小时，调味，食猪肝，饮汤，每日1剂，分2～3次内服。

（2）肝汤方(《备急千金要方》)：甘草、肉桂、山茱萸各30g，细辛、桃仁、柏子仁、茯苓、防风各60g，大枣24枚。上9味，每次30g，以水9盏，煮取3盏，去渣，分3次服。

3. 脑疲劳的药食调理及中药治疗

（1）核桃仁炝西芹：鲜核桃仁60g，西芹160g，味精、精盐、精油、香油各适量。将西芹洗净，切成小段，放在沸水中略煮捞出，再用凉水冲洗，沥去水分，再将核桃仁用热水浸泡后沥去水分。将炝锅烧热，放精油起大烟后，放入西芹、核桃仁、味精、精盐、香油速搅拌匀，倒入盘中即可。

（2）健脑益智散(《经验方》)：熟地黄15g，小茴香10g，枸杞子10g，炙甘草10g，党参10g，益智10g，远志8g，柏子仁6g，乌药8g。水煎，每日1剂，分2次内服。

第四节　看舌色

人类对物质世界的颜色识别与判定能力起于何时，是哪位最早认知天地、物质、生物以及各种存在物的颜色？目前，我们只能从世界各地文明古国的古文献中去寻找。我国是世界五大文明古国之一(中国、印度、希腊、埃及、罗马)，从《世界哲学史》中所阐述，在3000～4000年前的古印度吠陀时期可以见到："最早的神是大自然的力量和因素。"天、地、火、光、风、水中的火、水、地、天、光都是带有颜色的，我国最古老的哲学著作《易经》中所记载离火赤、坤土黑、乾金黄、巽木白、震木玄黄等也都是带有颜色的，这些都说明了在这些文明古国古文献记述前，先民们已经对颜色有了识别能力。它的产生应该伴随着人类的文明认知程度产生而发展，其具体时间可能无人无法确定。从成书于先秦两汉时期的中国古医籍《黄帝内经·移精变气论》中，岐伯关于色脉产生历史的阐述中可知："色脉者，上帝之所贵也，先师之所传也。上古使僦贷季理色脉而通神明。"2000多年前的岐伯言说，识色脉者是上古人僦贷季，那个时代的上古到底又增加几千年？可想而知，人类对颜色的认知是何其早也。

对于颜色的记述，我国古代书著《山海经》记述了人、动物、植物、地理环境所涉及的颜色描述，可以称得起是比比皆是：白猿、白翼、白玉，黄金、黄身、黄足、黄华、黄色、黄鸟、黄叶，赤铜、赤喙、赤文、赤枝、赤叶、丹粟、赤尾、红光，青碧、青垩、青身、青鸟、青色、青丹，黑水、黑色、黑齿、黑身、黑垩、赤黑，五彩、五彩之鸟，五彩毕具等。老子在《道德经》所言道的"五色令人目盲"，马王堆出土文物中所见到器皿颜色，可见在我国春秋战国时期对颜色认知已相当普及，进一步印证了人类对颜色的认知时间已非常久远，无怪先秦两汉时期的岐伯亦称上古。

颜色的一般认识，对颜色产生的科学认知即是人类科学发展的佐证，更是人类能科学地解惑人类对宇宙间各种颜色存在，为什么红绿蓝是三原色？为什么在白色的太阳光中存在着赤、橙、黄、绿、青、蓝、紫五彩缤纷的颜色。

17世纪，艾萨克·牛顿在光学研究中发现，如果太阳光通过一个称为棱镜的三角形状的玻璃块，就会分解成像彩虹一样的分颜色(它的光谱)。20 世纪经科学家在基本粒子和自然力研究中，发现将质子和另外质子或电子，经在高速度碰撞实验下，发现了更小的粒子，牟雷·盖尔曼将这些粒子命名为“夸克”，相继研究发现几种不同类型夸克——至少有 6 种以上的“味”，每种味都带有 3 种“色”，即红、绿和蓝，这种颜色发现为粒子研究、宇宙探索提供了强有力的研究手段与方法。科学家研究还证明了光的不同波长，正是人眼所能见到的颜色。最长波出现在光谱的红端，而最短的波长在光谱的蓝端。在现实人眼除能见到红(波长 640 ~ 750nm)、橙(波长 600 ~ 640nm)、黄(波长 550 ~ 600nm)、绿(波长 480 ~ 550nm)、紫(波长 450 ~ 480nm)、蓝(波长 400 ~ 450nm) 外，还能在两个相邻颜色范围的过渡区看到多种中间颜色。贝蕾德 - 扑克尔效应告知我们，人眼所见到的中间颜色和波长关系并不是完全固定的，在光强度影响下，除红、绿、蓝三种颜色是不变的颜色，其他颜色都可以向红色或蓝色变化。颜色可以相互混合，颜色混合可以是颜色光的混合，也可以是染料的混合。在光的混合中，光谱上的各种颜色相加混合而产生白色。利用仪器装置，将几种颜色光同时或迅速先后刺激人的视觉器官，便会产生不同于原颜色的新的颜色感觉，这就是颜色相加混合造成的。

光学研究与应用领域所常见的颜色环是一个表示颜色的理想示意图(图 4 - 202)，用它可以表达颜色混合的种种规律性，并把饱和度最高的光谱依顺围成一个圆环，加上紫红色，便构成如图所示颜色立体圆圈，称颜色环。

每一颜色都在圆环上或环内，占一确定位置。白色位于圆环的中心，颜色越不饱和，其位置越靠近中心。在颜色混合时，为了推测两颜色的混合，可以把两颜色看作是两个重量。

根据二者比重的大小，用计算质量重力中心的原理来确定混合色位置，这就是说，混合色的位置决定于两颜色成分的比例，而且靠近比重大的颜色。凡两颜色相混合产生白色或灰色，这两种颜色为互补色，颜色环圆正对边的任何两种颜色都是互补色。

另外，颜色还可相加，根据格拉曼颜色混合的代替规律，如果有两个颜色光，另一个颜色光可用三原色光数量 R、G、B 匹配出来，第二个颜色光可用 R2、G2、B2 匹配出来。第一个颜色光和第二个颜色光相加混合色，则可用三原色光数量的各自三和 R、G、B 匹配出来，这一规律称为颜色相加原理，即 $R = R1 + R2$，$G = G1 + G2$，$B = B1 + B2$，以上 R1、G1、B1 和 R2、G2、B2 分别为第一个颜色光和第二个颜色光的三刺激值，R、G、B 则是混合色的三刺激位，可见混合色的三刺激值为各组或三刺激值各自之和。颜色相加原理不仅适用两颜色的相加，而且可以推展到许多颜色的相加。

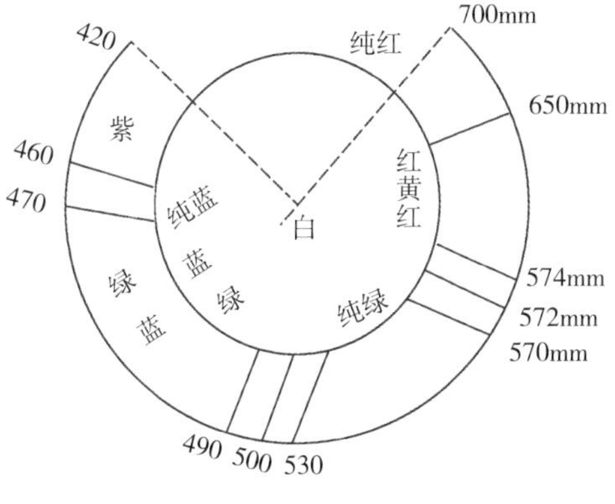

图 4－202　颜色环

现代色度学采用 CIE（国际照明委员会）所规定的一套颜色测量原理、数据和计算方法，称为 CIE 标准色度学系统（图 4－203）。

在 CIE1931 色度图上，光谱轨迹还表现如下的颜色视觉特点。

（1）由色度图可见，靠近波长末端 700 ~ 770nm 的光谱波段具有一个恒定的色度值，所以用一点来代表，只要将 700 ~ 770nm 这段光谱轨迹上的任何两个颜色调整到相同的程度，则两个颜色在人眼看来都是一样的。

（2）光谱轨迹 540 ~ 700nm 这段在颜色三角形上的坐标是 x + y = 1，这意味着在这段光谱范围内的任何光谱色（饱和色）都可通过 540nm 和 700nm 两种波长的光线，以一定比例相混合产生。

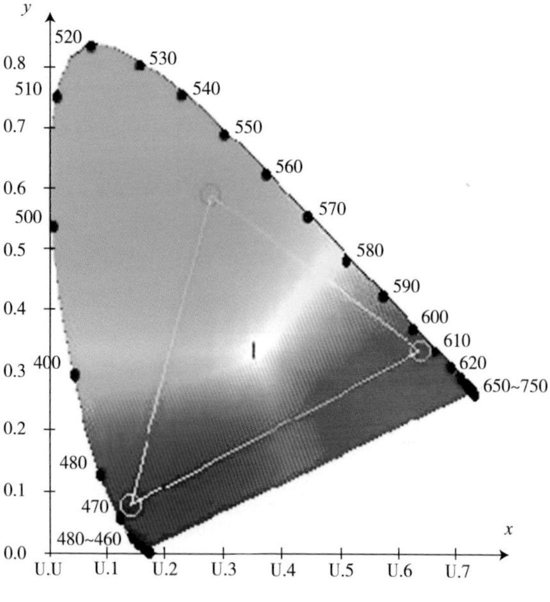

图 4 - 203　CIE1931 色度图

（3）光谱轨迹 380 ~ 540nm 这段是一条曲线，它意味着在此范围内一条光线的混合不能产生二者之间的位于光谱轨迹上的颜色，而只能产生光谱轨迹所包围面积内的混合色。

舌是一部外露的内脏，它是由很多横纹肌组成的一个肌性器官，外表被有特殊的黏膜，舌的血管与神经分布很丰富，它能灵敏地反映机体的多方面变化。中医的传统理论及舌诊研究的实践证明，舌反映机体内部的某些疾病的客观指标，主要是通过舌神、舌形、舌纹、舌色、苔色、舌乳头、舌下静脉及各种客观变化出现部位等方面来体现，其中舌色是舌变化的重要部分。

舌诊研究表明，舌色因受血液流变、血氧含量、血中各种有形成分比和能形成色谱的某些粒子含量以及神经调节，舌面黏膜和舌面覆盖物的影响。因此，我们日常所观察到的舌表现出的颜色，不是一种标准的赤、橙、黄、绿、青、蓝、紫，而是多种颜色的复合色，是色的相加，重复混杂。

特别是舌象观察者视觉情况，舌色观察时病人位置、医师的位置、观察时自然光线的自然程度，都是舌象真实展现的障碍因素，我们在舌颜色观察前强调这些问题，就是要人们准确识别舌色时，必须要掌握一些光学知识，以便在舌色观察中获取较为准确的结果。

传统中医舌色观察的出现应启迪于面色的观察。《内经·金匮真言论》："东方青色，入通于肝。南方赤色，入通于心。中央黄色，入通于脾。西方白色，入通于肺。北方黑色，入通于肾。"《五色篇》："五色之见也，各出其色部，审察泽夭，谓之良工。以五色命脏，青为肝，赤为心，白为肺，黄为脾，黑为肾。"《五阅五使篇》："五色之见于明堂，以观五脏之气。"《官能篇》："正邪之中人也，微先见于色。"《史记·扁鹊仓公列传》中人们曾认为扁鹊在察面色时一定也是同时察舌色，在追踪当代文献并未寻到可实证之记载。

舌颜色识别，起于何时，认真考证我国中医舌诊发展史发现：在先秦、两汉、三国时期，《黄帝内经》论舌 60 多条仅有“舌上黄”三字。《伤寒论》较《黄帝内经》有所发现，先后提出“白苔”“舌青”“舌萎黄”等，可见此时中国舌色的观察已有了端倪。晋隋时期：王叔和的《脉经》、葛洪的《肘后备急方》、巢元方的《诸病源候论》，除巢元方在“产难子死母中候”提到“舌青黑”之外，基本是重复《伤寒论》所见的舌色、苔色内容。

唐代孙思邈在《备急千金要方》《千金翼方》谈舌很多，但在舌色方面没有见到发展之处。宋、金、元时期先后涌现出多位传统中医名医，如朱肱、钱乙、许淑微、成无已、陈言、刘完素、张从正、陈自明、施桂堂、李杲、严用和、朱震亨、危亦林、倪维德等，都为历史留下医学名著，在他们的著作中都有谈舌、论舌、用舌，但多在重复《伤寒论》所见舌色、苔色内容。只有成无已在《注解伤寒论》中对舌色观察有了新的发现，如苔黄、舌赤中黄、舌苔老黄、黑有芒刺、舌色金黄、舌色绛、舌上苔色黑等为中医舌色的研究发展提供了新的发现和辨证依据。1341 年，元代杜清碧撰写《伤寒舌诊》也称《敖氏伤寒金镜录》，该书在我国舌诊发展史中第一次以舌色、苔色确定病症辨证论治。舌色红、微红、淡红、微黄、黄、黑、灰色等舌色涵盖了《伤寒舌诊》诊治全过程，为我国舌诊学的发展确立了学术研究方向，指出了应用范围和证治标准，并产生了之前仅以舌苔作为辨证论治的更广泛舌诊研究与应用方法，是我国中医舌诊发展里程碑著作，更是中医舌色作为诊法内容的标志性确立。之后，中国舌诊研究应用著作，所论著的舌色基本是以此书为基础，或仅在某一局部有所发展、有所进步。

看舌质系指看舌质颜色而言。从中国舌诊发展史可以看出，古代中国传统中医察舌基本是重苔轻色，其原因是舌诊观察起源于《黄帝内经》，但临床应用却始于《伤寒论》。因此师宗有因，苔现早，色现后，故重苔轻色，又因常将苔色误为舌色，而传承千余载。虽然《敖氏伤寒金镜录》为舌色的出现首开先河，奠定了基础，但真正苔、色各论应始见于16世纪下叶，清代申公元斗垣的《伤寒观舌心法》，书中列出“红舌总论”“紫舌总论”，但该书在论“霉酱衣色苔舌”“蓝色苔舌”“灰色舌总论”中又将苔色混合。1839年，清代林佩琴在《类证治裁》中专列“舌色辨”一章，书中说：“难经立望闻问切四者治病，而望而知之谓之神。内经辨望色之理多端，而不及舌。近世医者看色。矮人看场，而不明其理。唯张氏医通，有寒伤舌鉴，列图、论方，而其法亦简略不备，且伤寒之外，杂证未暇论及也。叶香岩先生温热论，兼及舌色最为独出手眼，冠绝千古。”书中谈论察舌色重要性之后，在列举叶氏察舌辨病治病病例，虽然苔色、舌质颜色一起混察，而细查叶氏《温热论》亦是苔质颜色为分，可见此真正“舌色辨”乃有误区。1911年，刘恒瑞在《察舌辨证新法》中提出“看舌八法：看苔色，看舌质”，并列出“舌质无苔类总论”，使望苔、看质真正分家。1917—1920年，曹炳章在《辨舌指南》中提出：“凡舌质亦有色，如绛红紫青灰即其色也。”并提出：“凡察舌，须分舌质、舌苔，舌苔虽恶，舌质如常，胃气浊恶而已。”此时，观察舌分质、苔的颜色的重要性已有了明确分晓。1930年，傅松元在《舌苔统志》中列出“枯白舌、淡白舌、淡红舌、正红舌、绛色舌、紫色舌、青色舌、黑色舌”，此时舌质颜色的区别已较为明确。近几十年来，我们从健康人体检、社会舌诊普查和两万余例临床各类疾病舌象观察中得知，当人体健康无病时，舌质颜色应为淡红色（图4－204A、图4－205B）。

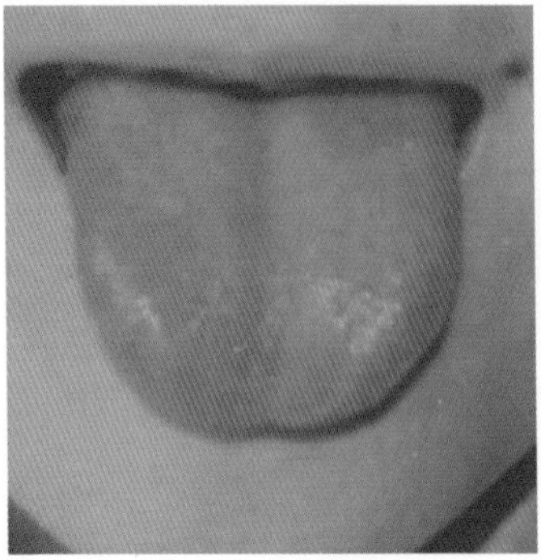

图 4－204　舌色淡红（A）

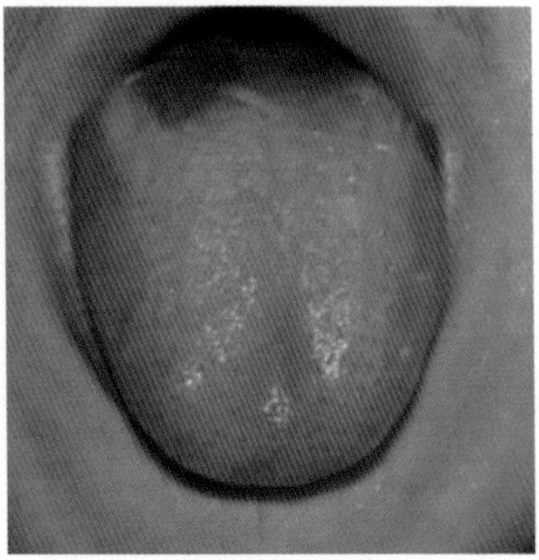

图 4－205　舌色淡红（B）

诚然淡红色加上其他观察内容时也可以是病人之舌色，除此之外，其他舌色均为病理色，常见的病理舌色有淡白、红、绛、紫、蓝、黄瘀等。研究已经证实，由于舌的生理解剖特点决定中医学所阐述的舌色不是纯正的赤、橙、红、绿、青、蓝、紫纯颜色，而是复合色，因此，前面所提出的各种舌色还存在许多过度颜色，如舌色淡、暗红、鲜红、绛红、淡紫、绛紫、蓝紫等颜色。为方便介绍，本章节仅主要介绍常见舌色，其他一些过度复合舌色在相关颜色中简介。

一、舌色淡白

1825 年，章楠在《伤寒论本旨》中说："凡舌本淡白，为心脾虚寒。" 1930 年，傅松元在《舌苔统志》中将此舌色列为常见舌色之一（并列出枯白舌色）。淡白舌色，其舌色较正常人颜色淡，仍可见白中有微火红色。临床中，在正常舌色淡红与淡白之间尚存在一种较常见舌色，即"舌色淡"（图 4－206A，图 4－207B）。舌色淡比淡白舌红色含量多，而又次于淡红舌。在临床舌诊中必须注意分别的舌色。淡白舌的舌体一般较正常舌略大，舌面常湿润，显得浮胖娇嫩，舌边缘亦常见齿痕。有部分淡白舌的舌体可接近常人舌大小或略见瘦小，舌面干，少津液。淡白舌的舌光谱在420～700nm，偏向颜色环的中心部位。中医理论认为，淡白舌的产生多因脏腑虚寒、气血两亏，或肾阴阳两虚、脾阳不振、阳虚生化阴血的功能衰退或阴虚血液生化无源，源头之血减少，以致血液不能营养，运荣于舌面，而致舌色淡白(图4－208A，图4－209B)，其证型多为里证、寒证、虚证或虚中夹瘀证。脏腑归类，脾、肾证多见，肝、心次之，肺经少见，其证候多为疲劳无力，心悸、头晕、少眠、腹胀、纳呆，便溏、腹泻或呕吐等，并伴面色萎黄、苍白，唇淡睑白等。现代医学认为，淡白舌多见于贫血和营养不良，如各种贫血、肿瘤、类风湿病、结核病、慢性肾炎、消化道慢性失血、月经不调、失血过多、甲状腺功能减退及席汉综合征等疾病，外伤性急性大失血或内脏急性大出血病例也多见有淡白舌。此类患者因造血功能降低或失血，致血循环中红细胞、白细胞数减少，或慢性肝病致肝合成蛋白能力降低，或肾病尿中大量蛋白丢失，或消化道阻塞、营养不良，或内分泌失调、新陈代谢偏低，使蛋白代谢失常，舌乳头萎缩，舌末梢血管流量减少或血流缓慢，舌背黏膜增厚，光显性减弱而致出现淡白舌。枯白舌首次在《舌苔统志》列出。枯白舌(图4－210A，图4－211B)，其舌血色全无，甚至连唇及齿龈均苍白无华，舌面常干而少津液，可伴有舌面苍刺、裂纹、溃疡或血痕，但也见有舌面略润者。枯白舌舌光谱较淡白舌颜色更近向于颜色环中心部位，更向全白接近。中医理论认为，舌枯白为血脱、血失、血少或血无，现代医学认为，枯白舌多在较重血液病中见到，如再生障碍性贫血、白血病、严重失血等疾病造成血液成分、血液流量严重减少所致。

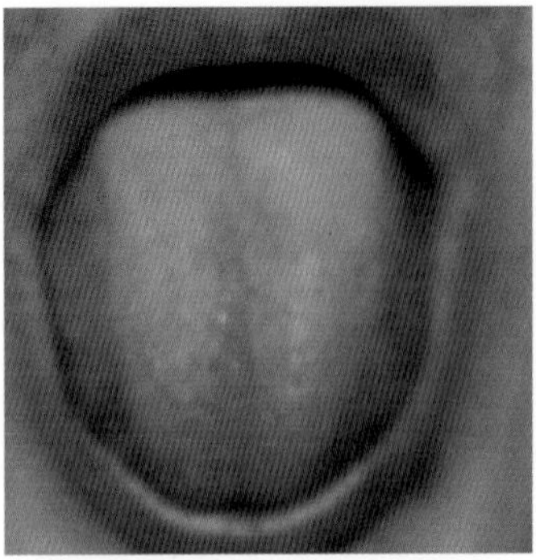

图 4－206　舌色淡(A)

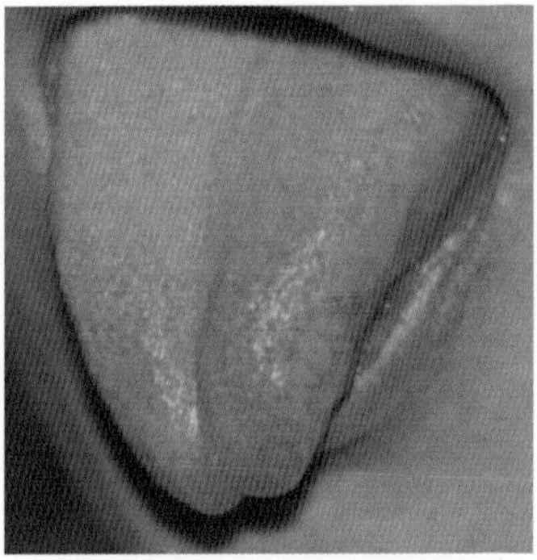

图 4－207　舌色淡(B)

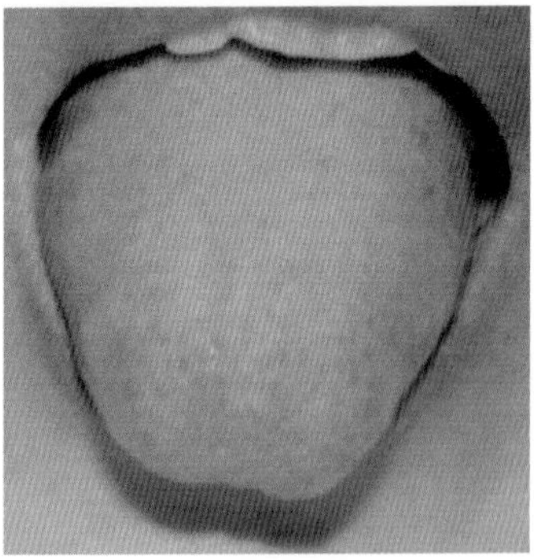

图 4－208　舌色淡白(A)

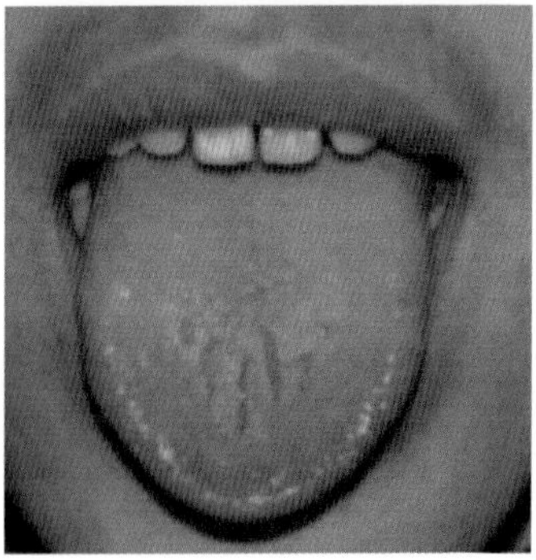

图 4－209　舌色淡白(B)

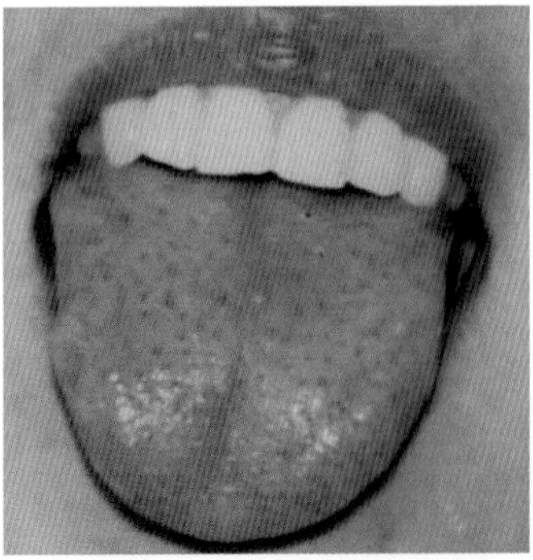

图 4－210　枯白舌(A)

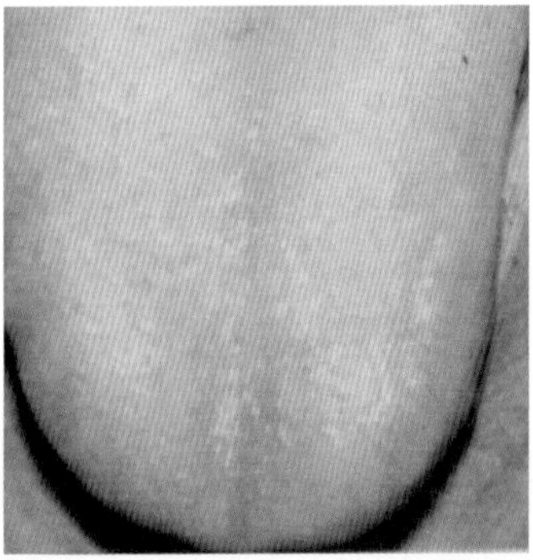

图 4－211　枯白舌(B)

淡白舌(包括枯白舌）宜以补血补气的食物为主，大米、绿豆、黑大豆、胡桃、木瓜、枸杞子、桑葚、藕、金橘、莲子、大枣、扁豆、黄豆芽、枸杞苗、海带、昆布、山药、苦瓜、木耳、鲫鱼、泥鳅、乌鲗鱼、鱼鳔、鲍鱼等都是淡白舌（枯白舌）病人可选择的食物。

1. 药食调理

（1）栗枸杞粥：栗子 20 枚，鲜枸杞子 50g，粳米 200g，冰糖 20g。将栗子去皮，余上料洗净，放在一起加清水适量，武火煮沸，文火慢熬成粥，分数次适量内服。

（2）胶杞猪骨汤：阿胶 20g，枸杞子 30g，大枣 10 枚，生姜 3 片，猪骨 250g。将猪骨捣碎与枸杞子、大枣、生姜一起入锅内加清水适量炖熟，再加入阿胶，待阿胶熔化后即可分次饮汤食服。

（3）山药枸杞子鲫鱼汤：小鲫鱼 3 条，山药 30g，枸杞子 30g，生姜 3 片。将鲫鱼去鳞去除内脏洗净与山药、枸杞子、生姜一起放入炖盅内，加水适量，煮炖纯熟，加盐少许调味，分次饮汤。

2. 中药治疗　淡白舌的治疗主要针对病症的病因病机进行治疗，虚者补之。淡白舌的中药治疗主要通过补益脾、肾，调解心、肝功能，随证加减，参考方剂如下。

（1）补血汤和补胃汤加减(《寿世保元》)：当归、白芍、茯神、麦冬各 3g，人参 3. 6g，川芎、生地黄、陈皮各 1. 5g，黄芪 9g，甘草 3g，升麻 0. 9g，神曲 2. 1g，五味子 15 个。水煎，每日 1 剂。

（2）养荣汤加减(《三因极一病证方论》)：黄芪、当归、肉桂、炙甘草、陈皮、白术、人参各 50g(一两)，白芍 150g(三两)，熟地黄、五味子、茯苓各 25g(五钱)，远志 25g(半两)，阿胶 50g(一两)，黄柏、枸杞子各 50g(一两)。上为剉散，每服20g(四大钱)，水一盏半，姜3片，大枣2枚，煎至7分，去渣，空腹服。

(3) 当归补血汤(《内外伤辨惑论》)：黄芪50g(一两)，当归10g(二钱)。水煎服。

(4) 炙甘草汤(《伤寒论》)：炙甘草20g(四钱)，大枣6枚，阿胶(烊化) 10g(二钱)，生姜15g(三钱)，党参5g(一钱)，生地黄50g(一两)，桂枝15g(三钱)，麦冬15g(三钱，去心)，火麻仁15g(三钱)。水煎服。

(5) 八珍汤(《正体类要》)：当归(酒拌)、党参、白芍、白术(炒)、茯苓、熟地黄(酒拌) 各15g(三钱)，川芎10g(二钱)，炙甘草4.5g(九分)。加生姜3片，大枣2枚，水煎服。

二、舌色红

舌红是舌质见之最早的舌色。1144年，金代成无己在《注解伤寒论》中首次提到“舌赤中黄”，之后杜清碧在《伤寒舌诊》中明确提出“舌见红色”，使红舌确定为舌首见颜色之一(图4－212A，图4－213B)。

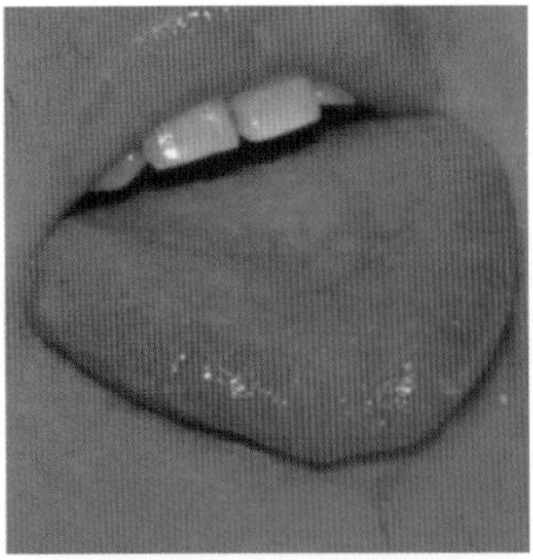

图4－212　舌色红(A)

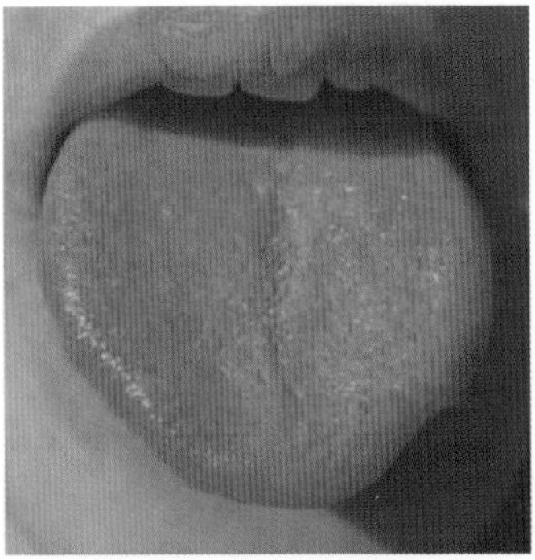

图4－213　舌色红(B)

红舌一般表现为舌质颜色鲜红或称纯红，有光泽，但也有略晦暗者。红舌舌体一般较瘦，因热炽耗伤津液过盛，或急性失水脱液致舌体组织中体液骤损，可使舌体明显缩小，并有舌黏膜皱缩现象，红舌舌面常干燥少津液。在中医“伤寒”论治中，红舌常因所伤脏腑不同而兼有其他伴行变化。如舌纯红内有黑形，舌体小为邪热结于里；舌面伴有小黑点者为热毒乘虚入胃；舌红兼有人字裂纹者，为君火燔灼热毒炎上；舌红更兼有小红点者，为热毒炽甚，水火不能相济；舌红兼有刺者，为热毒炽盛，坚结大肠；舌红内有黑纹者，为阴毒厥瘀肝经等。总之，舌红为热毒炽盛。红舌舌面可见有各种形状之裂纹，红舌光谱在700nm左右。中医理论认为，红舌多因伤寒、温病、时疫、热入营血、毒热炽盛、阴液大亏或因汗下太过，或误服燥热之药，或因久病失治，或津液耗伤太过，致脏腑实热或虚热。但有红舌不属于实热，阴虚者，其证反见阳虚病候，此可因阴盛格阳或残阳追于上所致。血得热则行，热盛致气血沸涌，舌体脉络血液充满，则舌色鲜红。其中，舌红苍老坚敛，或起芒刺，或苔黄干，则属实热证；若舌红胖嫩少苔，或有裂纹，或红光无苔，多为虚热证。

现代医学认为，红舌多见于重症感染性疾病，恶性肿瘤晚期病例和甲状腺功能亢进，严重的肺、肝、肾等实质性脏器疾病，如重症肝炎、肺炎、重症烧伤及一些基础代谢增高性疾病亦可见红舌，由于热毒、津、液作用，使舌固有层中的血管增生，舌流量增加和一些增热物质增加而致舌现红色。红舌宜以清凉祛火，滋阴营养食物为主，可酌情食用橄榄、梨、枇杷、槟榔、桑葚、枳椇子、茭笋、茭白、（四叶菜）、白菜、莴苣、水藻、海带、鹿角菜、丝瓜、苦瓜、冬瓜、黄瓜、苦荬菜、黄花菜、金银花叶、侧柏叶、麦冬汁、生地黄汁、芦根汁、竹鸡菜（鸭跖草）、苜蓿菜、梅汁等。

1. 药食调理

（1）绿豆冰糖饮：绿豆 100g，芦根 30g，金银花 30g，冰糖 15g。将绿豆、芦根、金银花洗净，加清水适量，煎煮至绿豆熟烂，去渣加入冰糖，每日分数次饮用。

（2）竹叶芦根粥：鲜淡竹叶 30g，鲜芦根 80g，金银花 30g，绿豆 50g，粳米 100g，冰糖适量。将鲜竹叶、鲜芦根、金银花洗净煎沸取汁，再将绿豆、粳米洗净与药汁一起共煮为稀粥，粥煮好再入适量冰糖溶化，分数次适量服食。

2. 中药治疗　红舌多为热症，有里证亦有表证，其症所涉及的脏腑病因病机亦各有不同，参考方剂如下。

（1）加减普济消毒饮［《温病条辨》（治上焦热毒引起的红舌）］：金银花 50g（一两），连翘 50g（一两），芥穗 15g（三钱），薄荷 15g（三钱），苦桔梗 50g（一两），牛蒡子 15g（三钱），僵蚕 25g（五钱），马勃 20g（四钱），玄参 50g（一两），板蓝根 25g（五钱），甘草 25g（五钱）。热重去芥穗，加生石膏、蝉蜕、生地黄、黄芩（方中马勃可去除）。用法：共为细末，1824g），去渣服，每服鲜苇根煎汤，4 小时 1 服。

（2）竹叶石膏汤［《伤寒论》（气分热盛引起的红舌）］：竹叶 15g（三钱），石膏 25g（五钱），半夏 15g（三钱），泡参 15g（三钱），甘草 5g（一钱），粳米 25g（五钱），麦冬 15g（三钱）。水煎服，每日 1 剂。

（3）枳实导滞丸［《内外伤辨惑论》（胃肠瘀热引起的红舌）］：大黄 15g（三钱），枳实 15g（三钱），神曲 20g（四钱），茯苓 15g（三钱），泽泻 10g（二钱），黄芩 15g（三钱），黄连 15g（三钱），白术 15g（三钱）。水煎服，每日 1 剂。

（4）五汁饮［《温病条辨》（外感温病热甚引起的红舌）］：梨汁、荸荠汁、鲜苇根汁、麦冬汁、藕汁或蔗浆。临病斟酌多少，和匀凉服；不甚喜凉者，重汤炖，温服。

（5）凉膈散［《太平惠民和剂局方》（上、中二焦火盛引起的红舌）］：连翘200g（四两），大黄（酒浸）、芒硝、甘草各100g（二两），栀子（炒黑）、黄芩（酒浸）、薄荷各50g（一两）。上药为末，每服15g（三钱），加竹叶，生蜜煎服，每日1剂。

（6）补心丹［《摄生秘剖》（心阴不足，阴虚内热引起的红舌）］：人参15g（三钱），玄参20g（四钱），丹参25g（五钱），白茯苓20g（四钱），五味子15g（三钱），远志、桔梗各15g（三钱），天冬、麦冬各15g（三钱），当归25g（五钱），柏子仁、枣仁、生地黄各50g（一两）。共为细末，蜜丸，朱砂为衣，每次服15～25g（三至五钱）。

三、舌色绛

绛色为深红色，较红舌颜色更深浓。绛色舌多由红色舌发展而来，为热之甚也。光谱范围在770nm左右，绛舌在金代成无己《注解伤寒论》中曾有“舌黄燥，肉色绛”之说。之后，明代薛己《口齿要类》中描述的“舌见纯红”二者应是绛色的端倪。清代申斗垣在《伤寒观舌心法》《红舌总论》中多次提到“大红”“纯红”舌，为绛舌的出现提供了引基。伴随温病学派的逐渐成熟，绛色舌也随之出现。1667年，张登在《伤寒舌鉴》中进一步提到“舌见纯红色乃瘟疫之邪热初落于内也”。1722年，戴天章在《温病学讲义》中明确提出：“舌绛干光，病多凶变。挽救之法，须审其火重而便通者宜清。石氏犀角地黄汤主之，兼神昏蒙闭者，重加瓜霜紫雪丹，以宣心脑之络热。”1746年，叶天士在《温热论》中明确提出：“热传营，舌色必绛。绛，深红色也。”并论述了绛色兼苔与津液的关系，提出了温热病初传舌见绛色可用犀角、鲜生地黄、连翘、郁金、石萝卜。若外热内陷，里络就闭，需用牛黄丸、至宝丹。劫烁津液，黄连、石膏亦可加入，舌绛而光亮，胃阴亡也，急用甘凉濡润之品。其后吴坤安在《伤寒指掌》、章楠在《医门棒喝》中都论述了绛色舌出现为热入营分，吴坤安还论述了绛色与苔垢出现或无苔所应采取辨证施治方法。1920 年，曹炳章在《辨舌指南》“辨舌之颜色”中认为“绛色心经(候营分血分之温热也）凡邪热传营舌色必绛，绛深红色也”。1930 年，傅松元在《舌苔统志》中将绛色舌定为独立舌色，并认为：“绛色者，火赤也，深红也。为温热之气，蒸腾于膻中之候，或过饮火酒，酒气熏胸中，亦有此色。故绛色者，神心不清，气必不正，为壮火食气，气乱则神昏是也。”首次提出绛色舌不仅现温病、伤寒，而杂证也可有绛色舌出现。近代中医舌诊研究与临床观察表明，舌色绛多由外感寒温、疫邪或七情六淫伤及过重，也见有因脏腑疾病，在医治过程中引消津液过多、过重，而出现绛光舌。由疫邪引起者，绛色出现即热已传营，或伏热内蓄于心胃，或为逆传心包；内伤致舌绛色者，常为气阴两虚，毒火旺盛，或胃、肾液竭。绛为红之色深，红者为热，绛者则热势更甚。舌绛而润为气分之热已侵袭营分，或为内伤虚热。舌绛而干为营血实热，绛而起刺者热更甚，若加之苔垢黄干或霉酱则邪热已蒙蔽心包。若再伴舌不能伸过唇，则邪热已窜入厥阴，灵窍易闭，神志遂昏。若绛而光嫩为阴液不足，绛光燥裂为阴液大伤。若绛红无苔无点，光亮如镜者是水涸火炎，气阴两虚已极。现代医学认为，绛舌多出现于严重感染，机体中毒重或在感染中又因一些因素致体液耗损过重，毒素、阴液缺失，刺激血管扩张或热原物质堆积于舌面致舌现绛色(图 4 -214A，图 4 -215B)。

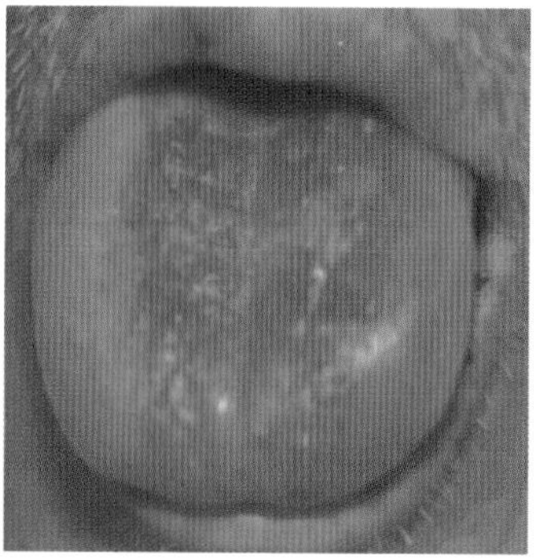

图4－214　舌色绛（A）

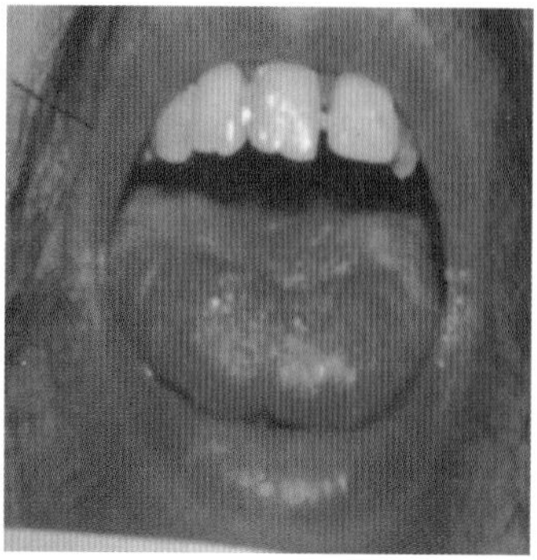

图4－215　舌色绛（B）

绛舌同红舌一样，宜以清凉去火，益气滋阴食物为主。可酌情食用与红舌相似的食物，不再赘述。

1. 药食调理

（1）绿豆粳米饮：绿豆200g，粳米200g，冰糖30g。将绿豆、粳米洗净，置于锅内加清水3000ml，熬煮至绿豆开花纯熟放入冰糖即可，使饮液至凉，随量饮之。

（2）金银花竹叶粥：金银花25g，麦冬15g，竹叶心25g，白茅根15g，莲子心25g，粳米100g，白糖适量。将金银花、麦冬、竹叶、白茅根加清水适量煎煮，取汁与粳米同煮成粥，再入适量白糖饮服，每日1剂，分2次服。

2. 中药治疗　因温热之邪所致的绛色舌可酌情选用。

（1）清营汤（《温病条辨》）：犀角15g（代，磨汁冲服，三钱），生地黄25g（五钱），玄参15g（三钱），麦冬15g（三钱），丹参10g（钱），黄连7.5g（一钱五分），金银花25g（五钱），连翘15g（三钱竹叶心5g（一钱）。水煎服，每日1～2剂。

（2）紫雪丹（《太平惠民和剂局方》）：寒水石、煅磁石、滑石、石膏各1500g（三斤），玄明粉、火硝各1000g（二斤），玄参、升麻各500g（一斤），甘草400g（八两），羚羊角、犀角

(代)、青木香、沉香各150g(三两)，飞朱砂15g(三钱)，公丁香50g(一两)，麝香62.5g(一两二钱五分)。有成药出售，制法从略。每次服0.9～1.5g，每日2次，温开水送服，小儿酌减。

因脏腑内伤杂病所引起的绛色舌可酌情选用：

(1) 鳖甲养阴汤(《经验方》)：鳖甲25g(五钱)，龟甲25g(五钱)，干地黄40g(八钱)，白芍20g(四钱)，枸杞子20g(四钱)，牡丹皮15g(三钱)，地骨皮20g(四钱)，何首乌藤25g(五钱)，茯神20g(四钱)，黄柏15g(三钱)。水煎，每日1剂，分2～3次内服。

(2) 血府逐瘀汤(《医林改错》)：牛膝20g(四钱)，桃仁25g(五钱)，红花15g(三钱)，当归20g(四钱)，川芎15g(三钱)，赤芍15g(三钱)，生地黄20g(四钱)，枳壳15g(三钱)，柴胡15g(三钱)，桔梗10g(二钱)，甘草5g(一钱)。水煎服，每日1剂。

四、舌色紫（附淡紫、青紫、绛紫舌。图4－216A，图4－217B）

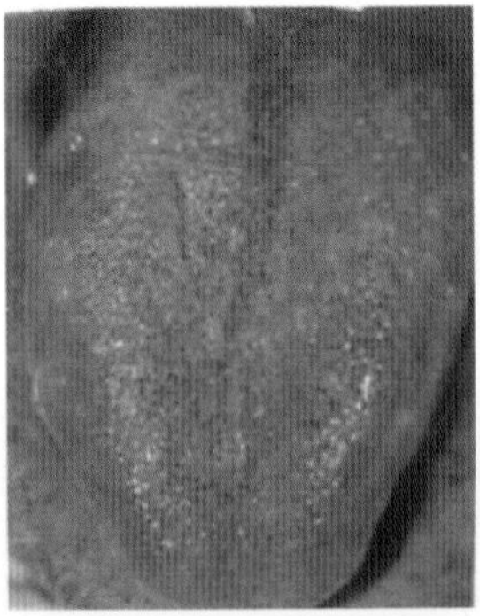

图4－216 舌色紫(A)

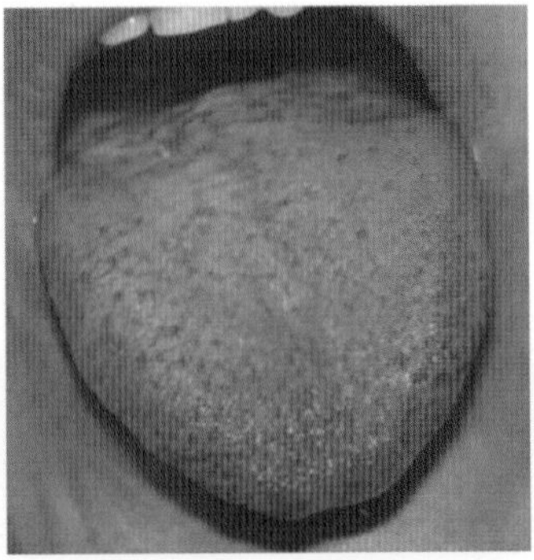

图4－217 舌色紫(B)

紫舌是舌色中常见的舌色之一，紫色亦是光谱中 7 色之一，其光谱范围在 450 ~ 480nm。因我国中医舌诊是在重舌苔基础上发展而来，所以紫色舌亦出现较晚。紫的描述应首见于约部成书于 13 世纪末佚名的《小儿卫生总微论方》，在其“舌病论”篇有：“舌上紫肿者，名曰紫舌胀。治紫舌肿，取羊乳饮之。”这可能是我国舌诊出现紫色舌的引序。1644 年，明代戈维成在《伤寒补天石》中在论述“伤寒”论治中提到：“凡舌青而紫者为阴寒，赤而紫者为阳毒。”使紫舌出现又进一程。16 世纪下叶，清代申斗垣在《伤寒观舌心法》中第一次将紫舌定为舌色之一，他在“紫舌总论”篇中正式列出十余种紫色舌与苔舌、乳头结合而产生的各种紫舌图像，但他所阐述的紫舌产生原因多与“酒毒”有关。1667 年，张登在《伤寒舌鉴》中对紫舌进行进一步论述，说明紫舌除酒毒引起之外，伤寒直中肾、肝，邪入血分，食滞中宫，食伤太阴等均可出现。1746 年，叶天士在《温热论》谈到紫舌时说：“再有热传营血，其人素有瘀伤宿血在胸膈中，其舌色必紫而暗，当加入散血之品，如琥珀、丹参、桃仁、牡丹皮等。”此时紫舌与血瘀的关系已有了说法。现代中医舌诊临床与研究表明，因紫色的光谱波长与蓝、绿相近，趋向红光或白光其颜色变深或变浅，若在暗晦光下又可出现青色。又因为舌色都是复合色，所以传统中医所讲的纯紫占比例较少，而淡紫色舌、青紫舌和绛紫舌则比较多见。

中医学认为，紫舌的产生与外感、内伤、寒热、脏腑积热或酒毒、食积、痰饮、经络阻塞等所引起的寒凝气滞，热盛伤津，气血壅滞或血蕴湿热，热邪入血，营热夹瘀或酒后伤寒，饮食湿滞，酒毒冲心致血液瘀滞，血行不畅，血瘀于局部，所伴的戾气不能衰减而使舌紫肿大或舌面瘀斑瘀点，或焦紫起刺如草莓状；若寒邪直中，寒凝瘀重，舌则现青紫，滑润无苔，舌体略大苔干或污垢重；若肝脾血瘀过重，血流过缓，亦可现青紫舌，此时舌紫而暗，扪之潮湿或略干，舌尖边现有瘀斑瘀点、条纹线；若心、肝、脾血瘀初现，舌血略有瘀滞或外感入营伴酒毒较轻者，可出现淡紫色舌（图 4－218A，图 4－219B）。

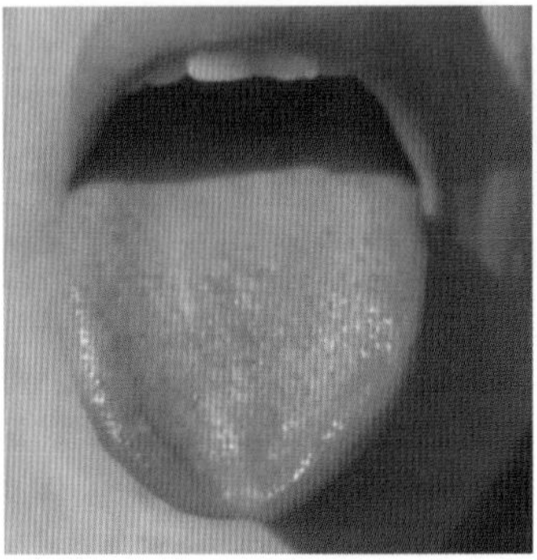

图4－218　舌色淡紫（A）

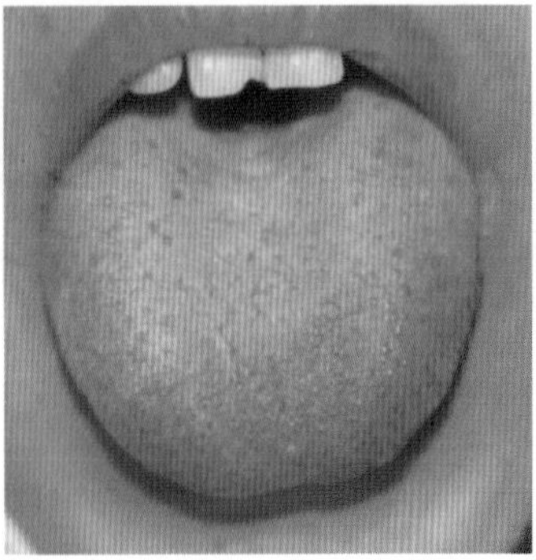

图4－219　舌色淡紫（B）

淡紫为紫舌光谱近白光者，故为紫之较淡者。淡紫舌成因，无论因寒、因热、因阳虚气弱，或因酒毒、食积、痰结、停饮、温热等，造成气血瘀滞而成，其淡紫必是上述病因而致血瘀尚较轻者。因人体是一个远离平衡的开放系统，阴阳升降失衡，熵流入出障碍无时不在发生，尤其是正熵瘀积致人体通、疏、宣、流等功能障碍，特别是循环系壅滞。因此淡紫舌是最常见的人体“未病”与“亚健康”状态。1667 年，清代张璐在《伤寒缵论》《伤寒绪论》中论紫舌中谈到了淡紫舌时说“若淡紫而带青滑者，则是中肾肝阴证，急宜吴茱萸汤，四逆汤温之”。此后，舌诊著作在谈及紫舌时，常谈到淡紫舌。可能因淡紫舌易与淡红舌混淆，在人肉眼观察难以分辨，故均无单列。

淡紫舌在“健康”人群舌象普查中是较为常见之舌色，

它提示所谓常规健康体检的“健康”结论，并不一定是真实的健康。此也正是我们将淡紫舌色作为单一舌色例谈的原因所在。

青紫舌亦是紫舌中最多见者(图 4－220A，图 4－221B)，因各种颜色在暗晦光下，可变青灰，青紫即为紫与暗晦的混合色。青舌在舌诊中出现历史悠久。3 世纪，汉代张仲景在《金匮要略》中首次谈到青舌“病人胸满，唇痿，舌青，口燥，但欲嗽水，不欲咽，无寒热，脉微大来迟，此为有瘀血。”之后，280 年，西晋时期王叔和在《脉经》中进一步引证仲景之言，谈到：“舌青口燥，为瘀血。”610 年，巢元方在《诸病源候论》《妊娠胎动候》中谈到以青舌判断产妇、胎儿生死方法：“候其母面赤舌青者，儿死母活。”在这里舌色青的诊断意义可见其重要性。大约 600 年后的 1237 年，宋代陈自明在《妇人大全良方》中证实了巢元方的发现。而 1341 年，杜清碧在《敖氏伤寒金镜录》的舌诊专著中，仅在“舌见红色，尖见青黑色者，水虚火实肾热所致”提到青黑色，此时青色舌并未正式列入舌诊单一舌色。1602 年，王肯堂在《证治准绳》中提到：“舌青为冷，青而紫者为阴为寒也。舌青而滑骨者阴毒冷极也。”青与紫有了并存之说。1644 年，戈维城在《伤寒补天石》中重复了王肯堂的观点：“凡舌青而紫者为阴寒。”1667 年，清代张登在《伤寒舌鉴》的舌诊专著中首次将青紫舌列为舌象表象的一种，“舌淡紫带青而润，乃直中阴经。舌色青紫无苔，为直中肾肝阴经”。1746 年，叶天士在《温热论》辨舌中认为：“舌青或青紫而冷，青者为寒证。青紫而焦燥，或胀大，或卷缩者，为热证。”叶天士临床经验丰富，丰富了青紫的证型类型。从 3 世纪张仲景的青舌提出，到 1667 年，张登在舌诊专著中的青紫舌确立，历时近 1400 年，可见我国传统中医一个舌色的确立是何等的并非易事！1982

年，陈泽霖在《舌诊研究》中对100例青紫舌进行临床分析。100例中为首的以肝胆系统疾病为最多，其中第一位以门静脉高压症、肝炎、肝癌为主，第二位是心脏病，病种有先天性心脏病(法乐四联征、室间隔缺损)、肺源性心脏病、风湿性心脏病和冠心病的心力衰竭，其次为哮喘、肺气肿、胸腔积液、休克性肺炎、死胎、消化道癌症和雷诺现象、亚急性系统性红斑狼疮、过敏性紫癜、艾迪生病等。

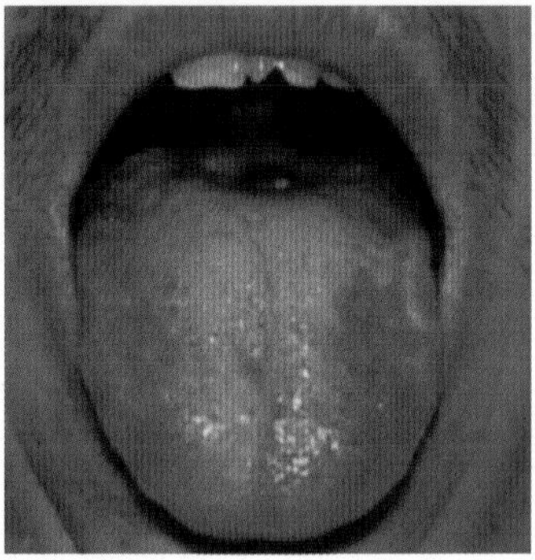

图4-220　舌色青紫(A)

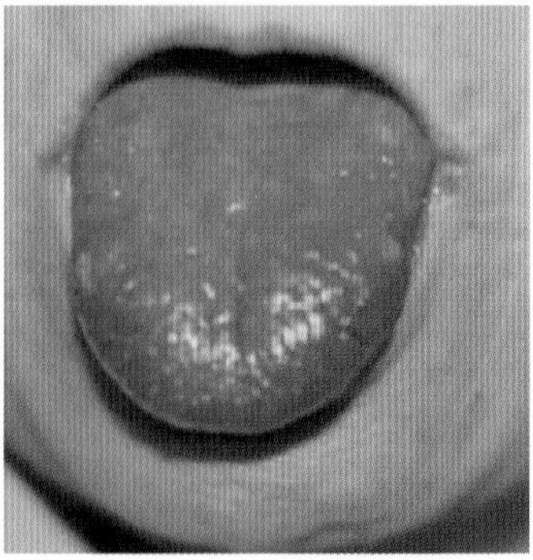

图4-221　舌色青紫(B)

100例，按中医八纲辨证分型：表证1人，里证99人；热证74人，寒证26人；虚证40人，实证38人，虚实夹杂证22人。中医理论认为："肝属木，青色应肝，紫黑色应肾。"青紫舌的出现与热邪深重，津枯血燥，血行壅滞不通，或胸膈之中素有瘀血，热邪入营，血既热而又不通畅或温热夹湿，温湿互作，深入血中或心、肝二脏血瘀，至舌体血瘀气滞等有关。

现代医学认为，青紫舌与机体氧缺乏、发热、真性红细胞增多、饮酒过量的肝损伤、色素沉着、血中寒冷凝集素增多、血内毒性物质过盛、静脉压增高瘀血等有关。

绛紫舌为瘀热证，绛紫舌在CIE色图中紫与红绿相邻，从色度学讲，绛紫舌亦是易出现的舌色(图 4 - 222A，图 4 - 223B)，多见于严重感染、肺心病合并感染，重症胆道感染，败血症并发中毒性休克，肿瘤晚期，气血津液枯竭感染等重症热瘀或夹虚症病人，其发生原因与机制与绛色舌、紫色舌二者合并近似，故不再赘述。

紫舌系列的饮食取向主要应以活血化瘀、祛毒除积为主。可酌情食用赤小豆、栗子、香蕉、苦参、枸杞子、荷叶、红曲、桃子、桃仁、桃花、泽兰花、牡丹花、凌霄花、番红花、韭菜、马齿苋、山楂、藕、海藻、木耳、海带、苦荬菜(苦苣)、败酱草(苦菜)、泥鳅、乌鱼、鳕鱼等。

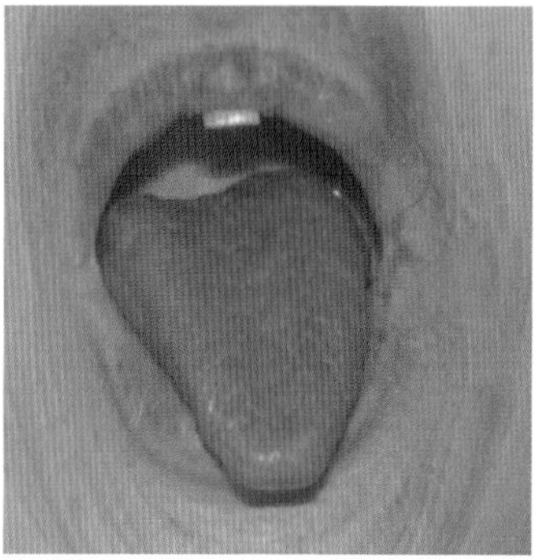

图 4 - 222　舌色绛紫(A)

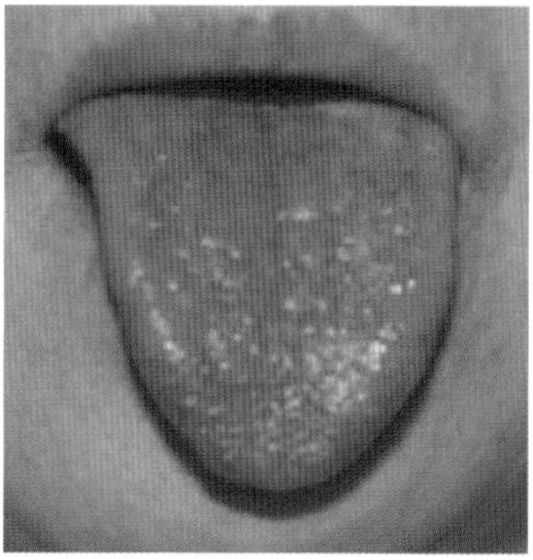

图 4 - 223　舌色绛紫(B)

1. 药食调理

(1) 桃仁山楂粥：桃仁 25g，山楂 25g，粳米 100g，冰糖适量。桃仁去尖皮，山楂去核，洗净捣碎与粳米同入锅内，加清水适量煮成粥，冰糖调味，分次服食。

(2) 海藻红糖饮：海藻 30g，枸杞子 20g，红糖适量。将海藻、枸杞子洗净，加清水适量煮沸 15～20 分钟，放入红糖，饮汁。

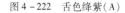

2. 中药治疗

（1）膈下逐瘀汤(《医林改错》)：红花10g(二钱)，桃仁15g(三钱)，五灵脂15g(三钱)，延胡索15g(三钱)，牡丹皮10g(二钱)，赤芍15g(三钱)，当归15g(三钱)，川芎15g(三钱)，乌药20g(四钱)，香附20g(四钱)，枳壳15g(三钱)，甘草5g(一钱)。水煎服，每日1剂。

（2）血府逐瘀汤(《医林改错》)：牛膝20g(四钱)，桃仁15g(三钱)，红花15g(三钱)，当归20g(四钱)，川芎10g(二钱)，赤芍15g(三钱)，生地黄20g(四钱)，枳壳15g(三钱)，柴胡15g(三钱)，桔梗10g(二钱)，甘草5g(一钱)。水煎服，每日1剂。

（3）鳖甲煎丸(《金匮要略》)：鳖甲(炙)12分，射干(烧)3分，黄芩3分，柴胡6分，鼠妇（地虱）（熬）3分，干姜3分，大黄3分，芍药5分，桂枝3分，葶苈子(熬)1分，石韦(去毛)3分，厚朴3分，牡丹皮(去心)5分，瞿麦2分，凌霄花（紫葳）3分，半夏1分，人参1分，土鳖虫（熬）5分，阿胶（炙）（3分），露蜂房(炙)4分，蜣螂（熬）6分，桃仁2分。上23味为末，取煅灶下灰1斗，清酒1斛5升，浸灰，候酒尽半，着鳖甲于中，煮令泛烂如胶漆，绞取汁，纳诸药，煎为丸，如梧桐子大，空心服7丸，每日3服。

近代用法：吞服10~15g(二至三钱)，或入汤剂包煎15~18g。

（4）通窍活血汤(《医林改错》)：赤芍15g(三钱)，当芎15g(三钱)，桃仁15g(三钱)，红花15g(三钱)，老葱3根(切碎)，鲜姜15g(三钱)，大枣15g(三钱)，麝香0.25g(5厘)。除麝香外，余药用水煎成1碗，加黄酒250ml，再煎成1碗，去渣，用纱布包麝香入药汁中再煎，待麝香溶化后温服。

（5）复元活血汤(《医学发明》)：柴胡25g(五钱)，天花粉、当归各15g(三钱)，红花、甘草、穿山甲(炮）各15g(三钱)，大黄(酒浸）50g(一两)，桃仁(酒浸，去皮，研如泥）50个。上药除桃仁外，共为细末。每服50g(一两)，水一盏半，酒半盏，同煎，温服。食前服，以利为度，得利痛减，不尽剂。

五、舌色蓝

在舌象诊察中，真正全舌蓝色很难见到，临床所见舌色有蓝、蓝紫、淡蓝之别(图4－224至图4－227)。蓝色者常分布于舌体两侧或前半部的某一部分，淡蓝色者常分布于舌体全部或前半部的某一部分。淡蓝色者常难于与淡紫区分，其蓝紫色分布于舌边或全舌。在CIE色度图中，蓝色属于三原色之一，其光谱范围在478nm左右。按照贝蕾德－扑尔克效应，在光谱即黄(572nm)、绿(503nm)、蓝(478nm）是不变颜色外，其他颜色在强度增加时，都略向红色、蓝色变化。

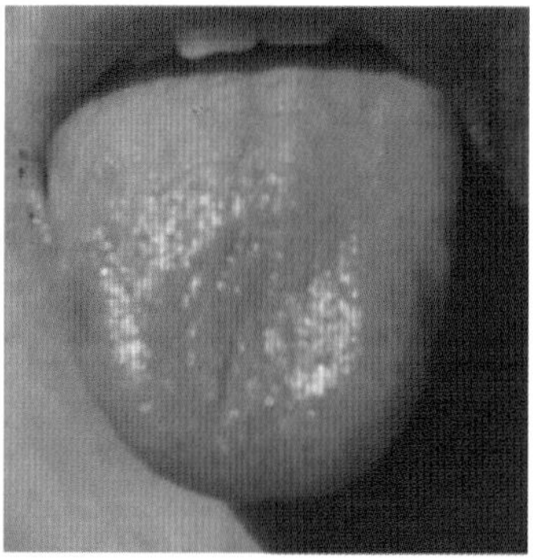

图4－224　舌色蓝紫(A)

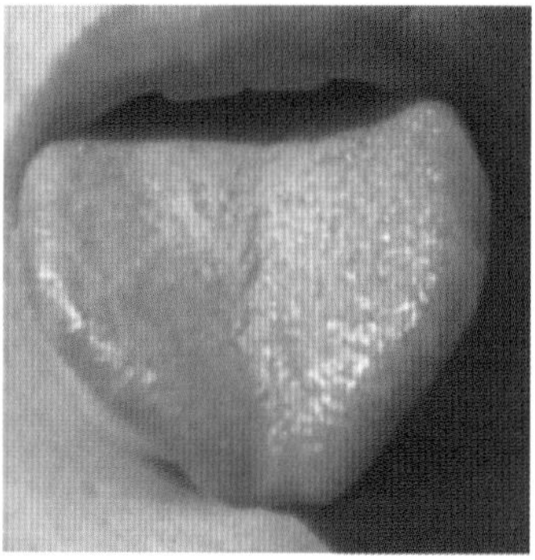

图4－225　舌色蓝紫(B)

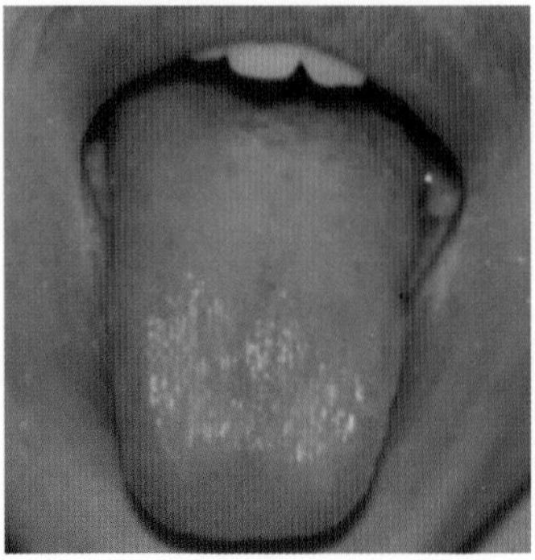

图4－226　舌色淡蓝

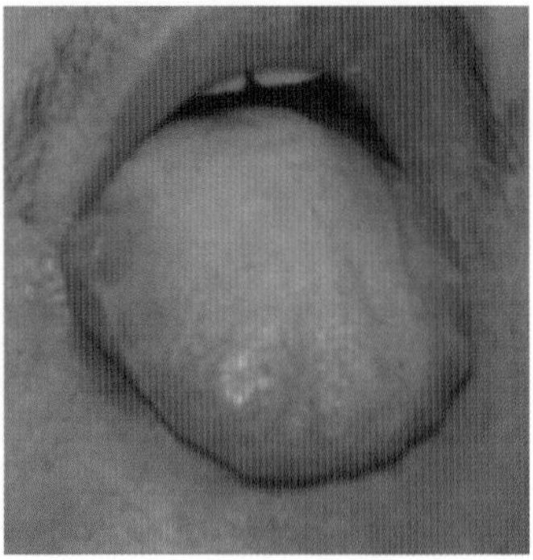

图4－227　舌色蓝

在传统中医舌诊学中，蓝舌首次在清代申斗垣的《伤寒观舌心法》中的“蓝色苔舌总论”中记载：“夫蓝色苔舌者乃肝木病色苔舌也。此舌色出于伤寒病久已经汗下，胃气已伤而未苏，或以过经而失于调摄，致令心火无气，胃土无依，则肺无所生，故肝木无制，侮于脾土，木寡于畏故舌见纯蓝色也。如微蓝者，是肺微有气也。”1667 年，张登在《伤寒舌鉴》中列出纯蓝舌和蓝纹舌。1894 年，清代梁玉瑜在《舌鉴辨证》中对蓝舌有了与他之前所论者不同的见解：“蓝者绿与青碧相合犹染色之三蓝也。舌见蓝色而尚能生苔者，脏腑虽伤未甚犹可医治。若光蓝无苔者，不论何证何脉，皆属气血极亏，势难延年。归论泥于五行谓金木相并，火土气绝，不分有苔无苔概云不治，亦管窥之见耳。”1920 年，陆绵燧在《外候答问》中提出“紫蓝舌”。同年，曹炳章在《辨舌指南》中对中医舌诊有关蓝舌的论述进行了总结，进一步明确：蓝色是肝脏本色，深蓝满舌者语在不治；微蓝而不满舌者，语宜平肝熄风化毒。满舌滑腻者见蓝色者，湿疫痰饮，为阴邪化热之候，法宜清化。微蓝者，肺气犹在可生，深蓝者，必死。光蓝无苔者，不论何脉，皆属气血极亏，势必殒命。孕妇舌见纯蓝者，胎死腹中。尚有痫厥及胃气久痛者，舌体全蓝，此亦瘀血在胃肝气不得舒也。

总之，中医学认为，蓝舌多因外感、内伤所致。心、肝、脾、肺等脏腑损伤，有因阳火内攻，热伤气分，以致经不行血或脏腑气血亏损；或因伤寒疫毒伤及胃气，致凡胃气衰，肺无所依，木无所畏，而致舌见蓝色。其中，木受金伤，脏气未绝，而舌略见蓝纹。若心脾肺三脏气绝于内，肝木无制，乘于脾上，则舌色全蓝。邪热传入厥阴，阴液受伤，脏色外见亦可见蓝舌。瘟疫及湿温郁热不解，舌感受不正之气，蒸蒸不解亦可见蓝色。蓝色有苔垢，说明脏腑虽衰，但尚能生苔，尚可医。光蓝无苔者，脏腑气血亏极，则危矣。因此，蓝舌出现基本由血液瘀滞、胃气减绝、脏气衰败、气血亏极所致。

现代医学认为，蓝舌与呼吸循环衰竭缺氧症有关。我们在舌诊研究中发现，蓝舌主要在胰腺炎出现率高，其次为门脉高压症、肝硬化、肺心病、心脏病和肿瘤晚期，全身极度衰竭者，也可见有舌面有条带状和片状蓝色，糖尿病较重者舌有时也可见有轻度微蓝色。

蓝舌的饮食取向，主要应以疏通气血，提升胃气，应用补益调正气血法，挽救肝、心、肺、脾等脏腑功能衰败。以下食物可供选择：芹菜、胡萝卜、藕、芋头、山药、黑木耳、香菇、蘑菇、灵芝、香橼、佛手、大枣、李子、核桃仁、樱桃、栗子、荔枝、龙眼肉、无花果、桑葚、木瓜、枸杞子、五味子、莲子、凌霄花、番红花、佛手花、淡菜、海虾、海参、泥鳅、鳖、山鸡、乌骨鸡等。

1. 药食调理

（1）黄精糯米粥：黄精30g，糯米100g，白糖适量。将黄精研成粉状，与糯米一起加清水适量煮成粥，白糖适量调味，酌量食服。

（2）佛手山楂饮：佛手30g，山楂30g，桃仁15g，枸杞子20g，白糖适量。上料洗净加清水适量，煎汁去渣，加入适量白糖，分次服用。

2. *中药治疗* 蓝舌治法艰难，我国古医籍认为，深蓝舌者肺气已绝，肝木独盛木侵土位，法在不治。古人有急用姜桂者，后人认为抱薪救火，故无可依方剂确立，舌微蓝色或蓝色条带（蓝纹）占片状蓝者为临床可治；但在治法上说法不一，有人认为应以调胃健脾，平肝益肺法为主；有人认为应平肝熄风，化毒清泻。有人认为应以大剂补肺脾而制肝木，也有人认为蓝舌为血分病，松动血分是其立法处方原则。我们在临床中对胰腺炎、肝硬化、风湿性心脏病、糖尿病等蓝舌进行治疗，认为以下方剂可供蓝舌依据病情，酌情加减选择应用。

（1）大柴胡汤（《伤寒论》）：柴胡35g（七钱），黄芩25g（五钱），白芍25g（五钱），半夏25g（五钱），生姜3片，大枣4枚，枳实10g（二钱），大黄25g（五钱）。水煎服。

（2）凉膈散（《太平惠民和剂局方》）：连翘200g（四两），大黄（酒浸）、芒硝、甘草各100g（二两），栀子（炒黑）、黄芩（酒浸）、薄荷各50g（一两）。上药为末，每服15g（三钱），加竹叶、生蜜煎。

（3）膈下逐瘀汤（《医林改错》）：红花10g（二钱），桃仁10g（二钱），五灵脂15g（三钱），延胡索15g（三钱），牡丹皮10g（二钱），赤芍15g（三钱），当归15g（三钱），川芎15g（三钱），乌药20g（四钱），香附20g（四钱），枳壳15g（三钱），甘草5g（一钱）。水煎服。

（4）炙甘草汤（《伤寒论》）：炙甘草25g（五钱），人参15g（三钱），地黄50g（一两），阿胶20g（四钱），火麻仁25g（五钱），麦冬 15g（三钱），桔梗 15g（三钱），大枣 20g（四钱），生姜 15g（三钱）。水、酒各半煎服。

六、舌色黄瘀

舌上出现黄色，首见于张仲景《伤寒杂病论》："阳明病，腹满，小便不利，舌萎黄燥，不得眠者，当属黄家。"在《金匮要略·黄疸病脉证并治》中亦提到："腹满，舌萎黄，躁不得睡，属黄家。"唐代孙思邈在《备急千金要方》中亦重复了张仲景的"舌黄"。在汉唐时所提到的"舌黄"是苔黄还是舌质黄？从古人当时察舌，重苔轻质的实际情况看，张仲景当时所提到的舌黄应是指舌苔而言。从金代成无己的《注解寒伤论》中几次提到"舌上胎其者，舌上黄，舌苔老黄，舌色金黄，舌黄燥，舌燥黄"等词意中亦可看出，金代以前我国舌诊所谈到的"黄"应是指舌苔而言。至元代杜清碧所著的《伤寒舌诊》或称《敖氏伤寒金镜录》中，所谈到的"尖白根黄，舌见微黄，白胎外有微黄，舌见黄色者，必初白胎而变黄色，舌见黄色中黑至尖者，舌见黄而黑点乱生者，舌见黄而涩有隔瓣者，舌见根黄白者"，舌黄仍然是定位在舌苔上，其黄色均指舌苔而言。此后，自清代申斗垣《伤寒观舌心法》舌诊专著起，"黄苔"已成为舌诊专论章节，因为其宗旨都是遵照张仲景的《伤寒论》和杜清碧的《伤寒舌诊》经验。1687年，周杨俊在《金匮玉函经二注》中曾提到"舌本黄燥即是内热"，此舌本之说应该指的是舌质，但始终没有引起诊家重视。1987年，我们在数百例肝病有黄疸病例观察中，从观察静脉时发现舌质颜色常呈明显黄瘀色（图4－228A，图4－229B），此后我们又在黄疸病苔垢覆盖不到舌边黏膜观察到淡黄或深黄红色舌质颜色，在CIE色度图中黄色在光谱为3个不变颜色之中的一个。为什么黄疸病使人肌肤黏膜都染成黄色，而诊家唯见其苔黄，而不见黄色舌质呢？经过临床仔细观察发现，黄疸病人舌苔均较厚腻，黄苔或黄白苔常覆盖全舌面，故因此察舌常仅限于舌面不做舌下观察，因此不能发现舌质的黄色。

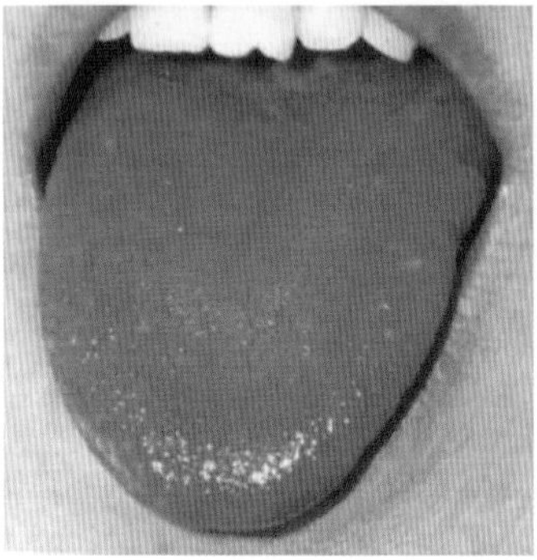

图4－228　舌色黄瘀(A)

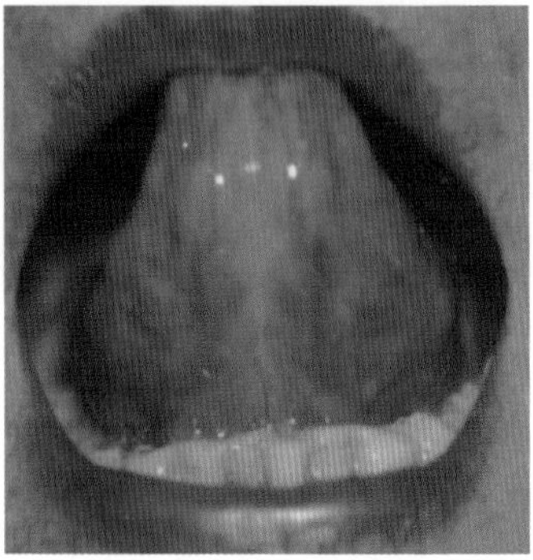

图4－229　舌色黄瘀(B)

黄瘀舌主要见于黄疸病人，所谓黄瘀舌者，舌色红黄相间，黄多红少，略衬淡紫或其他微黄或浅黄隐隐见于舌下、舌体部位和舌背的舌侧面。舌下黄瘀色常较舌背明显，其舌体常胖大，舌面常带有紫赤小点。人们常见黄瘀舌是红色与黄色的混合，光谱范围在580～640nm。

中医学认为，黄瘀舌的出现主要缘于外感或内伤所致的肝胆瘀热，胆瘀与热相抟作用于舌，则舌出黄红色。

现代医学认为，黄瘀舌主要因血中胆红素升高，舌同皮肤黏膜一样被染成黄红色。本舌色多见于肝炎、阻塞性黄疸、肝胆胰肿瘤等。

黄瘀舌的饮食取向，主要应以疏肝利胆、祛湿清热、解毒和护肝和脾为本，以下食物可供食用选择。

小麦面、豆腐、红曲、绿豆、鲫鱼、鲈鱼、泥鳅、乌贼鱼、石决明、蚬、牛奶、苦瓜、莴苣、苦菜、茭笋、丝瓜、橘、桃花、李、木瓜、枸杞子、西瓜等。

1. 药食调理

（1）鸡骨草枸杞子冰糖饮：鸡骨草70g，枸杞子60g，冰糖适量。将鸡骨草、枸杞子加清水500ml，煎煮至150ml，去渣入冰糖，分次饮用。

（2）泥鳅豆腐汤：泥鳅500g，水豆腐1块，精盐适量。将泥鳅清洗净，豆腐切成小方块，一起入锅加清水适量熬煮至泥鳅烂熟，加精盐少许调味，食鱼、豆腐，饮汤。

2. 中药治疗

（1）茵陈蒿汤(《伤寒论》)：茵陈15g(三两)，栀子15g(三钱)，大黄15g(三钱)。水煎服，每日1剂。

（2）清肝利湿汤(《天津南开医院方》)：柴胡15～25g(三至五钱)，黄芩、半夏、木香、郁金、大黄(后下) 车前子、木通、栀子各15g(三钱)，茵陈25g(五钱)。水煎服，每日1剂。

第五节　察舌苔

观察舌苔变化是我国舌诊产生与发展之首先，亦可以讲，我国舌诊起源于舌苔的观察，并在临床应用中起到使我国中医舌诊从小到大、从点到面、从单一到系统地引领和母基作用。因此，观察舌苔变化是中医师临床进行舌象观察最基本的功夫。

“舌苔”一词由我国中医有系统医学文献史料记载的鼻祖——张机首创，他在《伤寒论》首次将观察舌苔变化用于中医的临床辨证施治，开始了之后继承者有章可循的先河。汉代张机在《伤寒论》记述了“白苔、滑苔、黄燥苔”等。其后，经历了后汉、三国、晋、隋、唐、宋等朝代近千年的时光锤炼，直到1144年，金代成无已在《注解伤寒论》中才将张机所提出舌苔范围扩大到“白苔、白滑苔、淡黄、黄、老黄、金黄、灰滑、黑糙”等苔色。从此可以看出，我国中医舌象系统的产生是何等艰难！1341年，元代杜清碧撰写的《伤寒舌诊》（或称《敖氏伤寒金镜录》）将我国中医舌诊从散在文献记载到形成舌诊专著，开启了历史中的第一。《敖氏伤寒金镜录》系统介绍了36舌的临床表象和辨证用药，在舌苔范畴初步明确了“白苔、黑苔、黄苔、弦白心黑苔、尖白根黑苔、微黄苔、白黄苔、黄白苔、偏白苔、灰黑苔、黄黑苔、灰黄苔、根黑尖黄苔”等苔色和苔位，为我国中医舌诊学中的舌苔颜色确立和苔色演变规律提供了基础。至1949年新中国成立，之间又经过近千年，千百位中医名家的临床应用体会和20余部舌诊专著、类舌诊专著作者，对我国中医舌诊的精心总结和个性化的创造，使中医舌诊中的舌苔诊法有了比较明确的理论，名称、内容规范和基本统一的认知体系，即舌苔颜色分为白苔、黄苔、灰色苔、黑苔等颜色，各基本苔色又分别有薄厚、浓淡、腐腻、滑涩、湿干、黏糙、全偏、化退、剥蚀、有无、染杂和兼色等表象及各种表现，可以分为脏腑、经络、气血的不同病证的理论体系，使我国中医学中的舌苔诊法成为舌诊学中的独立征象体系。中医理论认为，舌是人体唯一外露的内脏，位于食管、肺之上源，通过人体气血津液、经络循行联系，使舌与肺、大肠、脾、胃、心、小肠、肝、肾、膀胱、三焦等脏腑关联密切。当人体外感风寒，水湿上溢，肺气宣发失常，痰浊壅塞，浊气上升，饮食湿浊停滞，中焦湿热或湿滞，气分或风热在表，化湿化热或脘腹瘀结，湿热互作或痰涎互结积腐化热，或寒饮痰湿，寒湿郁热或经气瘀阻，气血不通于舌，都可使舌产生苔变。

现代医学研究认为，舌面上之所以形成一层薄润苔垢，主要是由于人舌面上有布满于舌黏膜中的丝状乳头不断地生长、分化、角化、脱落、净化等原因所致。各种病理舌苔的形成主要是在角化不全的角化树的各分枝间隙中，充填了脱落的角化上皮、唾液、细菌、食物碎屑及渗出白细胞等物质形成了舌苔。在人体病理条件下，由于舌组织血液、淋巴循环、组织代谢、微观物质、细胞凋亡等状态的改变以及上溢的肺与消化道污浊之气的熏蒸，而使舌在固有如雾状薄白苔基础上产生了不同厚度、不同颜色的苔垢变化，从而形成了白、黄、灰、黑或混有不同杂色的病理舌苔。

为了便于表述，本书将舌苔颜色分成白、黄、灰、黑 4 种基本颜色，在 4 种基本色中附代说明各种苔色的兼色、变色、色状、色貌、色位和有无染杂等变化，同时介绍了各种苔色表象演变的临床意义和辨证施治对策。

一、白苔

白苔按薄厚分，可分为白苔（图 4－230）、薄白苔（图 4－231）、厚白苔。按湿度分，可分为白滑苔、白干苔、白腻苔。按偏全分，又可分为碎白苔（无根）、偏白苔。按兼色分，有白黄苔、白灰苔等。按五行脏腑分类，白色属肺与大肠，因此，中医理论认为，白苔主肺与大肠证候。肺主皮毛，主宣发卫气于表，大肠与其相表里。外邪入侵，无论从皮毛还是从口鼻而入，肺与大肠总是首当其冲。因此，中医理论认为，薄白苔为人体阴阳升降相对平衡，即人体处于“阴平阳秘，精神乃治”的非平衡稳态——“健康”状态所具有的舌苔，亦称为正常舌苔。若外邪入侵，病邪尚在体表阶段，舌即可出现一层如涂抹白颜色涂物之白苔，其厚度不重，干湿适度。若白而兼湿滑则为风寒邪胜或邪已在半表半里之间(图4－232)，病在少阳。若邪入里，则白苔厚度和湿度分区域则随之发生改变。病若为伤寒或温病，白苔表象为邪已入里伤及太阴或已达气营部位。若为杂病则属中焦寒湿。若苔白厚腻(图4－233)，多为中阳不振，以致饮食停滞或湿浊瘀积。若厚腻滑，则为脾胃气伤，湿滞不化或脾胃湿邪热滞。若白厚苔(图4－234A，图4－235B）分布于舌某一区域，则提示某脏腑邪犯较重，前部白厚滑为寒邪伤肺，中部白厚滑为邪入脾胃，根部白厚滑为邪在肾与膀胱。白苔状如积粉，多发生于时疫初起，邪热浮逆于经。若为杂证，则为热聚上焦，邪伤气化之道。若苔色洁白光亮，苔形无根，如片片雪花附在舌表，则为脾阴衰败，寒湿凝闭之象。若白干而燥裂或粗糙无津，多为暑邪重伤津液，真阴溃竭。若苔白有纹，但津液尚存者，多见于暑湿伤气，内夹湿浊。白苔若杂有他色，则表明湿郁热化，热邪渐重。总之，白苔变数很多，若求实辨证准确亦应结合舌色、舌形、舌神等变化综合判断为好。

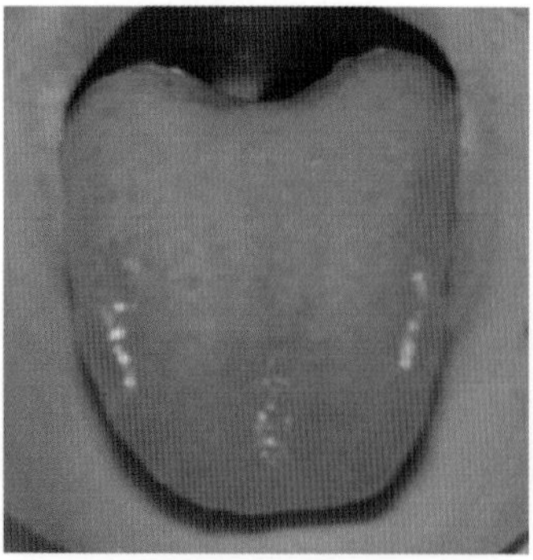

图4－230　白苔

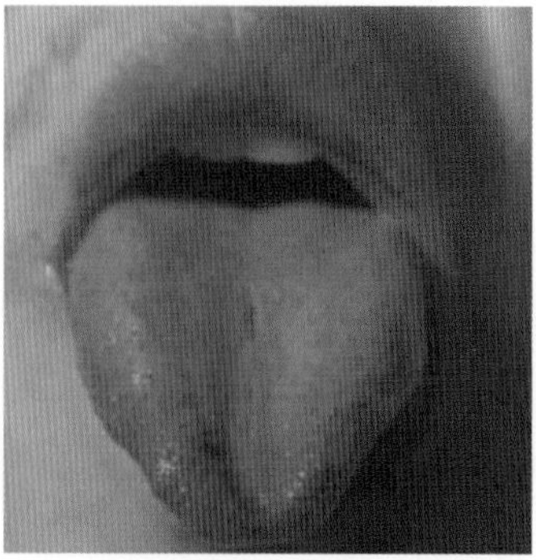

图4－231　薄白苔

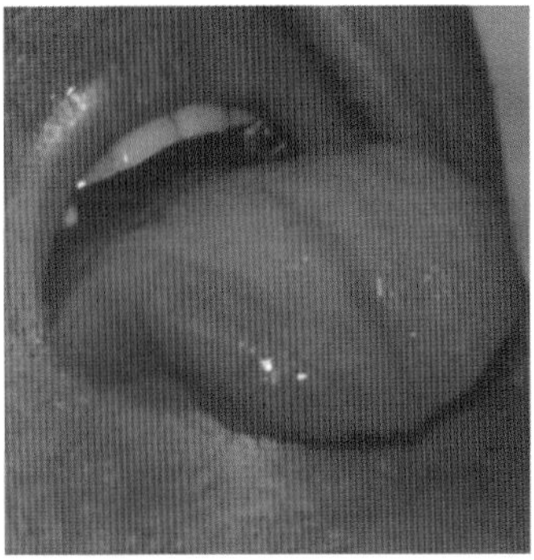
图 4－232　白湿润苔

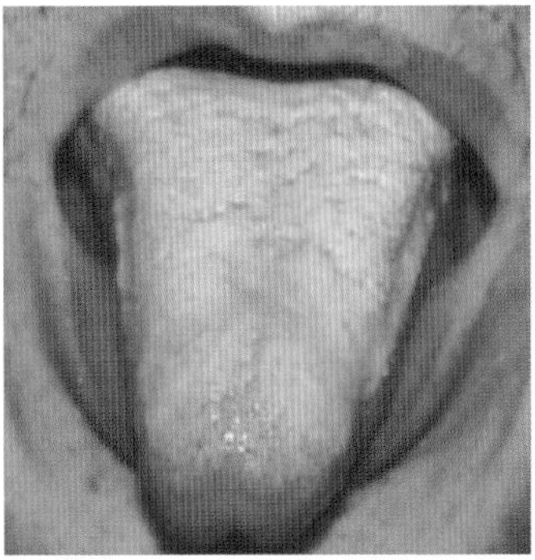
图 4－233　白厚腻苔

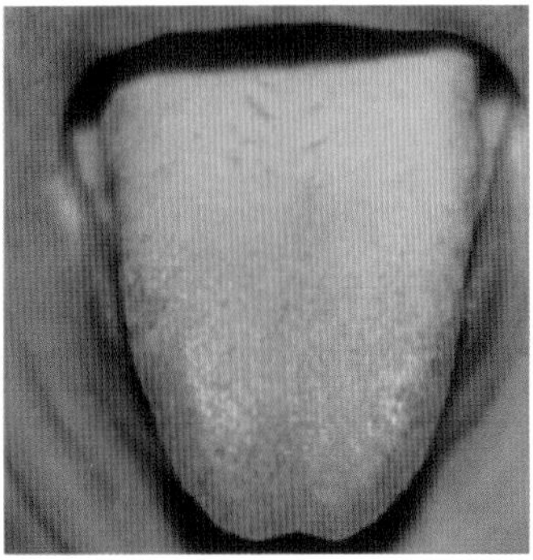
图 4－234　白厚苔（A）

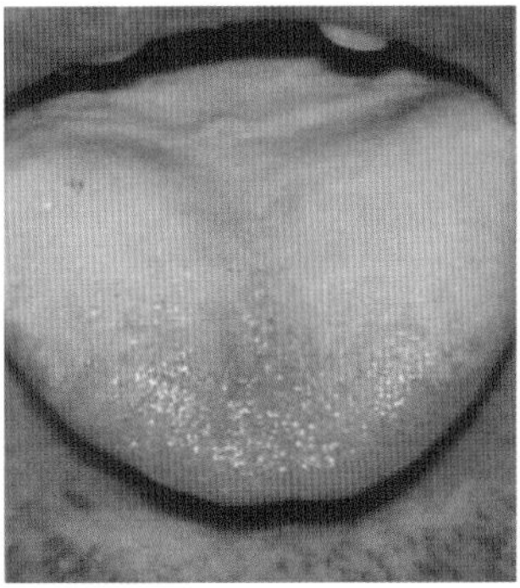
图 4－235　白厚苔（B）

现代医学认为，白色舌苔产生可能与下述原因有关。

（1）由于口腔局部疾病或身体其他部位疾病造成舌丝状乳头生长、角化、脱落、净化过程障碍，口腔因素如吸烟、齿病、咽炎、扁桃体炎或口腔唾液腺病变，舌乳头本身病理变化等。

（2）人类所食食物的颜色、软硬度，食物咀嚼后所产生的理化反应，饮用液体的质量对局部产生的化学、冷热等理化反应对舌的刺激，以及利用口腔进行呼吸都可能是致病理舌苔产生的原因。

（3）由于人体脏腑病变，所导致血流动力学、血液流变学、血液成分、血液中所含物质变化和人体淋巴循环障碍，舌组织体液、细胞代谢失常等亦是病理舌苔产生的重要基础。

（4）发热及基础代谢升高，体内某些激素、酶的代谢失常，免疫功能下降。

（5）肺、食管、胃肠的慢性炎症，使肺的气体交换失常，消化道排空过程延缓，产生各种污浊之气，上熏于舌，所产生的物理及化学刺激亦是病理舌苔产生的重要原因。

（6）长期应用抗生素和口服某些可能产生对舌乳头及舌组织代谢产生损害的药物，亦是不可忽视的因素。

总之，白色舌苔产生的原因是多样的，其机制异常复杂，到目前为止，对于一些影响白苔发生、发展及诸多变化的真正原因，尚有待于进一步加强研究工作。

我们在体检中心所见到的未病、早病、欲病、不显病或称之为“亚健康”的人舌象苔垢多为白色，所以，之前文献报道常多说白苔多见于轻病，表证初起或杂病初生或疾病的恢复期。一些与表里证无关的疾病，如甲状腺肿大、体表肿物，乳腺增生，早期乳腺癌及一些妇科疾病等，其舌苔基本是薄白表象，无病理舌苔出现，在以舌苔诊病辨证中尤应引为注意。

就疾病而论，白苔所涉及的疾病范围较广，其中以消化系统疾患为最多，常见的如急性胃炎、慢性胃炎、消化道溃疡、各种原因所致的胃肠道蠕动功能下降，排空障碍，阑尾炎、胰腺炎、胆囊炎、胆石证、肠梗阻等。其次为呼吸系统疾病，如上呼吸道感染、肺炎早期、慢性支气管炎、支气管扩张、肺心病等。心血管疾病、泌尿生殖疾病、某些神经系统疾病和内分泌疾病舌也可呈现白苔，如冠心病、高血压、慢性泌尿系统感染、肾炎、盆腔炎、糖尿病、更年期综合征等。现代未病及“亚健康”研究表明，早病、潜病、不显病、欲病和亚健康病人白苔出现率高。有资料表明，肺、胃部疾病产生白苔可能与口腔唾液分泌增多，肺及消化道上升的潮气量增加，浸软舌的角化细胞或角化不全细胞，而使该类细胞肿胀不易脱落，同时由于老的角化细胞不脱，而新的角化再增加，使产生白厚苔或兼滑腻。从现代前沿科学耗散结构理论看人体，当人体熵流入出发生异常，系统间熵增、熵减时，其组织必然发生产物堆积和再清化过程障碍，从某种意义讲，白苔是人体熵流涨落失衡、正熵积的早期表现，是人体失平衡状态的征象。因此，当人舌布有白苔时，就告知人们："你已不健康！"疾病已发生。

中医理论表明，白苔在伤寒为表证，在温病为邪在卫分。若苔滑、湿重，则邪已在半表半里或至气营。在杂症则示为人体阴阳升降失和，津液水湿停留，痰饮为患或某些疾病引起舌组织液滞留或局部湿浸过重。总之，白苔与风寒湿热，水湿痰饮留聚有关。因此，在食物选择上其原则应以解表、除湿、散饮化积为主，以下食物可供饮食选择时参考。

粟米饭、大麦饭、绿豆、赤小豆、扁豆、蚕豆、绿豆粉、大豆黄卷（黄豆芽）、绿豆芽、葛粉、鲤鱼、鲫鱼、鲈鱼、鳝鱼、泥鳅、牛膝苗、车前苗、芦笋、海藻、海带、龙须菜、苦瓜、冬瓜、黄瓜、黄花菜、鱼腥草、苜蓿、茼蒿、橘、柑、枇杷、郁李、木瓜、山楂、桑葚、西瓜、佛手柑等。

1. 药食调理

（1）鲫鱼豆腐汤：鲫鱼 2 条，水豆腐 1 块，黄豆芽 100g，精盐适量。将鲫鱼去鳞清腔洗净，豆腐切成小块，同黄豆芽一起入锅，加清水适量，熬煮至汤为乳白色，加精盐调味，饮汤食鱼、豆腐、豆芽。

（2）冬瓜海米汤：冬瓜 250g，大海米 50g，精盐适量。将冬瓜洗净切成薄片，海米洗净一起放入锅内加清水适量煮熬至冬瓜烂熟，加精盐少许调味，饮汤，食冬瓜、海米。

（3）鱼腥草肉丝汤：鲜鱼腥草 80g，猪瘦肉 50g，精盐适量。将鲜鱼腥草洗净，猪瘦肉切成细丝，一起放入锅内加清水适量煮1小时，加精盐少许调味，饮汤。

（4）四汁饮：雪梨100g，西瓜100g，芭蕉根100g，竹沥50ml。将雪梨洗净，西瓜去皮，芭蕉根去杂洗净与竹沥一起榨成汁，随时饮用。

2. 中药治疗　白苔涉及的证型、病种甚多，采用中药治疗时应根据疾病证候表现选取恰当的方剂治疗，以下列方仅供临床辨证参考。

（1）香薷散(《太平惠民和剂局方》)：香薷15g(三钱)，白扁豆15g(三钱)，厚朴20g(四钱)。水煎，冷服。

（2）小柴胡汤(《敖氏伤寒金镜录》)：柴胡20g(四钱)，黄芩、甘草、人参、半夏各10g(二钱)。加水1盅半，姜3片，大枣1枚，煎至1盅，温服。

（3）小青龙汤(《伤寒论》)：麻黄、桂枝、干姜各15g(三钱)，细辛5g(一钱)，五味子10g(二钱)，白芍15g(三钱)，半夏20g(四钱)，甘草10g(二钱)。水煎，分3次温服。

（4）射干麻黄汤(《金匮要略》)：射干15g(三钱)，麻黄15g(三钱)，紫菀15g(三钱)，款冬花20g(四钱)，半夏20g(四钱)，生姜15g(三钱)，细辛10g(二钱)，五味子10g(二钱)，大枣7枚。水煎，分3次温服。

（5）藿香散(《太平惠民和剂局方》)：厚朴、甘草、半夏、藿香叶各50g(一两)，陈皮25g(五钱)。上药为粗散，每服10g(二钱)，水一盅，入生姜3片，大枣1枚，同煎7分，去渣，热服，不计时，日二三服。

（6）三仁汤(《温病条辨》)：杏仁25g(五钱)，飞滑石30g(六钱)，白通草10g(二钱)，白蔻仁10g(二钱)，竹叶10g(二钱)，厚朴10g(二钱)，薏苡仁30g(六钱)，炙半夏25g(五钱)。水煎，日分3次服。

（7）苓桂术甘汤(《伤寒论》)：茯苓25g(五钱)，桂花15g(三钱)，白术15g(三钱)，甘草10g(二钱)。水煎服(原方水煎，日分三服)。

二、黄苔

黄苔主里证、实证、热证、湿热证。主脾胃疾病，其他疾病影响脾胃功能障碍时亦可见此黄苔。六经辨证多为阳明病，卫气营血辨证多为气(或营证）证。虚寒证少见。黄苔包括淡黄、黄(嫩黄)、深黄、焦黄等不同黄色表现(图4－236至图4－241)。黄苔多分布在舌中后部，有时亦可布满全舌。

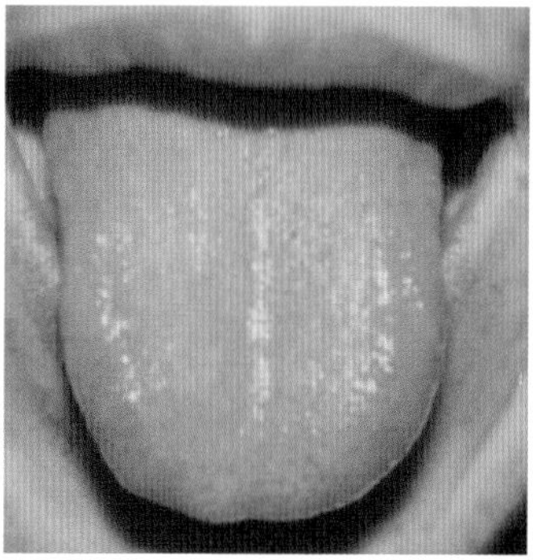

图4－236　薄黄苔

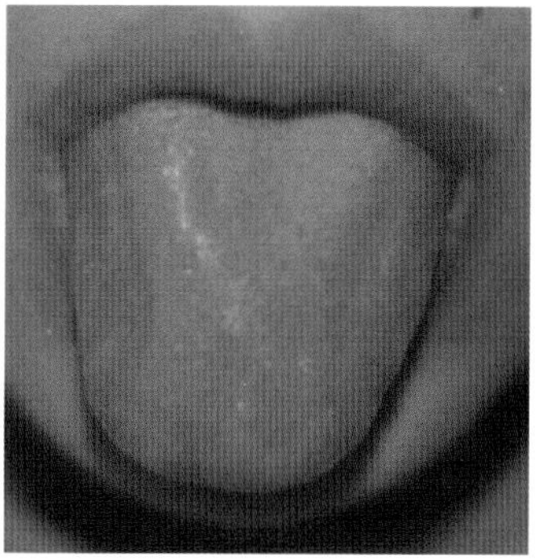

图4－237　黄苔

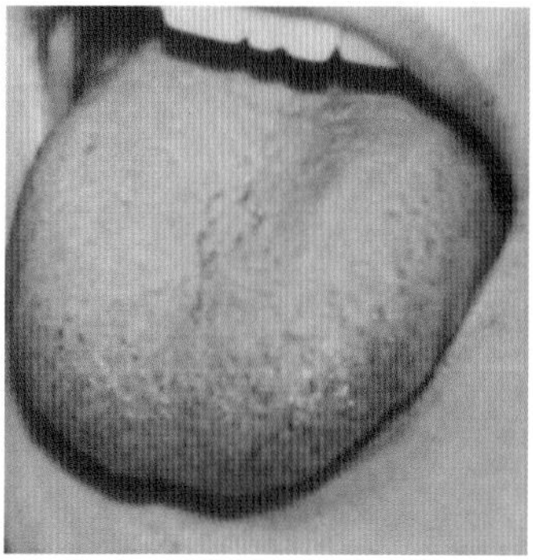

图4－238　黄厚苔(A)

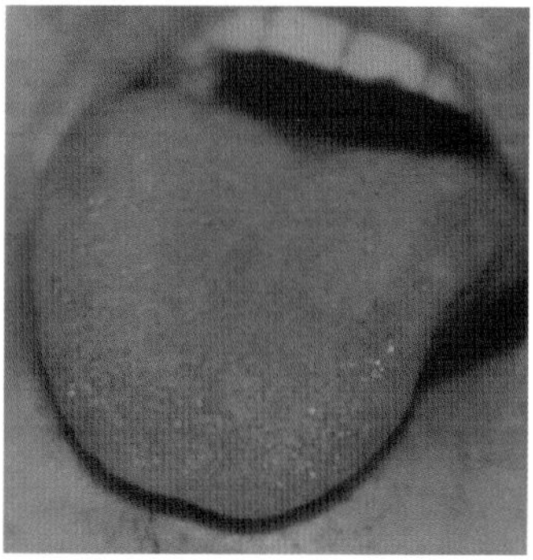

图4－239　黄厚苔(B)

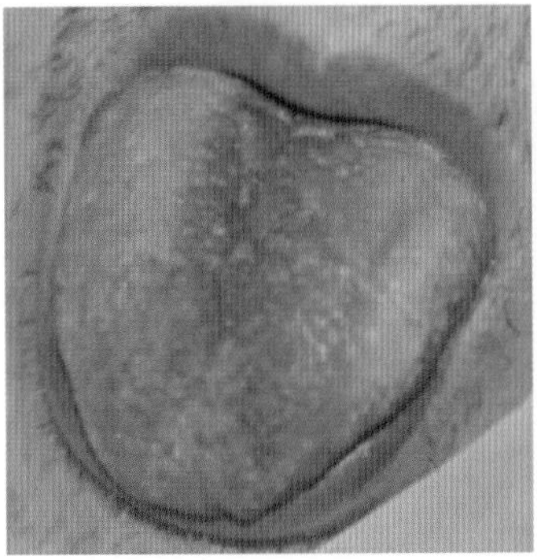
图 4-240　焦黄糙苔

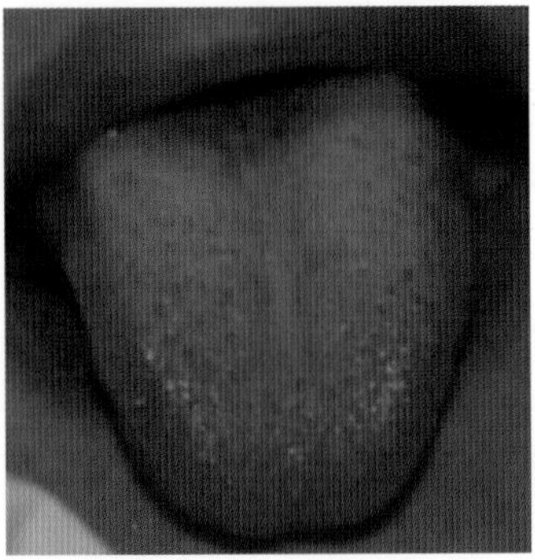
图 4-241　黄白苔

黄苔在我国古医籍中最早见于张机的《伤寒论》："阳明病，腹满，舌萎黄燥。"其后，隋代王叔和的《脉经》、唐代孙思邈的《备急千金要方》都提到了黄苔。真正将黄苔的颜色进行分类描述，应首见于金代成无己的《注解伤寒论》。在这部著作里，将黄苔分为"黄、老黄、金黄、淡黄和燥黄"等，并阐述了因病因、病情、病期、病势不同而出现各种表象的黄色。1341 年，元代杜清碧在《伤寒舌诊》（也称《敖氏伤寒金镜录》）中将舌黄苔用于伤寒不同病期、病势的系统辨证论治依据，使舌诊真正成为中医四诊中的重要手段，开启了划时代的里程，黄苔亦成为我国中医舌诊诊法中众医家纷纷应用于临床诊病必备，辨证论治不可缺失的重要内容。

1920 年，曹炳章在《辨舌指南》中系统总结了民国之前，各家名医著作和舌诊专著中所论及黄苔的内容，明确了黄苔的颜色浅深、润燥、部位、兼色等在中医临床诊病，辨证论治用药中的地位和标证。

一般认为，伤寒病初无此舌苔，邪传少阳亦无此舌苔，伤寒直到阳明腑实，胃中火盛，火乘土位或邪遏胃虚，土气洋溢，才能见到此舌苔。黄苔的出现规律，一在伤寒初起微黄不滑，次则深黄尚滑，甚则干黄焦黄等不同变数。在温病多为气证(若兼绛色舌质已入营)，《察舌辨证新法》认为："正黄色，为温病始传之候。其为湿温，温热。老黄色，若厚腐堆起，此胃中饮食消化腐浊之气上达之候，为湿温化热之始，为温热传入中焦阳明之候。黄如炒枳壳色，为胃阳盛极，阳亢阴虚之候。如锅焦黄色，为胃中津液焦灼，口燥舌干之候。嫩黄色，为饮食消化腐浊初升也。牙黄无孔，谓之腻苔，中焦有痰也。"

杂病见黄苔，多见于痰饮食滞之症，亦可见于寒湿之症，阴虚之症和其他病证引起脾胃功能障碍者。

现代医学观察发现，舌黄苔多见于消化系统疾病，如糜烂性胃炎、溃疡病、胃肠排空障碍性疾病、急性胰腺炎、阑尾炎、肠梗阻、消化道穿孔、腹膜炎、重症肝炎、肠道感染、急性胆囊炎、胆石证、胆道蛔虫病，亦可见于流行性脑脊髓膜炎、乙型脑炎、钩端螺旋体病、伤寒病、急性细菌性痢疾、白喉等传染性疾病，脑血管意外、重症肺炎、胸膜炎、急性肾盂肾炎、盆腔炎、败血症、宫外孕、肾炎、各种癌症、高血压、心脏病，风湿性心脏病亦可出现黄苔。另外，鼻咽疾病引起的呼吸障碍，口腔干燥及经常吸烟亦可使舌出现黄苔、灰黄苔。

关于黄色舌苔形成机制的认识目前仍存有不同认识：有人认为黄色色素在舌上形成与病理无关，其形成原因是吸收了带有颜色的物质，如咖啡、烟草、食物、药物等染色所致。但有经过实验观察研究发现，这些外因引起的黄苔，经过进食，饮进清净水液即会被洗去，有的仅在舌根部可存在短暂时间。即使使用亚甲蓝、甲紫等涂染舌上皮，亦可随着舌上皮代谢脱落而消失。而疾病原因所形成黄色舌苔，可伴随疾病的病期进展而一直存在 1 个月至数月。因此，认为黄色舌苔的出现与人体五脏六腑存在疾病为正相关。

舌诊研究表明，黄色舌苔的出现与下列诸因素关系密切。

1. 胃肠瘀积熵流入出障碍　胃肠道排空障碍，正熵瘀积过多，产生热积效应。各种食物，饮品的悬浮粒子，因热而骚动，无序度增加，温度越高，对人体内引力场的引力效应反作用力越大，更由熵积热炽所产生的化学反应加剧，而使积聚的正熵物质化腐、化热、化浊、化污。更由于熵的过度积聚，致人体引力场效应功能减退，使本应按照六腑以通向下的引力及惯性匀速运动发生阻碍，而致运动向逆向发生，反流向上。由于每一化学元素吸收非常独特的颜色族系，可能因为人体消化道内胆汁等消化液物质积蓄，膨胀所产生的带有色素的物质反逆向上，通过毫氂过程，粒子运动和污浊粒子气体熏附于舌面，而使舌产生黄苔。

2. 炎症感染、发热是舌产生黄苔原因之一　炎性因子引起机体感染和发热亦是黄苔出现的主要原因之一。各种炎症因子侵入机体，正邪交织争斗，使机体阴阳平衡失调，脏腑器官组织随之发生相关炎性反应变化，若正邪争斗激烈，出现发热，由于热效应使机体无序度和熵增加。二者互为因果的作用，一是使舌上皮增殖变化加速，丝状乳头延长易使舌苔染上污浊之色。二是由于热效应使机体物流中粒子的能量增高，而至波动波长变短，产生红蓝之间的光波长效应，出现黄色。

3. 呼吸道炎症(肺部疾病)　黄疸和舌苔面局部微生物增加亦是黄苔产生不可忽视的因素。从生理解剖看，舌与消化道和呼吸道紧密相连，二者之清浊之气无时不熏蒸于舌。肺的功能变化可以肯定地讲，必是要影响于舌。从人体小宇宙的生理学角度讲，心肺所形成的引力场使人体的精华粒子物质都朝其流向。若因肺损伤致热，则肺中气体温度越高，气体分子运动越快，对肺本身的压力亦会越大，则气体状态越无序，气体的熵越增加，此种状态下，肺必须逆向向外辐射出热流，舌位于肺气热流首当承受者，一些气体中混浊化合物则着落于舌，使舌产生黄苔。众所周知，黄疸病，胆红素入血将人体组织染成黄色，医师从人体表及黏膜如眼球结膜、口腔黏膜以及皮肤表面黏膜均可见到黄色，舌苔表面黏膜是人体体表物质的一部分，更由于肝病引起消化道污浊之气上熏，所以必定要出黄色舌苔。至于舌苔表面局部微生物增加的观点，其可能与相应疾病引起口腔局部发生炎性变化，或由于机体免疫功能下降，对舌表面微生物清除失职、繁殖过盛所造成。

总之，舌黄苔的产生主要与炎症感染及发热等致消化道功能紊乱和肺的呼吸功能障碍致人体内正熵积蓄，产物化腐，粒子波动增强，波长变短所产生的光波效应而出现黄苔，再加上上述脏腑熵流入出障碍，引发舌局部正熵堆积至炎性渗出，舌丝状乳头代谢变缓延长，为消化道、呼吸道污热之气所涵盖的短波物质附着创造条件，而至舌出现黄苔。

中医理论表明，黄苔属里证、热证，在伤寒多发生在阳明里实证，在温病，多为气证或邪初入营证。在杂症多为脾胃饮食停留，气机失畅，食液积聚，化腐生热，浊气上熏于舌。其食物选择，应以通腑除积、清热化浊为主，以下食物可供饮食选择时参考。

绿豆、赤小豆、栗子、扁豆；柿、柑、橘、梨、枇杷、槟榔、山楂、西瓜、桑葚、佛手柑；鸭肉、藕、芦笋、茭白、龙须菜、丝瓜、苦瓜、黄瓜、冬瓜、白菜、菠菜、君荙菜、莴苣、黄花菜、茼蒿；槐耳、槐花、芦根汁、薄荷叶等。

1. 药食调理

（1）白菜拌笋丝：大白菜（去叶留菜帮子）250g，鲜芦笋200g，栗子100g，调料适量。将大白菜去叶、根洗净，切成细丝，芦笋洗净切丝，用水焯一下澄干，将栗子切片加入白糖、醋、鸡精适量拌匀即可。

（2）三子蜜汁膏：松子 30g，柏子 30g，麻子 30g，郁李仁 150g，薄荷 50g，蜂蜜 30g。将松子、柏子、麻子、郁李仁、薄荷去杂洗净，烘干，粉成细末，加入蜂蜜和适量白开水调成糊状，每次食用 2 汤匙。

（3）冬瓜生梨饮：冬瓜 250g，白梨 250g，苦荬菜 250g，糖蜜适量。将冬瓜、白梨、苦荬菜去杂洗净，绞汁去渣，再加入适量白糖、蜂蜜成汁，代茶饮。

2. *中药治疗*　黄苔涉及里证、热证、湿热证，脾胃病、阳明腑证、卫气营血的中气证和邪初入营证等不同疾病证型，采用中药治疗时应依据疾病的主要症候表现，选取恰当的方剂治疗，以下列方仅供临床辨证用药时参考。

（1）石膏知母汤(《伤寒论》)：生石膏 400g(八两)，知母 150g(三两)，炙甘草 50g(一两)，粳米 2 合，水 1 斗。煮米熟汤成去渣 1 升，日三服。

（2）苇茎汤(《千金方》)：苇茎 100g(二两)，薏苡仁 50g(一两)，冬瓜仁 40g(八钱)，桃仁 15g(三钱)。水煎服。

（3）大柴胡汤(《太平惠民和剂局方》)：枳实 25g(半两)，柴胡 250g(半斤)，大黄 100g(二两)，半夏汤 125g(洗 7 次，切焙二两半)，赤芍、黄芩各 150g(三两)。上 5 味，为粗末，入半夏拌匀。每服 15g(三钱)，以水一盏半，入生姜 5 片，大枣 1 枚，煎至一盏，滤去渣，温服，食后临卧。

（4）调胃承气汤(《伤寒论》)：大黄 15g(三钱)，芒硝 15g(三钱)，炙甘草 10g(二钱)。水煎，温服。

（5）橘皮枳术丸(《脾胃论》)：枳实、橘皮各 50g(一两)，白术 100g(二两)。上药为细末，荷叶烧饭为丸，如梧桐子大，每服 50 丸，温水送服。

（6）茵陈五苓散(《金匮要略》)：茵陈十分(末)，五苓散五分。上二味和，先食饮服方寸匕，日三服。

三、灰苔

灰苔者，白黑混杂，白为基础，黑为浅薄，黄为兼色。因此，外观白、黄浅黑混杂晦暗而呈灰色。我国古医籍认为，灰者为黑者较轻者，但与黑苔有明显区别。苔灰名词首见于1341年，元代杜清碧的《伤寒舌诊》和《敖氏伤寒金镜录》："舌见灰色尖黄。舌见四边微红，中央灰黑色者。舌见灰黑色而有黑纹者。舌见灰色灰黄。"16世纪下叶，清代申斗垣在《伤寒观舌心法》舌诊专著中第一次列出"灰色舌总论"，他认为："夫灰色舌者乃三阴经舌也，非苔黑即舌中见其灰色也。然有在根，然有在尖，有在舌中者，有浑舌俱灰黑者是也。凡有此舌则症必腹痛，自利，太阴经也。口燥咽干，少阴经也。烦满囊缩，舌卷，厥阴经也。此症皆自表而入里，自太阳经传至三阴，皆有邪热，当参脉与症相应，治之可也。"1746年，叶天士在《临证指南医案》中多处论及灰苔舌，并明确灰色指的是舌苔而不是舌色："饮酒又能纳谷，是内风主乎消烁，舌苔灰黄。温邪自里而发，舌心灰滞，舌灰黄，此烦劳阳动，暑风乘虚而入。舌白罩灰黑，伏暑内发。舌灰消渴，最危之证。"将灰苔舌提升到清晰明确定义之外，为我国中医舌诊学研用灰色舌奠定了基础(图4－242至图4－245)。

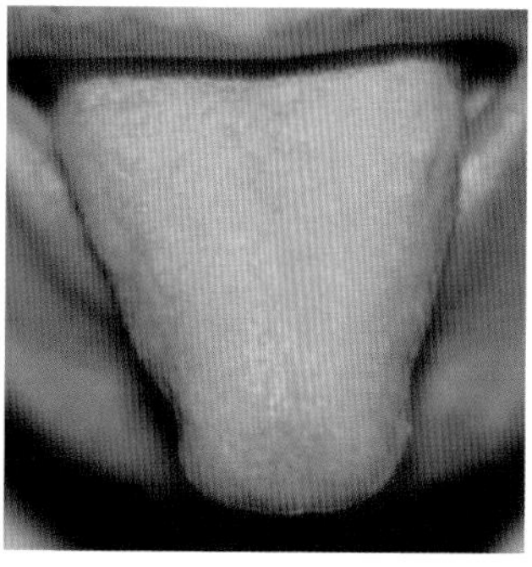

图4－242　灰白黄苔

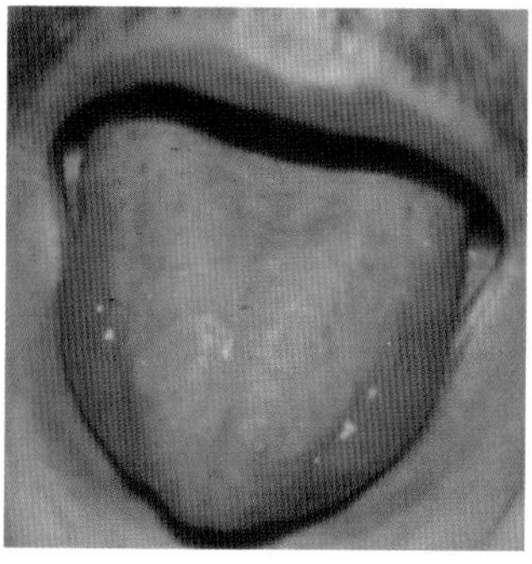

图4－243　灰苔

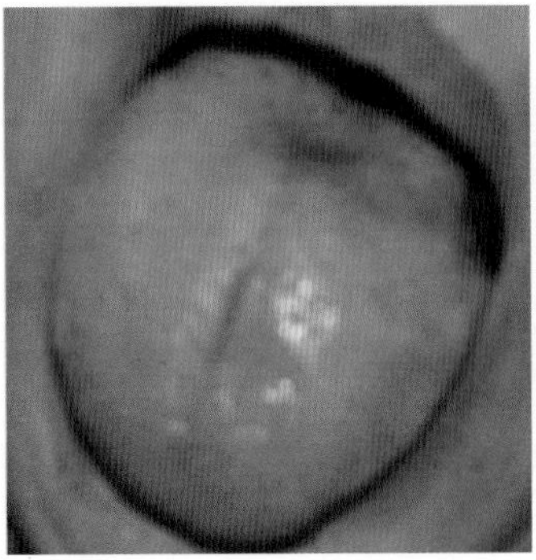

图4－244　舌根岛状黑灰苔

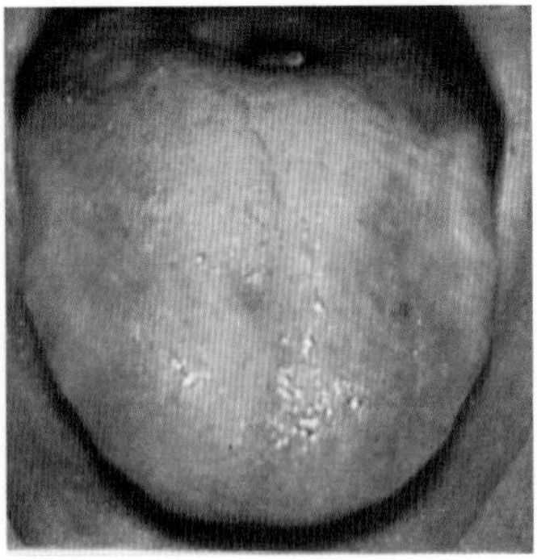

图4－245　灰黑晦苔

总之，临床所见舌出现灰色苔，多为里证，但有寒、热之分。临床见到灰苔湿润、水滑，多为痰饮内停，寒从湿内阻；若苔灰而干，则多为热炽伤津，常见于外感热病，见于内伤杂病，为热灼肾阴，阴虚火旺。舌苔灰而薄，多为脾阳虚衰。舌灰、厚腻而黏，多为湿热内蕴，邪热传里、时疫瘀积、蓄血等，也常可见到灰苔，但证型常较混杂。一般认为，凡舌出现灰苔，均为里证无表证，有实热证无虚寒证。临床中可见到温病热毒传遍三阴，舌苔可见灰色并带重晕。舌苔色灰目黄者，可见于湿中生热，肝胆为病。总之，灰苔临床虽不多见，但邪热湿毒传里、时疫、瘀积、停胸、蓄血、狂痫等证，有时均可见此苔色，但注意区别有无常人假苔。

现代医学对灰苔研究甚少，一般均将其混在黑苔中简述。我们在舌诊研究中，发现灰苔、黑苔在中医病因、病机辨证施治中存有区别，其灰、黑之间，不是浅、深、轻、重的关系。临床中，我们发现人体内毒素存留过多，热毒传内，正熵瘀积，瘀久成热，毒热互作，阴阳升降，代谢失职时，舌即可出现灰苔。故病人常无明显发热，如慢性肾病，特别是尿毒症，灰苔出现率高。重度黄疸，黄疸退化时，癌症化疗，某些糖尿病、肾病、药物中毒，或某种药物过量应用或其他原因致人体中毒亦可出现灰苔舌。临床中还发现一些感染疾病应用抗生素或其他化学性药物，发热被控制，但舌却出现灰苔。灰苔较白苔、黄苔少见，而病种亦较局限，所以人们在舌诊研究中，常省去灰苔，仅研究白、黄、黑 3 种苔色，因此，使其深入研究资料缺乏。

中医理论表明，灰苔多见于寒因邪毒直中三阴或阳症变阴或毒邪积蓄脏腑致人体阴毒厥胜而使舌产生灰苔，因此，灰苔舌的饮食选择有别黑苔舌，以下食物可供饮食选择时参考。

鹅肉、绿豆、黑豆、栗子、桑葚、梨、西瓜、槟榔、芦笋、丝瓜、苦瓜、冬瓜、莴苣、慈姑、苦荬菜、马齿苋、苦菜、竹鸡菜、苜蓿菜、绿豆芽、金银花叶、槐花、甘草汁、芦根汁、土茯苓汁等。

1. 药食调理

（1）冬瓜排骨汤：冬瓜 300g，苜蓿菜 200g，猪排骨 500g，盐、姜、大料、料酒各适量。将冬瓜切薄片，苜蓿菜洗净切成寸段待用。将猪排骨洗净剁成寸块放入适量清水，加生姜 1 块，大料 1 瓣，料酒 40ml，煮沸去血沫至汤清，在文火上煲 1 小时，再放入冬瓜、苜蓿菜再煲 1 小时，起锅时放盐即可食用。

（2）芦茭汤：芦笋 300g，茭白 300g，地黄苗 200g，猪瘦肉 100g，调料适量。将芦笋、茭白、地黄苗去杂洗净，猪瘦肉切成肉丝，加清水适量，煲煮 1 小时，起锅放适量精盐，去渣饮汤。

（3）金银花茶：金银花（连花带叶）1000g，枸杞子 300g。将金银花洗净晒干，枸杞子洗净，每次各 15g 左右，开水泡饮。

2. 中药治疗

灰苔为里证、寒热互结证，阳证变阴证。在伤寒多见于太阴、少阴或厥阴证，在温病多见于瘟疫热毒，传遍三阴。由于寒热互结，体内夙有痰饮蓄血，若新加伤寒、伤热或伤食、伤饮，使热寒食积互交更剧，可产生灰苔。因灰苔舌辨证比较困难，虽为里证，时有表证尚存，虽为寒证确因热而生，寒热俱在，所以，灰苔舌用药应十分注意病人的病因、病情、病势的具体情况来辨证选方，以下方剂仅供临床辨证用药时参考。

（1）养荣承气汤（《辨舌指南》）：大黄15g（三钱），厚朴、枳实各5g（一钱），知母、当归、芍药、鲜生地黄各5g（一钱）。加姜煎。

（2）桂枝加大黄汤（《伤寒论》）：桂枝15g（三钱），大黄10g（二钱），白芍30g（六钱），生姜15g（三钱），炙甘草15g（三钱），大枣4枚。水煎温服，日3次。

（3）大柴胡汤（《伤寒论》）：柴胡20g（四钱），姜半夏7.5g（一钱半），黄芩10g（二钱），芍药15g（三钱），生姜10g（二钱），大枣1枚，炒枳实5g（一钱），酒大黄10g（二钱）。水煎，温服。

（4）十全苦寒救补汤（《辨舌指南》）：生石膏400g（八两），生知母38g（六钱），黄柏20g（四钱），黄芩30g（六钱），生大黄、玄明粉各15g（三钱），制川厚朴5g（一钱），生枳实7.5g（一钱半），黑犀角尖（代）20g（四钱）。水煎，温服。

四、黑苔

黑苔为舌苔黑色（图4－246，图4－247），主里证，热极寒极，阳明胃经实热，热气蕴结于足少阴肾经和瘀热郁结于手太阴肺经，肝脾、心经、膀胱经。湿热证也有见者，其多为病症重度阶段，但也有舌局部受外因损伤所造成者。

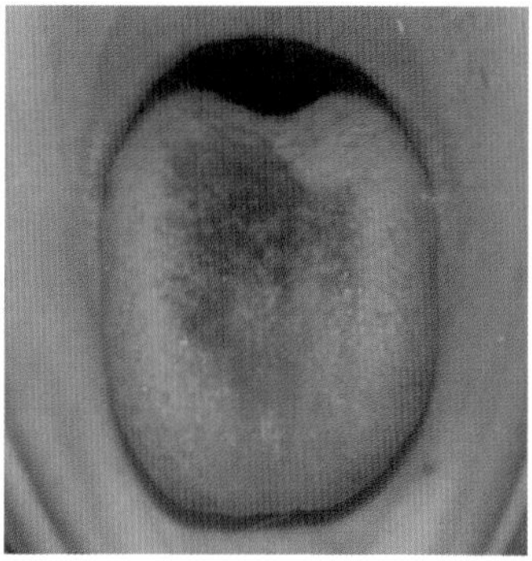

图4－246　舌中黑苔

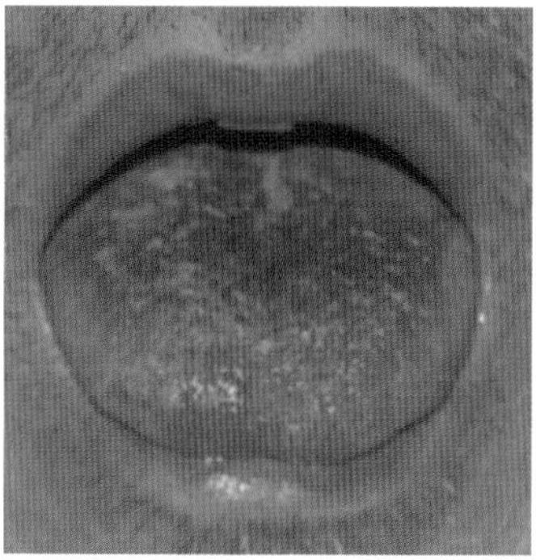

图4－247　焦黑黄苔

在我国中医舌诊发展史中，舌黑苔出现端倪首见于三国时期的华佗《中藏经》："热病七八日，不汗，躁狂，口舌焦黑，脉长细弱者死。"因后人对《中藏经》是否为华佗所著有所异议，有人认为系唐人托名而作，但难以考证，所以，我们只能将以上"舌焦黑"作为黑苔出现，称作黑色舌苔出现的端倪。

真正舌黑苔描述的出现，应始于金代成无已的《注解伤寒论》和《伤寒明理论》："舌苔老黄，甚则黑起芒刺。舌苔黑糙而起刺，舌上色黑者。"其后杜清碧在《伤寒舌诊》中记述了多种黑色苔形："舌见纯红，内有黑形。尖见青黑色者，内有干硬黑色形如小长舌。内有黑纹者，舌见黑色。舌见黄色中黑至尖者。舌见灰黑色而有黑纹者，舌根微黑。"1445年，陶华在《伤寒全生集》中首次将之前舌的各种黑色、黑形、黑点、黑纹等描述定位为"黑苔"："若舌上黑苔而燥，舌上黑苔生芒刺，舌上黑苔燥生芒刺，舌上黑苔而滑者，凡看舌鲜红者吉，青黑者凶，若黑苔刮不去，易生刺裂者，必死无医。"自此，黑色舌苔成为舌诊学中舌苔观察的必见内容之一。

清代申斗垣在《伤寒观舌心法》《黑舌苔总论》中比较详细地阐述了伤寒临床黑苔观察经验："夫黑苔舌者乃伤寒之危症舌苔也。自表证无此舌苔。若两感一二日间有之必死。若五七日传至里，变为坏症，伤寒方有此苔舌也。白苔上渐渐中心黑者，是伤寒邪热传变至此危症，参本条亦有轻重生死之分。红舌上渐渐黑者，乃瘟疫传变坏症将至也。"

在中医舌诊文献中均认为病人出现黑色舌苔，病情大多严重，其常见规律如下。

伤寒证邪热传里化火，先在舌中起黑苔；随病热加重而黑苔延及舌尖舌根，其黑苔往往由白、由黄变黑，其真黑苔应为刮之不脱，湿之不退。若里实证，热极伤阴，则黑苔起芒刺，干焦罅裂；真寒假热证，舌现黑苔，必全黑不焦；寒盛阳衰证，舌见黑苔必滑润。有人认为，邪热在三阴经，舌苔见灰黑色，必是黑中带紫。里寒湿证，黑苔常是黑中带白。薄黑苔，多为中焦阴寒。若苔见中黑边白而滑润，为虚寒夹湿，见于脾阳不振，或水饮内停；若黑苔刺干糙刺手，为寒邪化热，各脏腑均热极。有时临床中可见白厚苔，表面散布黑点或黑色斑片，多为表邪入里化热，或湿热内盛所致。若寒湿浊邪停聚胃肠，亦可见黑滑苔；若痰湿夹热，积伏中焦，亦可见灰黑厚腻黏苔。肝胆热结亦可见半边黑苔，脏腑实热亦可见根黑尖黄苔。

中医理论认为，黑为肾色，故寒极见黑苔者，为肾之真脏色现。若热证见黑苔，为火极似水，故此，黑苔的出现都应是寒证和热证发展到极端的表现。其中由于伤寒或温病迁延日久，热邪传里化火，热极耗阴，舌苔由白、黄变黑，热甚者黑苔上起芒刺或干焦纹裂，舌质红绛。若舌质淡白，附有薄润淡墨色黑苔，系阳虚寒极所致。若舌体瘦薄，舌上苔黑而干，虚弱而无发热，属阴虚肾水不足之证。

现代医学对黑舌苔有过不少研究，因丝状乳头增生呈毛发状，国外文献一般称为黑毛舌。从 1853 年以来，不断有人报道对黑毛舌的研究情况，但研究结论是意见很不一致。Rayer 等在报道中把黑毛舌分为真假两种：真性者是因胚胎发育异常，而人们通常在临床中能见到的几乎都是假性者。在假性黑毛舌观察中，所观察到的结果可以称得起各种各样，有人认为黑毛舌的产生是真菌引起的，有人在黑舌苔中培养出能产生棕色色素的链丝菌，有人在黑毛舌中找到可以产生黑色素的黑色菌属，也有人在黑毛舌中培养出曲霉菌、地丝菌、念珠菌、酵母菌等，也培养出可产生硫化氢的较多菌种，因而有人认为黑色为硫化物。此外，也有人报道在伸长的黑色丝状乳头内曾分离出各种微生物，如葡萄球菌、链球菌、旋毛菌和各种真菌，进而使很多人支持寄生理论。

但也有人研究较大样本病例，未发现有任何特殊细菌或真菌是产生本病可以被肯定的病原。有人认为，细菌是黑毛舌形成仅是一个比较次要的因素，舌苔吸收了口腔渗血或出血中的铁质，产生黑色。应用抗生素等药物抑制了肠道细菌，使烟草酸合成减少，造成烟草酸缺乏，并经犬的动物模型和治疗过程获得支持，说明烟草酸缺乏与黑毛舌的形成有一定关系。之后，还有人报道，注射青霉素以后又口服含铁药物产生黑毛舌和使用新霉素牙膏后产生黑毛舌（图 4－248A，图 4－249B）。有人把舌黑毛拨下来检查，黑毛并无黑色素。黑毛舌口腔 pH 多在 5～6，因此认为，此种偏酸性环境阻断了丝状乳头上皮细胞的正常脱屑，使角化蛋白不易脱落堆积，加之食物或有色微生物增殖而成为黑毛，这种改变已经扫描电子显微镜证实。

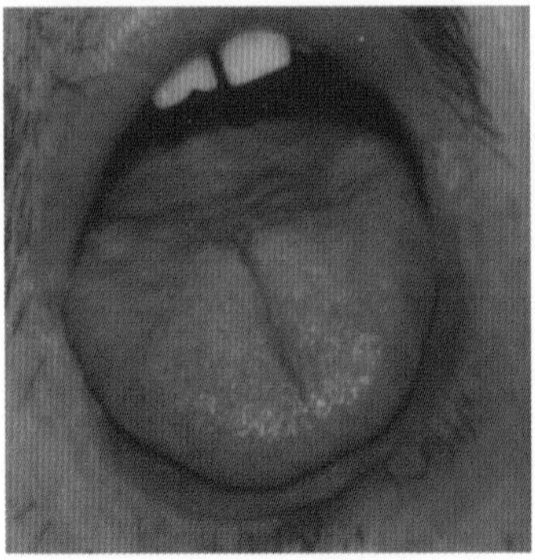

图4－248　黑毛舌(A)

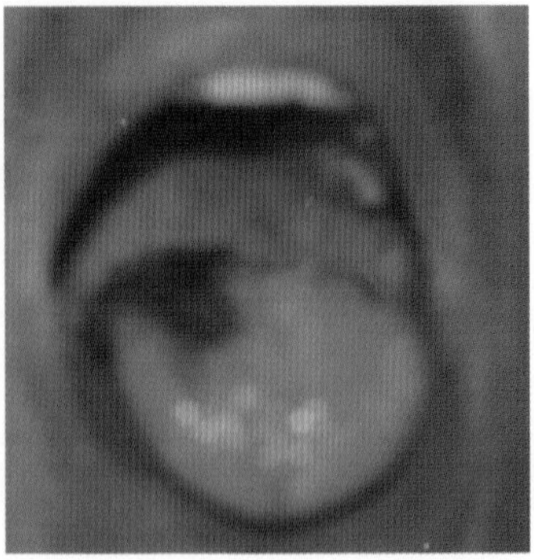

图4－249　黑毛舌(B)

总之，国外文献报道的主流认识：黑毛舌产生与乱用抗生素致口腔真菌、细菌产生酸碱度改变，烟草酸合成减少，口腔铁含量增加等关系密切。但这些认知，都是从局部到局部认识观点，忽略人是一个完整的整体，各脏腑系统间相互关联，相互作用的诸因素，不是仅在口腔局部所见而能真正得到合理解释。我国古代医家所见的黑舌苔，多出于伤寒重证和温病极期，那时的中国没有抗生素，不存在乱用抗生素的现实，而当时治疗伤寒、温病所用的中草药多为植物枝叶、根茎和一些果实，极少用一些矿物质类药物也根本不含有菌类，所以，单纯以乱用抗生素等观点解释黑毛舌产生的机制是无法说明中国古代伤寒、温病患者所产黑苔舌的真正机制。因此我们认为，由于急性疾病的病情严重阶段，人体脏腑功能高度损伤致使人体熵流入出障碍，阴阳升降严重失调，造成人体进出入废，升降息状态(高热、脱水、急慢性炎症、毒素刺激、胃肠、肺功能失调，神经系统紊乱、肾维系功能衰失)，使新陈代谢废失，大量毒素堆积体内，化腐化热，造成口腔舌的代谢停废，有利于代谢物质缺少，口腔环境污秽，酸度增高，致使各种细菌大量繁殖，而舌苔发生热、毒、燥及相应化学反应所造成的舌所处环境改变，而产生黑苔舌。

在陈氏对50例黑苔舌观察中亦可以证实以上观点，陈氏在《舌诊研究》中所观察50例黑舌苔出现有关因子排在第一位是发热，第二位是感染，第三位是口腔卫生不佳、胃肠功能紊乱、吸烟、口腔出血、神经系统功能失调。现代医学观察，黑苔舌出现病种，多见于各种重感染性疾病，如泛发性腹膜炎、重症胰腺炎、重症肝炎、脓毒血症、败血症、血栓闭塞性脉管炎所造成肢体严重坏疽继发感染、糖尿病足所致的足坏疽感染。此外，肺炎、肾盂肾炎、急性胆囊炎、化脓性骨髓炎、盆腔炎、腹腔脓肿、白血病、肝硬化腹水，乳腺癌、肝癌、膀胱癌、胃癌、结肠癌病情晚期阶段及真性红细胞增多症，风湿性心脏病亦可有黑苔舌出现。

中医理论表明，舌黑苔为里证，主热极、寒极，其病症多较重。在伤寒多为瘀热互结于太阴肺经，足阳明胃经或足少阴肾经和脾、肝、心、膀胱经。在温病为病在营血，极少数局部因素造成者可因口腔卫生环境极差。因此，黑苔舌病情既重，又常复杂，所以临床治疗中应十分注意仔细辨证，分清热、寒、病位、病势。以下食物，可供食物选择时参考。

鸭肉、栗子、绿豆、西瓜、枇杷、柑、梨、槟榔、桑葚、苦瓜、丝瓜、苦瓠、茭白、芦笋、黄瓜、冬瓜、绿豆芽、白菜、莴苣、苦荬菜、败酱草、竹鸡菜、槐花、生地黄汁、甘草汁等。

1. 药食调理

（1）清炒绿豆芽：绿豆芽500g，白醋、精盐、胡椒粉、豆油各适量。将绿豆芽去根、须洗净，炒锅放油至热，放入绿豆芽武火翻炒，加醋、盐、胡椒粉即可出锅食用。

（2）丝瓜蜜汁饮：鲜丝瓜1000g，蜂蜜150g，凉开水适量。将丝瓜洗净捣汁去渣，加入蜂蜜和适量凉开水成汁状，随意饮之。

（3）甘草薄荷饮：甜甘草 300g，桔梗 150g，薄荷叶 100g，蜜糖适量。将甘草、桔梗、薄荷去杂洗净，加适量清水煮沸，留汁去渣，加入少许蜂蜜、白糖成汁，代茶饮。

2. 中药治疗

（1）大承气汤(《伤寒论》)：酒大黄 20g(四钱)，芒硝 10g(二钱)，姜川厚朴 20g(四钱)，炒枳实 10g(二钱)。水煎，温服。

（2）三黄白虎汤(《辨舌指南》)：黄连 5g(一钱)，黄芩 10g(二钱)，生栀子 15g(三钱)，生石膏 40g(八钱)，白知母 15g(三钱)，生甘草 4g(8 分)，粳米 15g(三钱)。水煎，日三服。

（3）十全甘寒救补汤［《辨舌指南》(寒热交炽)］：鲜生地黄 25g(五钱)，黑玄参 20g(四钱)，麦冬 15g(三钱)，天冬 15g(三钱)，生玉竹 15g(三钱)，北沙参 15g(三钱)，怀山药 15g(三钱)，牡丹皮 10g(二钱)，建泽泻 10g(二钱)。水煎，温服。

（4）十全辛温救补汤［《辨舌指南》(寒极)］：淡附片、干姜、肉桂、白豆蔻、木香各 5g(一钱)，陈皮 7.5g(一钱半)，花椒、公丁香各 3g(六分)，半夏 15g(三钱)，藿香 7.5g(一钱半)。水煎，温服。

（5）十全苦寒救补汤［《辨舌指南》(热极)］：生石膏(粉) 400g(八两)，生知母 30g(六钱)，黄柏 20g(四钱)，黄芩 30g(六钱)，生大黄、玄明粉各 15g(三钱)，炙川厚朴 5g(一钱)，生枳实 7.5g(一钱半)，黑犀角尖(代) 20g(四钱)。水煎，温服。

（6）十全甘温救补汤［《辨舌指南》(真寒假热)］：黄芪 25g(五钱)，人参 5g(一钱)，白术 15g(三钱)，熟地黄 15g(三钱)，川芎 10g(二钱)，归身 10g(二钱)，鹿茸 2.5g(5 分)，白芍 15g(三钱)，茯神 15g(三钱)，甘草 10g(二钱)。水煎，温服。

望舌苔简要结语：

望舌苔是一项比较复杂和需要认真分析其苔色、兼色、苔质厚薄，真假、润澡、滑涩、腐腻、黏糙、全偏、脱缺部位、化退等有关情况，否则仅知道白苔属肺，主表、主寒、主湿(也有里证、热证)；黄苔为里，为热；灰苔为寒热兼有；黑苔热极、寒极，是不能掌握病人五脏六腑病变，所反映在舌引起的苔变真实情况的。一般规律，薄白苔(舌面有一层如薄雾状白苔）属人体处在非平衡稳态时在舌的表现，常见于 8～30 岁的青少年人群，成年人、老年人很少能见到薄白苔。因为人体处于远离平衡的开放系统，阴阳升降，熵流入出无时不在发生。人生的生、长、壮、老、死客观规律，谁都不能例外。从初生所含的祖气至生命的极盛时期，仅限于 30 岁以前。由于人体小儿阶段为稚阴稚阳之体，多有外感寒热，内伤饮食，其阴阳熵流变化尤速，在小儿舌诊检查时见到真正意义的薄白苔机会很少，所以舌现薄白苔的年龄多在 8～30 岁，这种提法仅是从人生生命规律角度讲，在现实中此规律并不尽然。一些年轻人昼寝失衡，饮食欲好无度，身心受损早现，薄白苔在这些人中已不复存在，这种情况我们在大量年轻人舌诊普查中已屡见不鲜。

古人谈白苔多是在病人就医时所见，而又多体现在伤寒温病中，一些常见杂证虽曾有人记述，但为数甚少。近几年来，我们在舌诊研究中除对各种常见病、多发病进行系统舌象观察外，还进行了大样本的社会各年龄段人群舌象普查和健康体检人群的舌象观察，发现除一些常见疾病外，中医未病学中所提到的潜病、早病、欲病、不显病、微病和现代医学所称的“亚健康”人群，其舌象表象白苔是其最常见的舌苔表象。

从颜色看白苔如乳白色或粉白色遮盖于舌质表面，亦有如豆腐渣样堆积于舌上。从伤寒、温病角度看，病情尚属早、轻阶段。从杂病角度看，常见的白苔亦为病情轻、早阶段。从人体健康角度看，舌一现白苔，人体即失去非平衡稳态，处在阴阳失衡，熵流入出障碍，涨落升降明显的潜病、欲病、微病、早病、不显病、已病和“亚健康”状态。其白苔所含病种极其复杂繁多，应注意寻找其病因、病位所在，以使病证早期获得预防治疗。

白苔厚薄亦应是十分关注的问题：一般规律，薄为病轻，厚为病重，薄为病邪初侵，厚为邪入已深，薄为肺气初伤，厚为肺与大肠经气共损。白苔常兼有其他色，如白兼黄、白兼灰，白兼黑，这些兼色的出现都是人体失平衡稳态加剧，疾病向重度程度发展的表象，应及时辨证理清治疗。一般白苔兼黄色为病邪入里，兼灰色为表邪入里已达三阴，兼黑色为表邪入里，邪重至热向重度阶段发展。

黄苔为里证、热证，主脾胃病。舌一现黄苔即为邪已入里，人体发热则应寻找热因所在。若无发热则应在脾胃方面寻找黄苔产生的根源，应注意人体是否存在胃、胰、胆等炎性疾病，是否存在消化道不通畅或阻塞的病症所在。特别是消化道失去“六腑已通”之根本，正熵积蓄过盛，积而生热，应尤为注意。这种情况在古医籍中常称热在阳明或热在气分，而在“伤寒”“温病”之外的杂证，黄苔亦是脾胃功能障碍产生热郁的主要见证。诚然，有的黄苔与口腔局部卫生差、污染过重或口腔局部存在急、慢性炎症有关，这些情况医师做一个局部观察即可确知，而且毕竟是少见者。

黄苔的厚薄与疾病轻重程度相关，一般规律是薄黄苔为病邪出浅入里，厚黄苔是里邪已盛。

黄苔的兼色，常见有黄白苔、黄灰苔和黄黑苔。黄白苔是邪虽然已入里，但表邪尚未尽，肺经症候表象尚存，治则应太阴、阳明同治，表里兼顾辨证。黄灰苔为热邪入阴，热、寒同在，需依因依证仔细辨证，而选择适宜的治疗方药。黄黑苔为里热已将盛极，需及早进行清热除邪，以免延误治疗。

灰苔为里证，为实、为热兼有。灰苔一般是从白苔、黄苔发展演化而来，常是覆在两种苔色之上的苔色，因此常不分厚薄，灰苔兼色也因灰、白、黄各占比例多少而分为灰白苔、灰黄苔(白灰苔、黄灰苔前已述及)。灰白苔显示病邪虽已在表、寒基础上直达三阴，但表邪尚未尽，治疗时应适当考虑，甘温或辛温药物与苦寒药物同用辨证施治。灰黄苔是热邪直达三阴而热邪热势尚存，治疗时苦寒药物应在辨证施治中占有一定位数，方能使病邪速去。

总之，灰苔辨证较为复杂，特别是在杂证施治，毒邪深至三阴、骨髓、营血，简单地用“伤寒”“温病”辨证之法对待，常有不妥，应十分注意灰苔产生的病因、病机、病情、病势、病变等临床实际情况进行合理辨证施治才能取得好的疗效。此训不可不记。

黑苔，为里证，为热极、寒极，为疾病重度表现，已是古今共识(应十分注意由触染而成因的假黑苔存在)。

黑苔多由黄苔、灰苔变化而生，一般多位于舌中央或近舌根部，因其常与燥、裂共存，所以人们常不论其厚薄。

黑苔的出现说明人体由于病邪的侵袭，热化、寒化未得到有效控制，由黄、灰急变为黑，病情严重，应及时对因、对症进行辨证治疗。又因其以示热极、寒极，所以兼色应为辨证中之次要，只是做到相应兼治用药即可。应抓住主要矛盾，找出热极、寒极，不需顾虑兼色，再论孰重孰轻。

辨苔色的最后问题，若排除染苔，即排除所现苔色是食物、饮料、药物等所造成的染色(图 4－250 至图 4－253)。苔的润燥、滑涩、腐腻、黏糙，亦是察视舌苔时需要注意辨别的问题。不同的苔色、苔的厚薄、兼色都存在与上述某一变化的同存或多变共存，这些变化，演示着人体脏腑功能的旺、衰，好、坏和人体正气抵御病邪的能力及病情、病势、病变的演变趋向。这些变化的观察，古人在“伤寒”“温病”辨证施治中非常重视。今天，我们在常见病、多发病和“未病”“亚健康”的诊治中亦不可小觑。

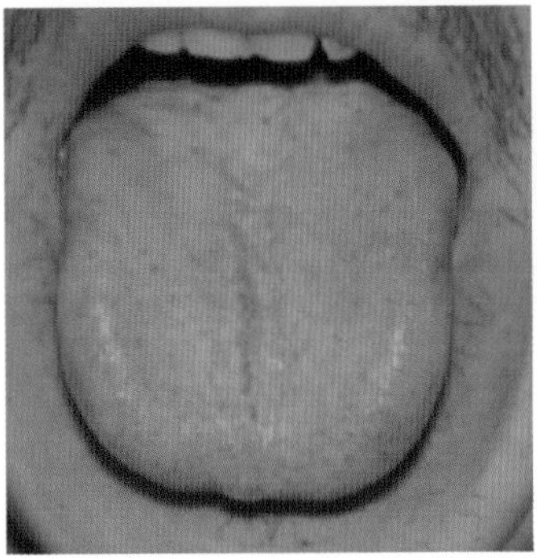

图4－250　蓝染苔

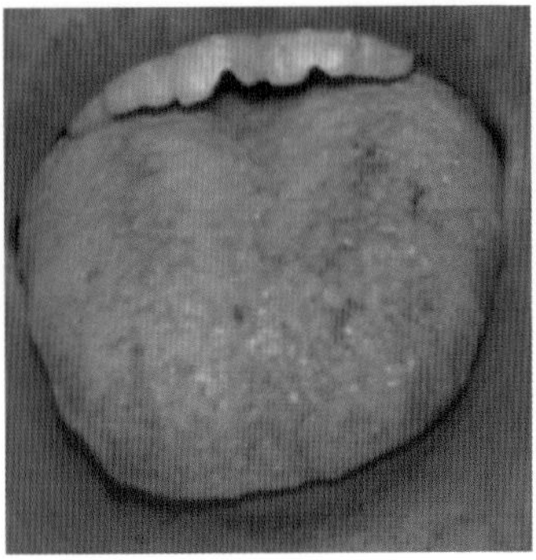

图4－251　灰染苔

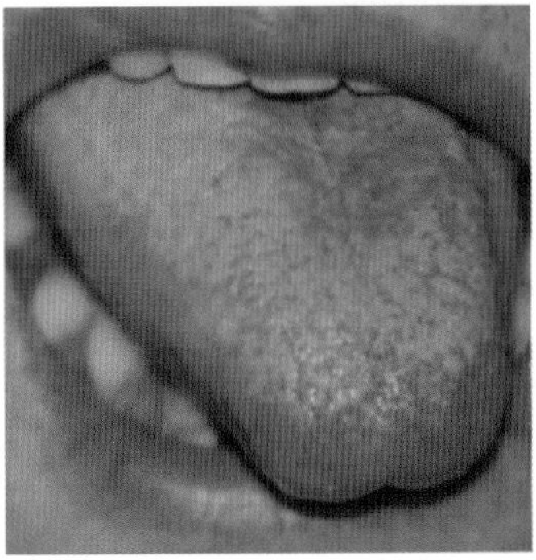

图4－252　绿染苔

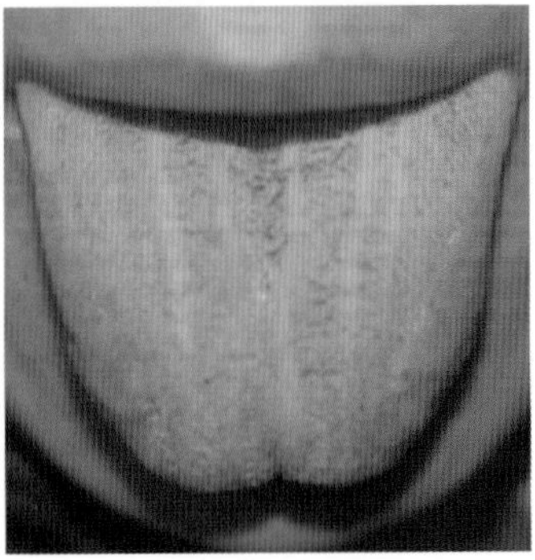

图4－253　黄染苔

在我国古医籍舌诊观察中，通常认为，人体虽已有病邪入侵，不论表里寒热，邪轻邪重，侵犯何部位，舌质润泽即为津液未伤，若为燥涩则提示津液已耗损过重。中医舌诊观察经验认为，湿病舌润，热症舌燥。舌色红润属表属阴、属寒、属虚。舌燥有苔属里，属阳、属热、属实。无论湿燥，大抵有苔垢者，湿病为多。无苔垢者热病为多，然亦有邪传入血分，气不化津而反燥者。凡脾胃有痰饮水湿则舌多不露燥象，凡干燥之舌，皆属热毒亢甚胃阴欲竭之势。这些论述虽从“伤寒”“温病”治验中所获，在杂病、常见病、“未病”“亚健康”舌诊观察中，亦是重要参照依据。舌质润湿说明无论何病证，体液未缺。舌质燥，无论何病症，说明人体的体液已处于脱水状态。苔的滑涩，是古代医家在诊治“伤寒”和“温病”时，望、触结合所产生的结论。舌上苔滑是我国中医舌诊最早出现的名词之一，张机在《伤寒论》中，对伤寒、湿象、脏结都观察到“舌上苔滑”。中医舌诊观察经验认为，滑者津足扪之而湿，涩者津乏扪之而涩。滑为寒，寒有上下内外之分，涩为热，热有表里虚实之辨。滑苔者，主寒主湿也，有因外寒而滑者，有因内寒而滑者。白滑者，风寒湿也。滑而腻者，湿与痰也。滑腻而厚者，湿痰与寒也，唯薄白如无则虚寒也。涩为热，苔薄而涩，舌淡红者虚热也。苔厚而热，舌深赤者，实热也。苔白而涩，热渐入里也，苔转黄腻深入胃也。以上所谈虽然是我国古医家在“伤寒”“温病”临床治疗中所积累的经验，但对于杂症和常见病的舌象观察亦是重要依据。滑者湿重，涩者热重，液枯。土地湿重底实踏之则滑，干枯屑起踏之则涩。舌上苔滑无论外感内伤，都为湿寒固体无罅可泄。舌质干涩都因热甚灼伤津液而至，液枯津干，无津可寻。舌苔腐腻是苔质的两种常见表现，腐者无迹，挥之即去，为正气将欲化邪。腻者有形，挥之不去，为秽浊盘踞中宫。

中医舌诊观察经验认为，腐苔的出现多见于浊湿痰饮、食积、瘀血顽痰之病，胃中腐浊上泛、上蒸或中有直槽气虚不能运化至胃体腐败，津液悉化为浊腐，蒸腾上循而使舌产生糜腐之苔。苔黄而腻为痰热湿热，黄腻而垢为湿痰初结。白滑而腻者，湿浊与痰也。滑腻厚者，湿痰与寒也。以上有些虽为我国古代医家的“伤寒”“温病”观察经验，但用于杂病和一些常见病亦有重要参考价值。顾名思义，腐者如豆腐之渣，无根无连，揩之即去(图 4－254)。脾胃是其生发之源，各种原因所致的胃中浊气不能下降，正熵瘀积，积多化热，生腐生浊，不能下降，反逆向上，脾胃为土，肺为金，土生金，胃土之浊污之气污秽肺金，肺金瘀滞负熵难入，正熵反溢，使胃、肺二者共有之污秽之气上煮附于舌面，而现浊腐之苔。此不仅见于“伤寒”“温病”，其他任何病可引起上述病变者均可产生腐苔。腻苔为寒湿重，为滑之重者，痰、湿热互结而成此苔状，无论何种病有此因者均可见此苔(图 4－255)。

舌苔糙黏，糙黏与燥涩滑腻紧密相连。糙为燥涩之加重，外观如糙石，触及刺手，加之秽浊，视之不泽。其产生原因为清气被抑，肾气不能上达。不能发生津液，或阳气被阴邪所阻，不能上蒸而化为津液，或脾胃因热极、寒极所伤，胃中津液焦灼，无汁润舌，加之秽浊于其中，而使舌产生糙状刺感。

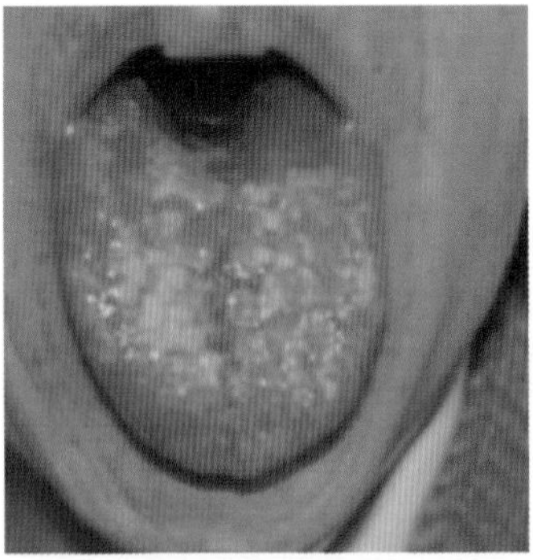

图 4－254　苔无根

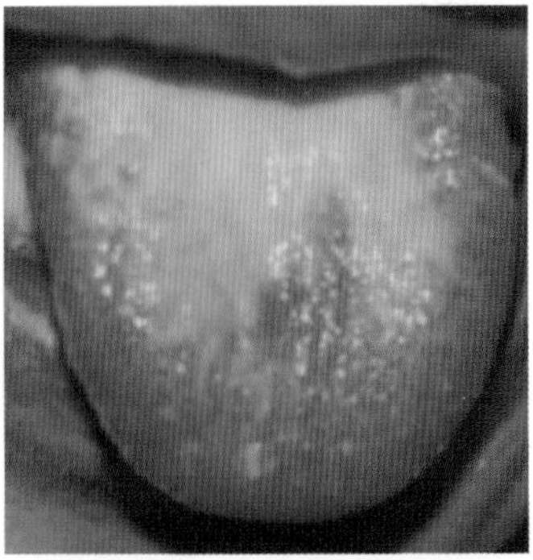

图 4－255　白湿厚腻剥苔

黏者为滑与腻的发展，为痰涎为邪热所灼，至津液渐枯仅留黏腻之秽物附着于舌，与滑腻病机相近，只是痰涎在火灼津亏之后所留图像。此外，舌苔的真假、偏缺部位、化退、散无等亦是辨苔质需了解的内容。苔有真假，真苔如地上之草，有根有枝叶，挥之不去，为真苔。假苔如地上之浮垢，无根无枝叶，刷之或漱之即去或随食而去。真苔反映着五脏六腑的气机变化。假苔为口腔或胃中秽污之气上蒸，附在舌面，尚未生根，成一时之变化，但也说明人体已有阴阳升降失调，中虚污蒸或熵流入出的局部障碍，亦应引为注意。

苔的常形不论何色一般均匀铺布于舌面。若舌面某一部位缺少苔垢，则注意观察所缺苔部位在哪一脏腑舌面投影区。古人所谈的偏中、偏内、偏外、偏左、偏右，均与舌的脏腑分区有关。舌中属脾胃，舌尖属脑、心和肺，舌右边属肝胆，左边属脾胰，舌根属肾与膀胱，这是近期我们通过系统研究而确定的脏腑位置，一般规律是何处偏缺即为该脏腑有疾。苔在舌面分布还存在有厚薄，应结合颜色部位确定性质。总之，薄者病轻，厚者病重，薄者病多在表，厚者邪多入里。临床中还可以看到如雪花散落在舌面散苔，此苔是人体气阴两虚的前奏，要十分注意对疾病的治疗和体液的纠正。若进一步舌变红光或绛光无苔则示人体气阴两虚重度(图 4－256 至图 4－274)。

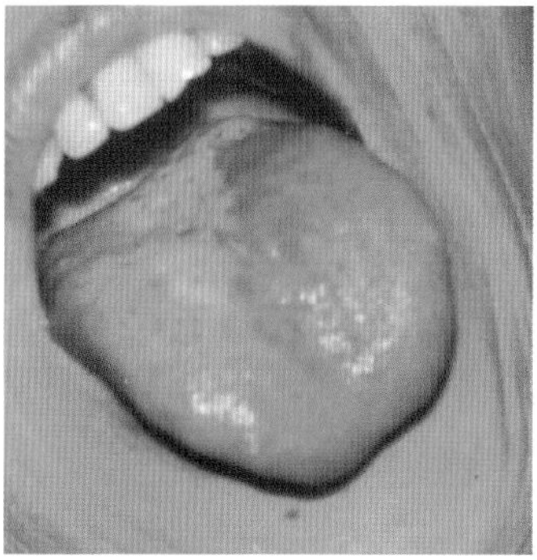

图 4－256　半剥落苔

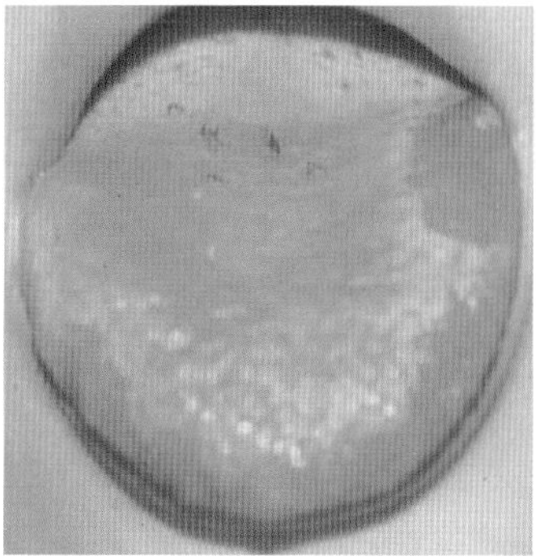

图 4－257　印状脱苔

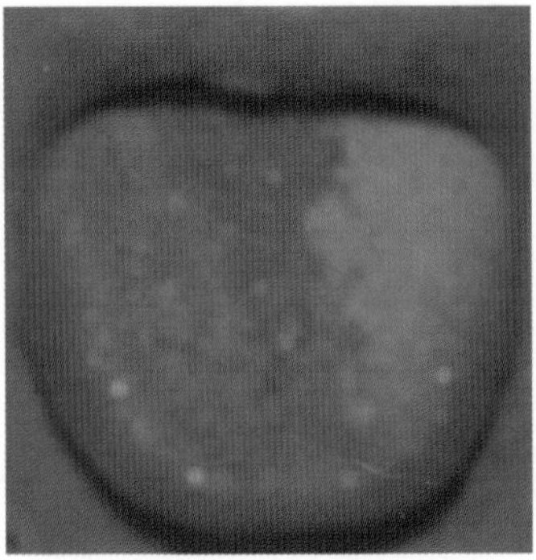

图 4 - 258　左旁苔

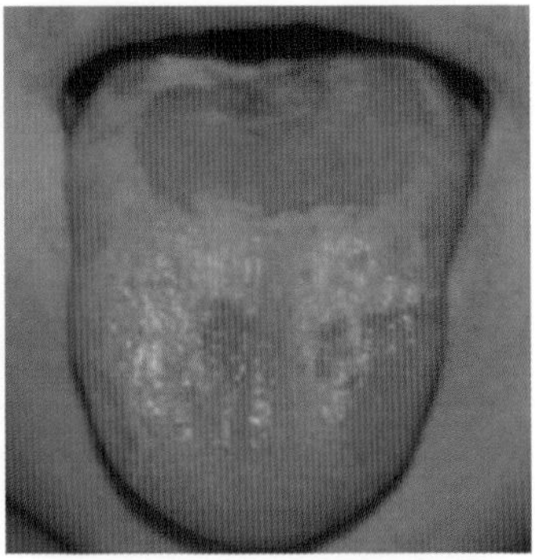

图 4 - 259　地图状剥落苔

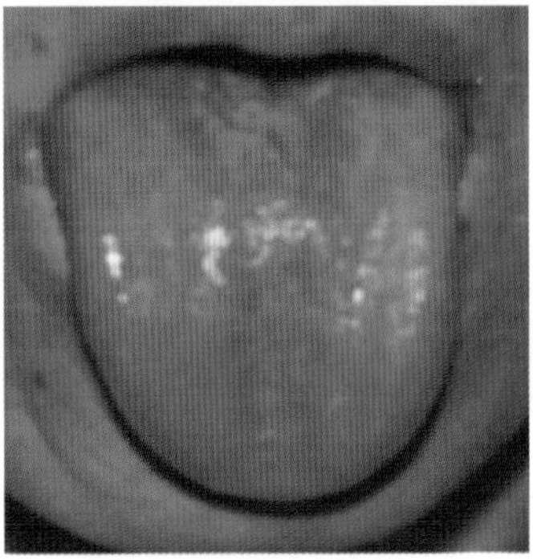

图 4 - 260　点片状剥落苔

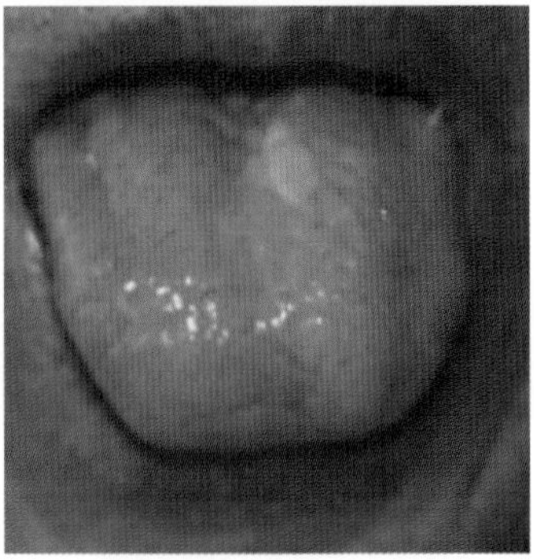

图 4 - 261　舌面孤岛状苔

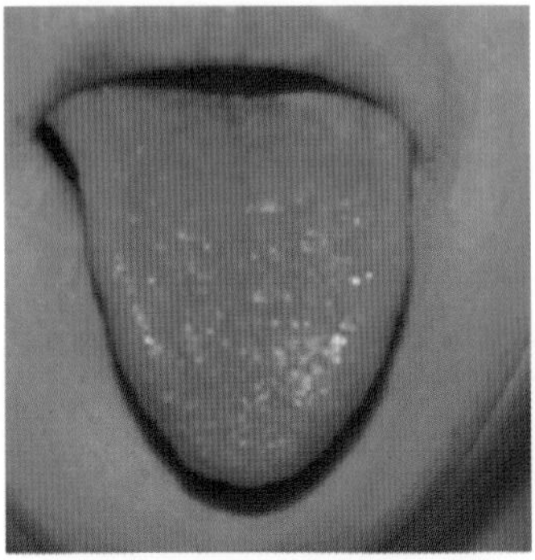

图 4 - 262　舌近无苔

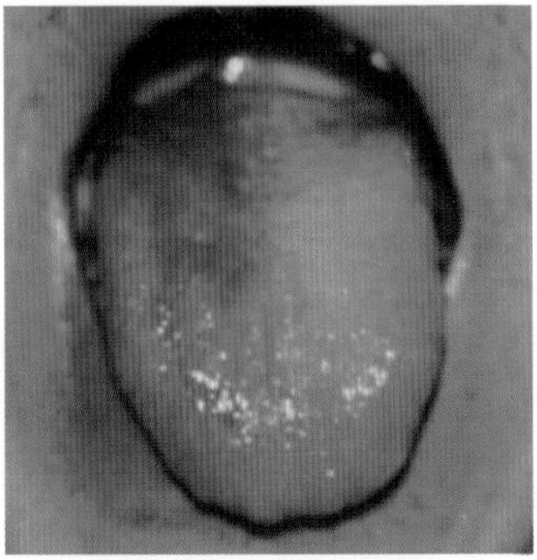

图 4 - 263　蓝红黄苔

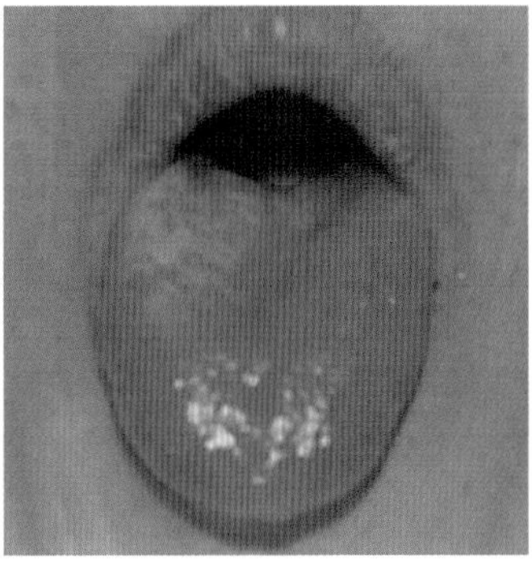

图 4－264　舌前根偏苔

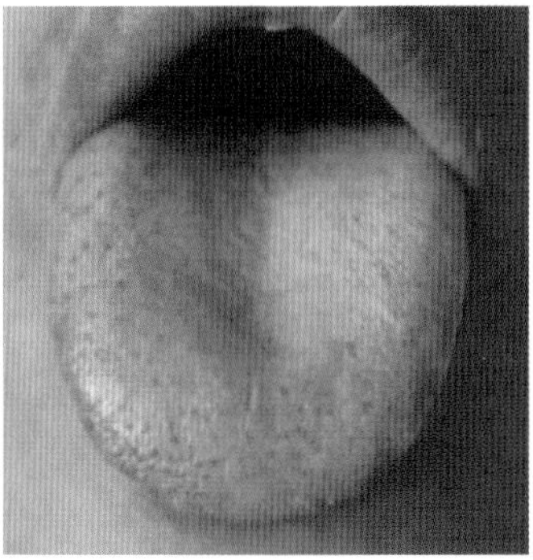

图 4－265　舌白灰各半苔

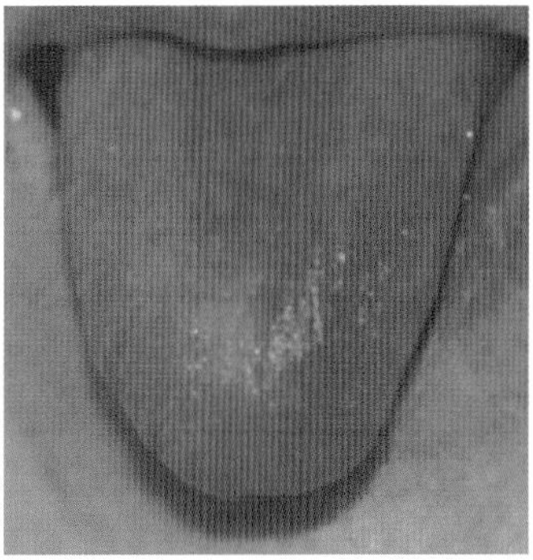

图 4－266　舌半蓝苔

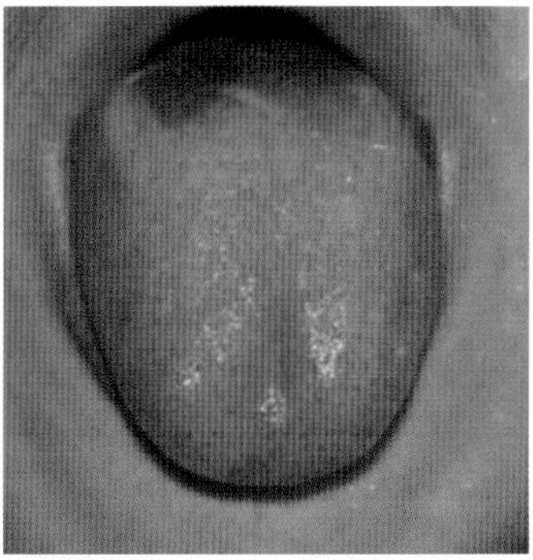

图 4－267　舌润

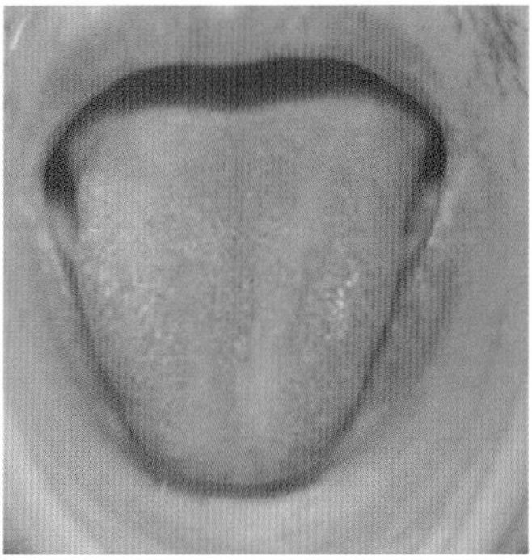

图 4－268　舌少津

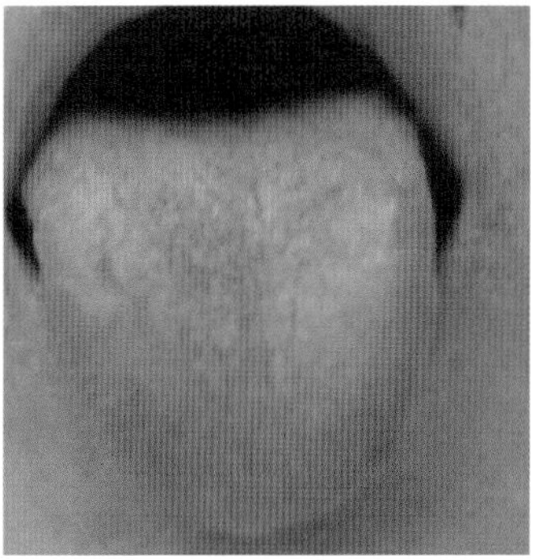

图 4－269　舌无津

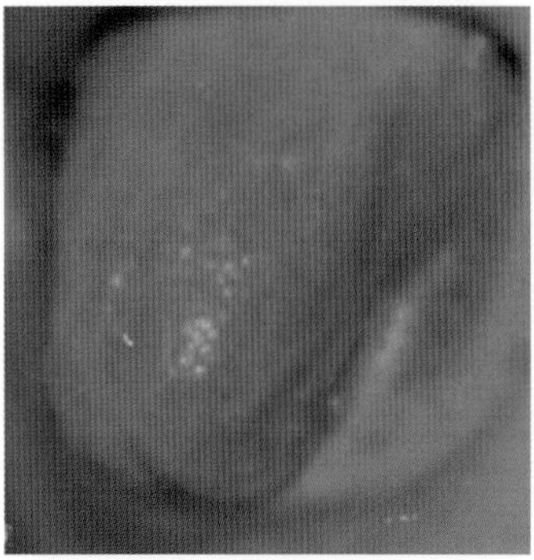

图4－270 舌滑

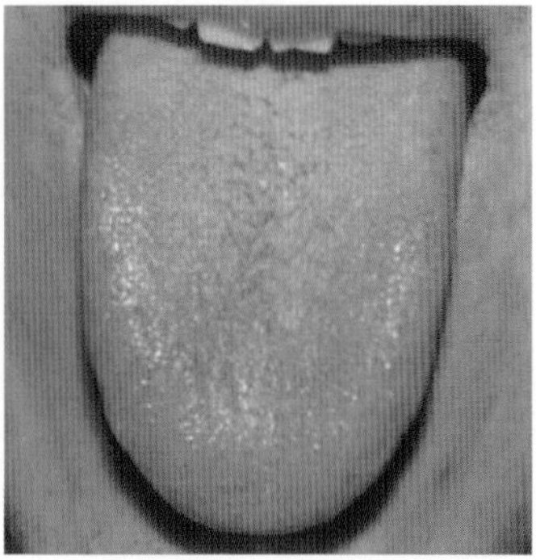

图4－271 舌涩

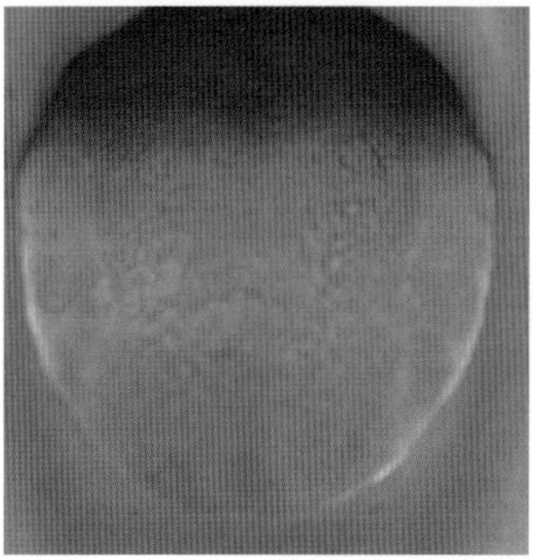

图4－272 舌干裂

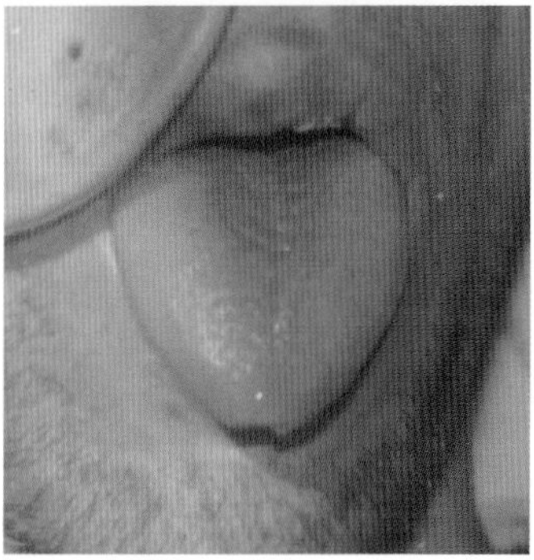

图4－273 舌黏

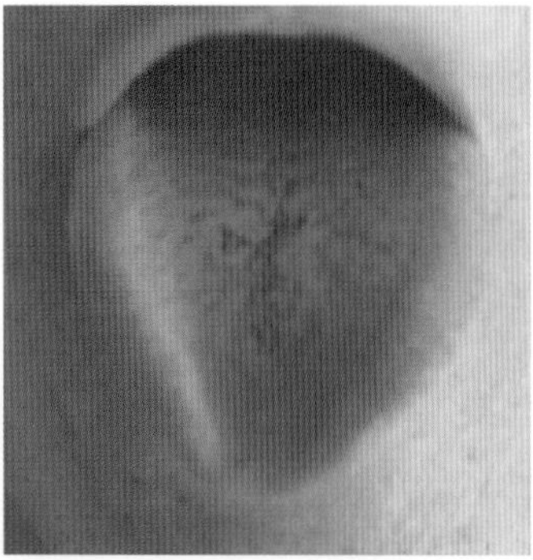

图4－274 舌糙裂

传统中医察舌亦十分注意苔的进退，一般规律为：若重色厚苔渐褪色变薄，为疾病向好的方面转化。若舌色由浅入深，苔由薄变厚变腻或变小，或出现偏脱或全脱无苔，都是病症由轻向重衍化的表现，应引为注意。总之，望舌苔不只是望苔色、苔质，苔的有无、厚薄、润燥滑、腐腻黏、涩糙等变化都关乎着望苔的临床意义。一定结合临床观察判断，才能正确指导临床病症的辨证施治。

第六节 窥舌乳头

舌乳头是近代舌诊研究所规范的名词。古人将舌乳头称之为星斑和点刺。舌乳头的记载应始于宋、金、元时期，金代成无己在《注解伤寒论》中所提到的“舌苔老黄，甚则黑有芒刺，舌色黑糙而起刺”，应是舌乳头发现的端倪。其后元代杜清碧在《伤寒舌诊》所言到：“舌见红色而有小黑点者。舌见淡红，中有大红星者。舌见红色更有红点如虫蚀之状者。”应该是舌丝状乳头和蕈状乳头的最早记述。其后，明代陈文治在《伤寒集验》，吴有胜在《温疫论》，清代戴天章在《温病学讲义》中，都提到舌丝状乳头和蕈状乳头在温病中的表现。1746年，清代叶天士在《温热论》中阐述了舌乳头产生的病理表现：“以不拘何色，舌上生芒刺者，皆是上焦热极也。胃肾津液不足者，舌尖舌边多红点。心热者，舌尖必赤，甚者起芒刺，肝热者，舌边赤或芒刺。”1764年，清代徐大椿在《舌鉴总论》舌诊专著中分别列出“灰色干刺舌，灰尖干刺舌，红内红星舌，深红虫碎舌，紫尖瘖瘰舌”等舌图，为舌乳头的诊断指出了范例。其后，沈月光、胡宪丰在《伤寒第一书》、洪天锡在《补注瘟疫论》中，分别提出舌红刺与胆经、重症疫毒有关的说法，使舌芒刺发生的原因有了更多的内容。

1794 年，余师愚在《疫疹一得》中提到了白色舌乳头："舌上白点如珍珠，乃水化之象。"1839 年，清代林佩琴在《类证治裁》中讲到了舌蕈状乳头："舌尖绛干、心火上炎也。大红点者、热毒乘心也。舌生大红点者，热极生疳也。"1848 年，李文荣在《知医必辨》中对舌尖红刺产生的病理机制又有所理解："夫舌为心窍，肝之用也，其尖上红粒细于粟者，心气夹命门真火而鼓起者也，其正面白色软刺如毫毛者，肺气挟命门真火而生出者也。"1875 年，汪宏在《望诊尊经》中对舌刺的正常存在给予了肯定："舌常有刺也，无刺者，气衰也，刺大刺多者邪气实，刺微刺少者，正气虚。"说明不是见到病人有舌乳头就是有病的，正常人舌是常态分布着舌丝状和蕈乳头的，此提法纠正之前一些医家对舌乳头认知的误区。1911 年，刘恒瑞在《察舌辨证新法》中，将西医解剖生理知识融入中医舌乳头观察中："夫舌之表面乃多数极小乳头铺合而成，此乳头极小微点，其不易见时，非显微镜不能窥见；易见时，形如芒刺，摸之棘手，或隐或见，或大或小，或平滑，或高起，随时随证，变易不定。苔即胃中食物腐化之浊气，堆于乳头之上，此舌苔所产生也。"此时舌乳头之词已正式出现，刘氏将所见舌乳头的正常存在、病理变化阐述，在生理解剖方面已接近现代医学对舌乳头所见的观点。

1920 年，陆锦燧在《外候问答》中，对舌丝状乳头和蕈状乳头在中医舌诊观察中的意义进行了分类："舌上生苔刺者，曰皆上焦热也。舌生大红点者何，曰热毒乘心也，或曰热极生疳也。舌两旁有红紫点何，曰肝脏有伏毒也。"1917—1920 年，曹炳章在《辨舌指南》中对民国之前的舌诊研究进行了系统的总结，并引入现代西医学知识对舌乳头的常见分布，生理、病理变化、中医临床表现，病理机制，治疗对策都进行了较为全面的总结："舌乳头可分 4 类：①围状乳头（轮廓乳头）；②蕈状乳头；③线状乳头（丝状乳头）；④卷叶乳头（叶状乳头）。”围状乳头中有小洼，味觉之感觉神经头，便是露在此乳头上。②③④种是何构造，曰其小乳头内皆含有无数小体称为味杯，并对中医古医籍中所称之的“点刺”和“星斑”进行解释：“苔点凹而起瘰者，枭毒内伏也。凹而缺陷者，脏形萎极也。亦有红舌中有红点如虫碎之状者，热毒炽甚也，宜苦寒清泄之。满舌红点坟起者，心火燔灼也，宜即清之。舌红而有大红点者，营热甚也。又有白苔布满中有朱砂点子者，是暑疫失解抑郁心阳，宜凉透开泄也。如厚黄苔燥刺或边黄中心焦黑起刺，腹胀满硬痛，乃阳明里证也。若纯红鲜红起刺此胆火炽营分热，即用犀角知地丹等清解之。如舌尖独赤起刺，心火上炎之故，犀角合导赤散以凉散之。若舌红极而有黄黑芒刺者，热毒入腑也，调胃承气汤下之，若舌尖灰黑干燥起刺，是得病后如常饮食，乃热极津枯宿食不消也，宜调味承气汤下之……”（图 4 – 275 至图 4 – 281）。

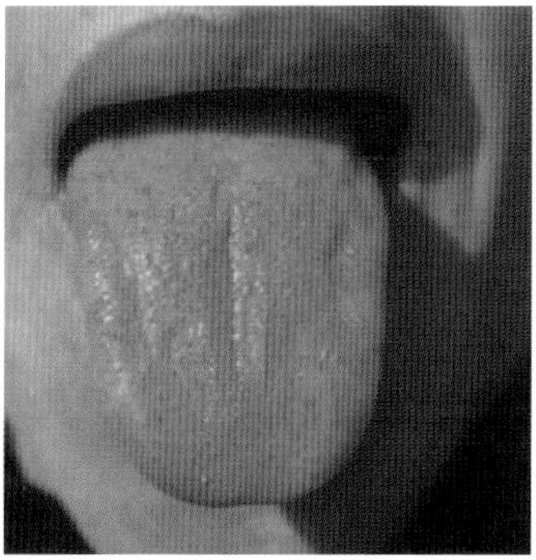

图 4 – 275　正常舌乳头

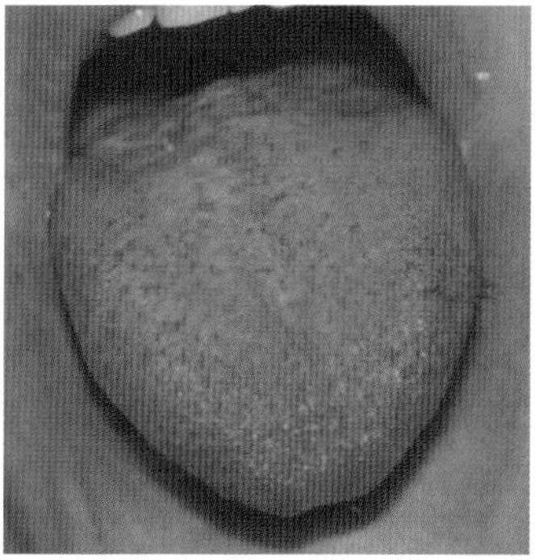

图 4 – 276　舌边蕈状，丝状乳头增生

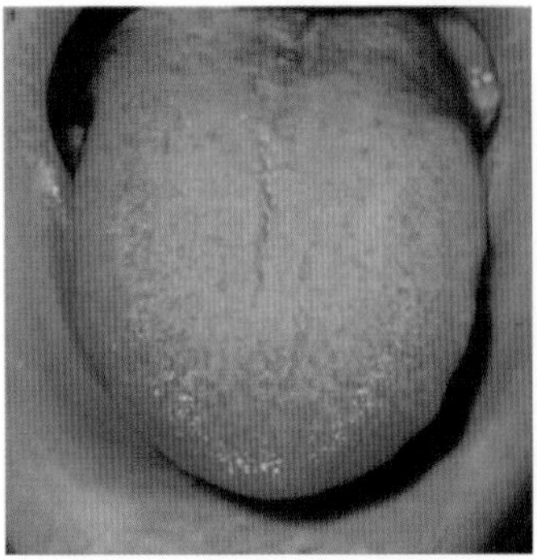

图 4－277　丝状乳头增生

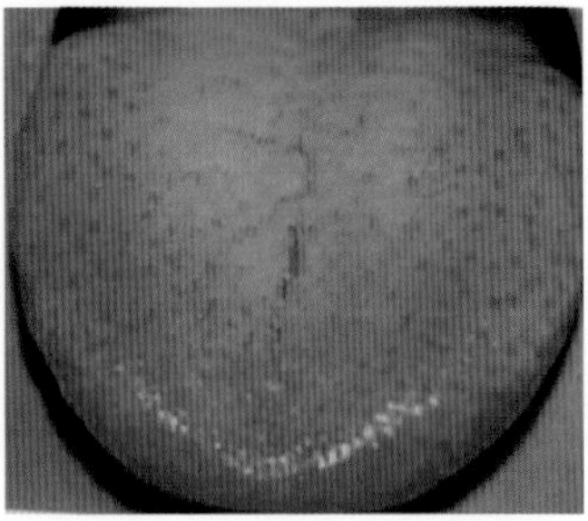

图 4－278　舌面红星状

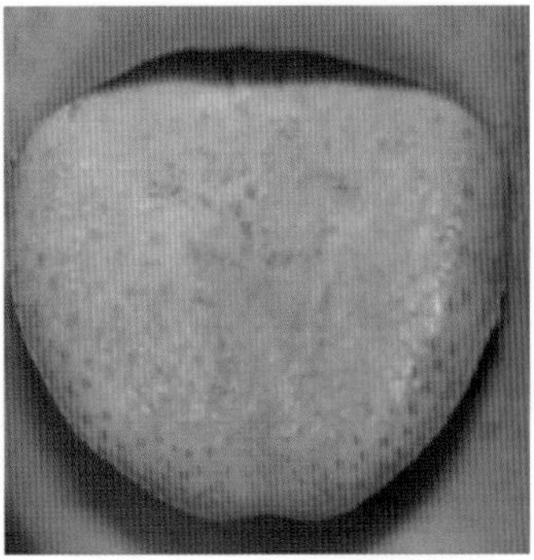

图 4－279　散在白色星斑

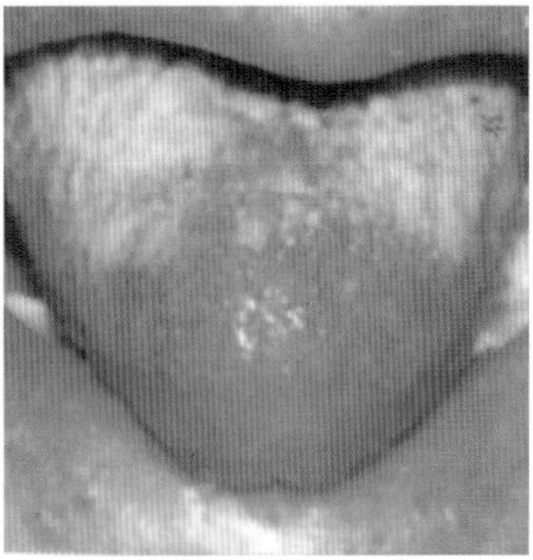

图 4－280　舌尖乳头消失

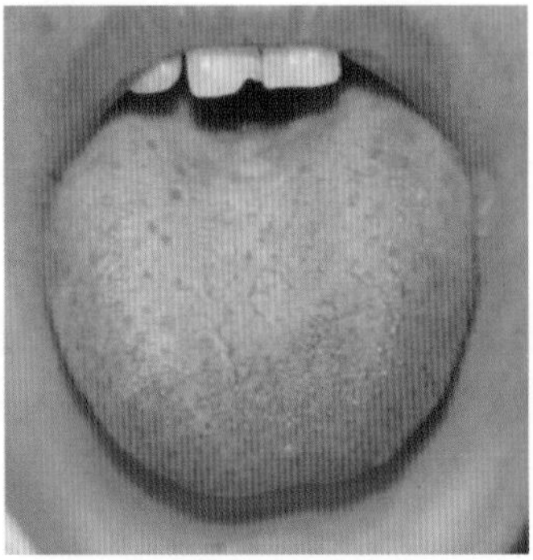

图 4－281　舌前多白色舌乳头

关于星斑："星者较点大也，亦属脏腑血分热也，凡纯红舌而有深红星乃脏腑血分皆热也，燥火疫毒乃实热症误用温燥药皆有之。舌红而起白点者，乃心火有邪也。若红舌上起白星点如珍珠者，乃火极水化之象，较之紫赤黄苔上芒刺者更重，瘟疫多见此舌，即宜解毒清泄。若舌红而有星黑点者，乃胃热已极将发斑疹之证。大抵舌上星点鼓起者，皆心火胃热也。在两旁主肝胆热，在尖主心热……"

总之，《辨舌指南》基本囊括了我国古医籍对舌乳头的认知。舌诊临床观察表明，点刺舌有舌生红紫点和红黑、灰色芒刺之分。点是隆起凸出于舌面的红、紫或紫黑色小点，刺为舌尖边、根等处突出的刺状物，软硬皆有，其状如刺，故有称为芒刺。点刺是舌丝状乳头的各种表象，是舌正常结构所应具有的组织之一。古医籍所述的"舌常有刺，无刺者气衰也，刺大刺多者，邪气实，刺微刺少者，正气虚"，正是舌乳头在正常生理状态和病理状态下所应表现的演变规律。总结古医籍所言，可以总概要得知：点刺舌的产生，多因上焦热极或三焦热盛或毒邪侵及营血，为心、肺、三焦、大肠、小肠实热证者多。点刺布满舌根之前区多为全身实热重证，或毒邪侵犯各脏腑或阴阳升降极度失衡。点刺局限于舌尖心肺区多见于心火亢盛，肺热咳喘，心血瘀阻，心阳虚，大、小肠实热，湿热证或心肾不交，水火不能相济。若点刺分布于舌边（常附在舌尖区），多为肝胆实热或肝火独盛所致。古医籍所言的星斑，一般指的是蕈状乳头病变。星斑有红星和白星之分，舌出现红星多为少阴火极，毒热炽盛或火毒以侮脾土，也见有心包火炎，热毒伤神。若全舌纯红而有红星者，常为脏腑血营皆热或中疫毒实热，又误服温补药，致营血皆热、皆瘀，热瘀并现于舌蕈状乳头，而致红肿变大成为红星。舌白星者为舌见白色星点，多见于舌面中后部，舌红而起白星点者，乃心火有邪或火阴共病，若红舌上起白星点如珍珠者，乃火极化水之象，较之紫赤黄苔上芒刺更重，瘟疫见此舌为火衰水盛，阳弱阴强之兆。若舌淡现有白星，为壮热病后，热病耗阴，脏腑气血亏虚，正气虚极，气血清津运行无力，水湿存留于舌致舌肿、舌大、蕈状乳头白色(图 4－282 至图 4－284)。

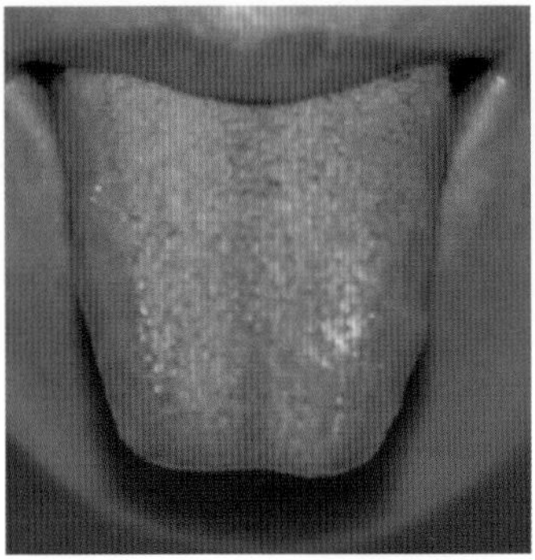

图 4－282　舌面白星

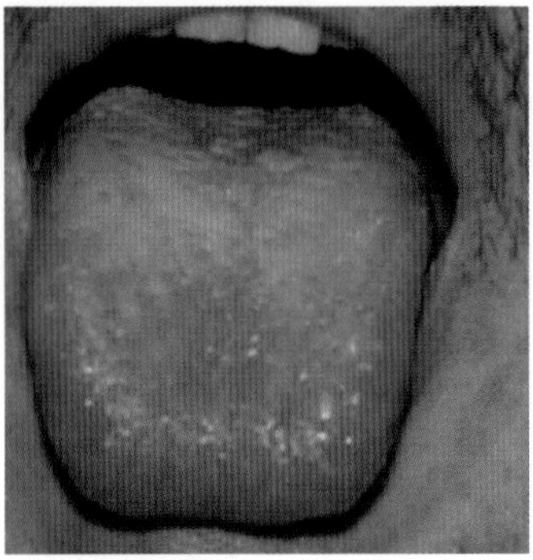

图 4－283　舌面白星

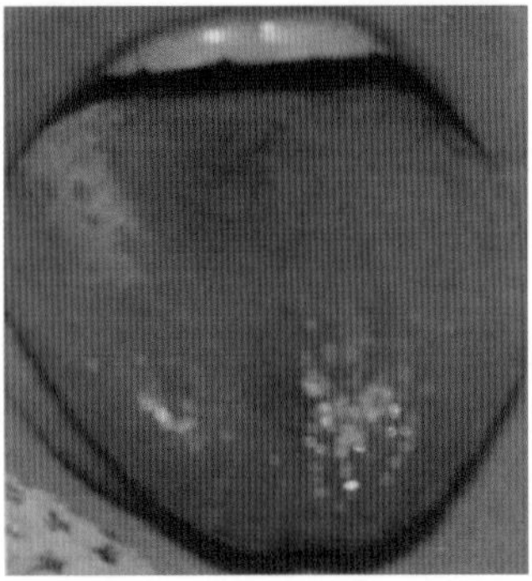

图 4－284　红光舌，舌乳头消失

20 世纪 90 年代以来，人们对舌乳头在人体脏腑疾病过程表象研究日益增多，通过利用舌尖微循环检查仪，发现舌蕈状乳头富有微血管网襻，丝状乳头通过血管灌注法，获得麦穗状微血管网(图 4－285，图 4－286)，因此，引发人们除在舌象肉眼观察和利用舌表面结构观察仪，观察各种变化外，还注意应用微循环观察仪对其进行观察。经过大样本病人的临床观察，发现舌现红星系蕈状乳头在人体感染性、中毒性或内在促物质变化因子作用下，使舌蕈状乳头在原体积基础上肿胀、充血增大，散布于舌前中部。如红星或草莓状或覆盆子状，临床多见于各种急性发热病的热盛期。如猩红热、麻疹等发疹病的急性期或其他炎性疾病的热盛期，由于高热伤阴、阴液亏乏，丝状乳头部分萎缩，蕈状乳头形态改变增多，充血肿胀突出于舌面，亦可呈现分布不均匀状红星舌，如急性化脓性阻塞性胆管炎、膈下脓肿、肝脓肿、脾切除术后发热等病例。由于持续高热，水电解质平衡失调，可出现红星舌，也有人观察到，流行性乙型脑炎、大面积烧伤病人也可见有红星舌。舌表面结构观察仪发现舌现红星时舌蕈状乳头外观充血、肿胀，体积增大同时周围亦有渗出样改变。舌微循环诊断仪观察发现，舌红星微血管襻常纡曲，血液流速加快，血色鲜红，微血管周围有渗出。白星舌为蕈状乳头缺血、水肿、肥大而产生，外观如珍珠样白亮透明或如污浊水疱样半透明状。

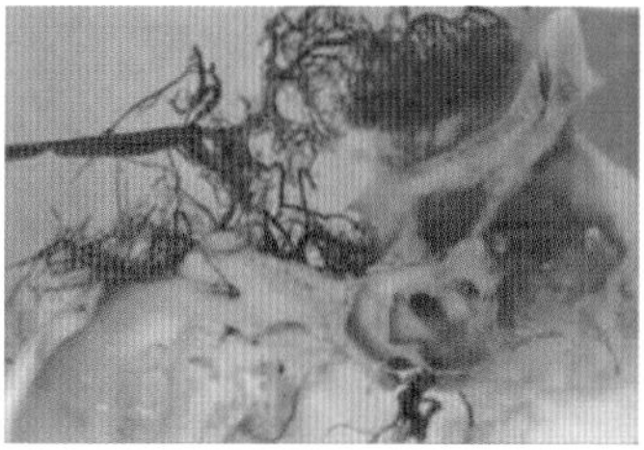

图4－285　舌动脉解剖图

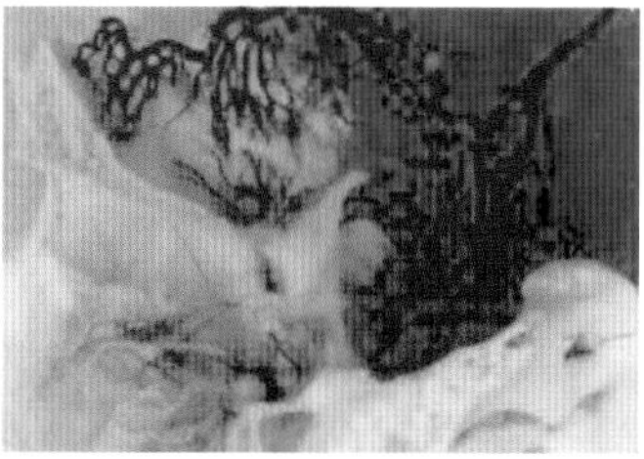

图4－286　舌动脉及其相连血管图

有人认为，舌现白星与口腔附近发生的匐行疹机制相仿。临床观察白星出现明显少于红星，常发生在慢性消耗、营养障碍、水湿过盛性疾病。机体对微小组织的血液循环细胞吞吐失去有效动力，血液来源不足，组织液渗出，存留于乳头内，而使原本淡红色乳头变成白色，舌白星临床在高位肠瘘、消化道肿瘤、肠道梗阻造口术后、白血病、慢性肾病、尿毒症和其他原因引起的舌组织肿胀、缺血而多见舌乳头变成肉眼所见的白色。

白星多散在舌中根部，数目常不多。舌表面结构观察仪观察见舌乳头呈缺血外观，水肿明显，周边有渗出。舌微循环检查仪检查，见乳头内微血管襻色淡，血流减少，瘀滞，血管襻紊乱，周围渗出(图 4－287 至图 4－291)。

传统中医与现代医学研究表明，舌现红星多因人体外感伤寒，温热疾病致人体感染热重，中毒或因内在促变性因子作用，使人体热毒炽盛，毒热并作，血流亢盛或高热伤阴，阴液亏乏，动血无力，气阴两虚致血瘀于舌而使现红星。舌现白星亦多因内毒炽盛或邪侵日久致人体气血亏乏，水湿瘀积，气机运化失职而致舌现白星，因此，二者即有区别又多共性。食物选择可依据具体病情的症候表现适当选择食物，以下食物供患者饮食选择时参考。

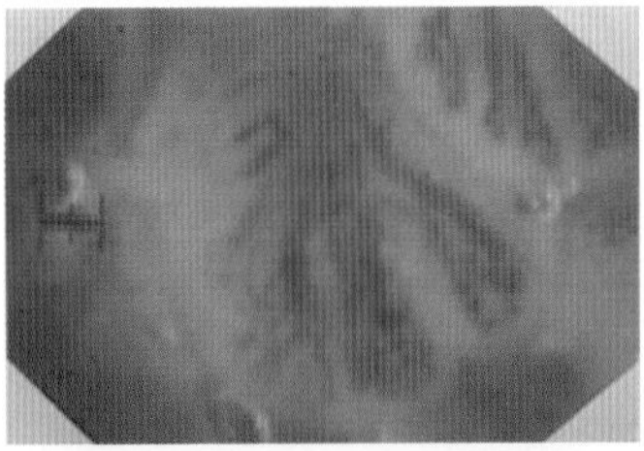

图 4－287 微血管扩张瘀血

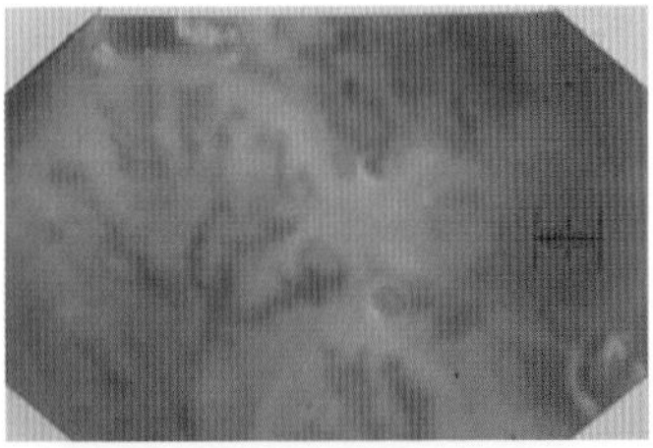

图 4－288 异常微血管形态

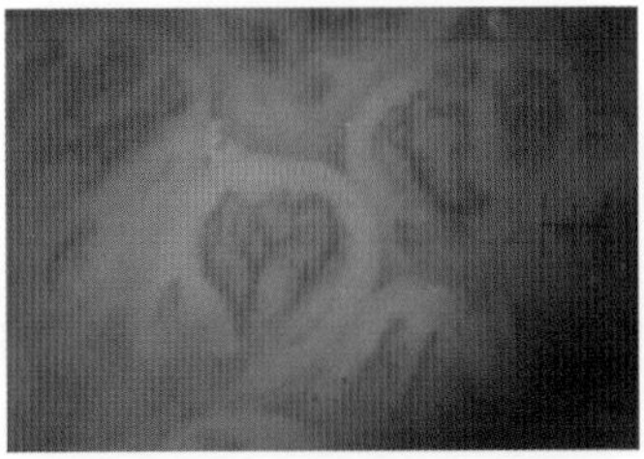

图 4－289 正常蕈状乳头微血管形态

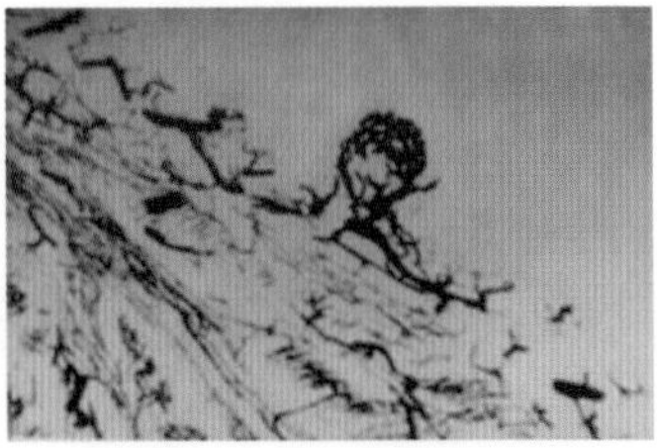

图 4－290 蕈状乳头造影

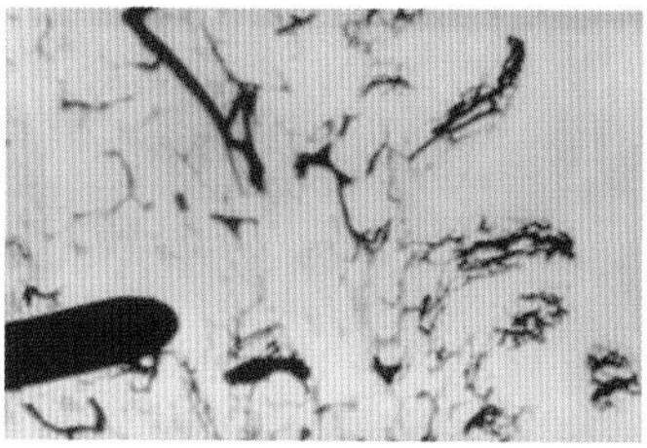

图 4－291　丝状乳头造影

绿豆、黑豆、赤小豆、红曲、西瓜、黄瓜、冬瓜、苦瓠、木瓜、丝瓜、苦瓜、苦荬菜、马齿苋、黄花菜、竹鸡菜、龙须菜、莴苣、败酱草、海带、海藻、昆布、茭白、山药、芦笋、茭笋、藕、郁李、桑葚、百合、橄榄、柿、枸杞子、槐子、泥鳅、鳗鱼、鳝鱼、鲍鱼、鲤鱼、鲫鱼、鲈鱼、银鱼、金银花茶、槐花茶、生地黄汁、甘草汁、芦根汁、土茯苓汁等。

1. 药食调理

（1）藕丝拌山楂：鲜藕 100g，山楂 50g，桑葚 50g，糖、醋各适量。将鲜藕洗净切丝，山楂去核切成条状，桑葚清水洗过，三者合在一处放入白糖适量，米醋少许，拌匀食用。

（2）赤豆薏苡仁粥：赤小豆 60g，薏苡仁 120g，糯米 140g，枸杞子 60g。将赤小豆、薏苡仁冷水浸泡 2～3 小时捞出，与洗净的糯米、枸杞子一起加入 500ml 的冷水入锅，以武火煮沸，再改用文火熬煮 30 分钟，即可食用。

（3）瘦肉丝炒绿豆芽：精猪瘦肉 100g，绿豆芽 300g，精盐、白胡椒粉、白醋、豆油各适量。将精猪瘦肉冷水洗过切成细丝，豆芽去根热水洗净，炒锅放油炒猪肉丝八成熟，放入绿豆芽，快速加入适量盐、胡椒粉、白醋，急速翻炒即可出锅食用。

（4）百合芦笋丝瓜汤：鲜百合 2 个，鲜芦笋 100g，鲜丝瓜 50g，枸杞子 30g，花生油、葱、姜末、盐、水淀粉、清肉汤各适量。将百合切成瓣状，芦笋洗净切成小段用水焯一下。鲜丝瓜洗净切成丝状，枸杞子洗净待用。将炒锅烧热放入花生油，用葱、姜末炝锅，将百合、芦笋、丝瓜一同置入锅中翻炒后，加入适量清肉汤，枸杞子、精盐适量煮开，再用水淀粉勾芡即可食用。

（5）三瓜汤：黄瓜100g，冬瓜100g，丝瓜50g，猪瘦肉100g，精盐、姜末、鸡精各适量。将黄瓜、冬瓜、丝瓜去皮洗净，分别切成细条状，将猪瘦肉洗净切成丝状，开水焯过，再将上料一同放入锅内，放入清水1000ml，武火煮沸，再以文火煮1.5小时，煮好后放入适量精盐、姜末、鸡精，汤成。

（6）地黄芦根饮：生地黄30g，鲜芦根30g，竹叶5g，金银花15g，绿豆50g，粳米60g。将地黄、芦根、竹叶、金银花水煎取汁去渣。粳米、绿豆淘净，加清水适量共煮，待粥将熟时，加入药汁文火再煮15分钟。每日2~3次，温服。

（7）薏苡仁冬瓜粥：薏苡仁50g，冬瓜仁30g，鲜芦根50g，扁豆20g，厚朴花5g，粳米100g。将冬瓜仁、芦根、扁豆、厚朴花水煎去渣留汁，与薏苡仁、粳米合煮为稀粥，粥熟时加白糖适量，内服。

2. 中药治疗

（1）升麻柴胡汤（《三因极一病证方论》）：柴胡、升麻、芍药、栀子仁、木通各30g，黄芩、大青叶、杏仁（去皮尖）各15g，石膏（煅）60g。上为剉散，每服12g，水一盏，姜5片，煎七分，去渣，食后服。

（2）玄参散（《奇效灵方》）：玄参、升麻、独活、麦冬（去心）、黄芩、黄柏、大黄（炒）、栀子仁、前胡、犀角屑（代）、甘草（炙）各等分。上为末。每服25g（五钱），水一盏，煎五分，不拘时温服。

（3）托里散（《医方集解》）：金银花、当归30g，大黄、朴硝、天花粉、连翘、牡蛎、皂角刺各 9g，黄芩、赤芍各 3g。每服 15g，半酒半水煎，温服。

（4）加减普济消毒饮(《温病条辨》)：金银花 50g(一两)，连翘 50g(一两)，芥穗 15g(三钱)，薄荷 15g(三钱)，苦桔梗 50g(一两)，牛蒡子 30g(六钱)，僵蚕 25g(五钱)，马勃 20g(四钱)，玄参 50g(一两)，板蓝根 25g(五钱)，甘草 25g(五钱)。热重去芥穗，加生石膏、蝉蜕、生地黄、黄芩。共为细末，每服 15 ~24g，鲜苇汤煎，去渣服，4 小时一服。

（5）大黄散(《类证活人书》)：川大黄(切) 75g(一两半)，肉桂 1.5g(三分)，甘草(炙微赤) 50g(一两)，川芒硝 100g(二两)，木通(切) 50g(一两)，大腹皮(切) 50g(一两)，桃仁 21 枚，双仁麸(汤浸去皮尖炒令微黄) 适量。上件捣为粗末，每服 20g(四钱)，以水一盏，煎至六分，去渣，不计时温服，以通利为度。

（6）防己黄芪汤(《金匮要略》)：防己 50g(一两)，甘草 25g(五钱)，炙白术 37.5g(七钱半)，黄芪 50.5g(一两 1 分)。锉麻豆大，每日炒 5g(五钱匕)。生姜 4 片，大枣 1 枚。水盏半，煎八分，去渣温服。

（7）血瘀逐瘀汤：牛膝 20g(四钱)，桃仁 15g(三钱)，红花 15g(三钱)，当归 20g(四钱)，川芎 10g(二钱)，赤芍 15g(三钱)，生地黄 20g(四钱)，枳壳 15g(三钱)，柴胡 15g(三钱)，桔梗 10g(二钱)，甘草 5g(一钱)。水煎服。

第七节 量舌脉

量舌脉是指观察舌腹面，裸露于舌黏膜下的静脉管径、形态、数量、色泽等进行中医临床辨证施治的一种方法。现代临床医学观察表明，在管径、形态、数量、色泽等 4 种表现中，静脉管径的变化临床意义最大，而管径的观察是以应用相应手段测量而获得，所以本文称之为量舌脉，用以说明舌脉的观察其管径是主要的。没有静脉管径的变化，脉管形态、脉管数量亦无从谈起(图 4－292)。

在我国舌诊医学发生发展历史中，舌脉的观察可以说几千年来表述甚少。虽然《黄帝内经》中曾记有："不已刺舌下两脉出血，不已刺郄中盛经出血，舌下两脉者，廉泉也。"皇甫谧在《针灸甲乙经》中亦说："舌下两脉者，廉泉穴也。"葛洪在《肘后备急方》中谈到芦刀割治法时说："舌下两边，有白脉弥弥处，芦刀割破之，勿伤舌下青脉。"可见此时所提到舌脉，仅限针、割范围中，防止发生大出血而做的提醒，与疾病诊断无关。

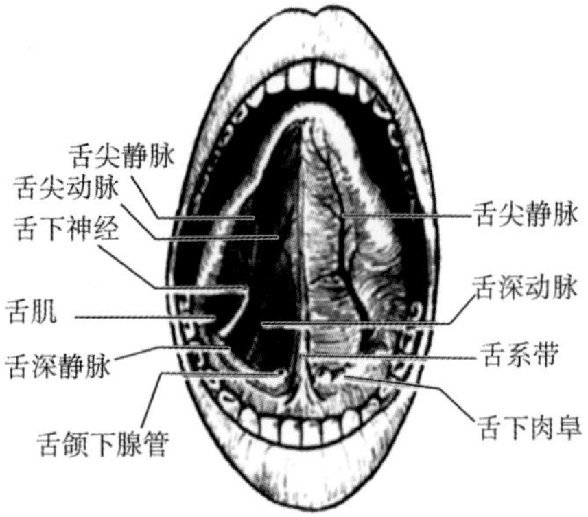

图 4－292　舌下静脉

610 年，隋代巢元方在《诸病源候论》中首次认识到舌脉颜色变化与疾病有关："若身面发黄，舌下大脉起者黑色，舌噤强不语，名为噤黄也。"宋代陈自明在《妇人良方》中曾载有："身重体热寒又频，舌下之脉黑复青。"同时代的施桂堂在《察病指南》中亦说到："实热频作，舌下脉青而黑，舌卷身冷，子母皆死。”此后在我国古代医籍中，舌脉一词如泥牛入海，很少见到有关舌脉的论述。直到近些年，人们在舌诊研究与临床观察中，才逐渐认识到舌脉在辨证施治中的重要性。

1955 年，肖轼之在《耳鼻咽喉科学》中，对舌根静脉曲张做了介绍。他认为引起舌根静脉曲张的原因未明，可能与“说话太多、慢性咽炎、慢性扁桃体炎或舌扁桃体肿大、高血压、门静脉血循障碍及大便秘结”有关。

1965 年，陈泽霖在《舌诊研究》中，介绍了观察舌脉的方法和正常人舌下静脉平均阔度：“诊察时，可令病人把舌伸出口外，把舌尖向上举起，即可清晰显现舌下二根静脉，正常人仅隐现于舌下，绝不粗张……其舌下静脉的直径均不超过 2. 7mm，其长度 94. 3% 均不超过舌尖与舌下肉阜连续的 3/5。如静脉怒张于黏膜下，且长度延长，即为病态。”之后，国内许多医学院校、医院先后分别展开了舌下静脉病理变化与人体病证关系的研究，发现了许多前无古人记载的新内容，使运用舌脉诊断病证同舌色、舌苔、有形物质一样，逐渐成为舌诊的重要内容之一。

1990 年，李乃民在《瘀证舌象图谱》中说：“临床中发现许多疾病，都可能发生舌下静脉形态及色泽变化。疾病在足以引起人体舌下静脉压力增高和足以引起静脉局部血液流变学发生变化，及其人体内在环境（如氧的交换、血液中酸碱度、各种酶代谢）失常时，均可致舌下静脉改变，如门脉高压症、肺心病、冠心病、高血压、慢性支气管炎、肺气肿、肺结核、肾病晚期及上腔静脉综合征等。”舌脉与疾病的关系不仅限于中国舌诊研究，国外在 20 世纪 50 年代即有人发现在生理病理情况下所出现的特征。1951 年，Major. R. H. 认为：“舌静脉给予我们一个良好的静脉压指标，当人站立或坐下时，此静脉是塌陷的，除非此人的静脉压在高于2.67kPa时，这些静脉即扩张而又明显突出。”

1957年，Dtsch Med认为：“由于静脉压力增高，舌下静脉扩张，也有助于促使舌呈现青紫之色，门静脉压力增高瘀血者，舌常呈青紫色。肝硬化形成肝舌是由门静脉侧支循环，即食管静脉、上腔静脉，血流影响舌的血管网所致(可能通过锁骨下静脉、咽静脉丛)。有人认为，肝硬化舌之变化，可能由于毒素物质作用舌血管壁，使血管扩张瘀血所致。”

1987—2000年，李乃民带领的舌诊研究小组，对舌脉与肝硬化、门脉高压症关系，在临床、手术、犬的动物药物、机械阻滞等实验造型及在使用20余种舌诊客观化检查方法共同参与下，进行了系统研究。结果发现，门脉高压症时，舌脉纡曲怒张，管径增粗，侧支形成，静脉瘤出现、根部增粗，静脉色泽变化等与门静脉压力增高程度呈正相关结果。其产生机制是在“前向性机制”背“向性机制”共同作用下发生。即门静脉高压时，人体内消化系统各脏器动脉血流增加，由于门静脉血液回流受阻，而致下腔及上腔静脉压力增加。目前人们对舌下脉观察尤加重视，其作为血瘀证重要指标，已在临床应用中收到明显效果。

2000年，靳世英等对舌的尸体血管灌注、鼠的动物造型等做了许多有益的工作，发现了一些过去人们尚未注意的问题，如舌静脉走行规律、侧支分布情况等。由于近20年来，国内诸多学者对舌脉的全方位研究获得了较为突出的科研成果，为临床提供了有实用价值的科学依据，根据临床观察舌脉变化，对于诊断寒证、热证、血虚、血瘀证等，均有可确定之意义。观察舌脉色泽变化可协助诊断支气管炎、肺部感染、贫血、肝病、高血压、冠心病、肺心病、脉管炎、痛经等疾病，观察舌脉管径、形态数量变化可协助诊断门脉高压症、上腔静脉综合征、肺心病、肝硬化、风湿性心脏病、肺气肿、支气管扩张、重度肺结核、硅沉着病、心力衰竭等疾病，因此，目前舌脉观察作为舌诊观察的主要内容，已被公认。

在舌脉形态研究方面，李乃民舌诊研究组经40多年潜心研究，在近万名各种年龄组人群舌下静脉观察中，已初步发现舌脉表现形态有33种之多，其中有两条并行，长度不超过舌下肉阜3/5，阔度不超过2.7mm，颜色暗红的常人舌下静脉。不显性舌脉，微显性舌脉；舌脉长，舌脉短；单支舌脉，双支舌脉；不全性舌脉，舌脉粗长，舌脉串珠样变，舌脉根部扩张；羽状舌脉曲张，树状舌脉曲张，单侧舌脉根部扩张；舌脉根部曲张，多支及囊肿舌脉曲张，舌脉网状曲张，倒N型静脉曲张，根部斜形侧支形成，花瓣状静脉曲张，多支性静脉曲张，丛支样舌脉曲张，中括号型舌脉，右根U型舌脉，L型舌脉，近V型舌脉，舌脉假性静脉瘤；舌脉紫，舌脉淡蓝紫，舌脉色黑，舌脉淡紫，小儿细蓝紫舌脉等（图4－293至图4－311）。

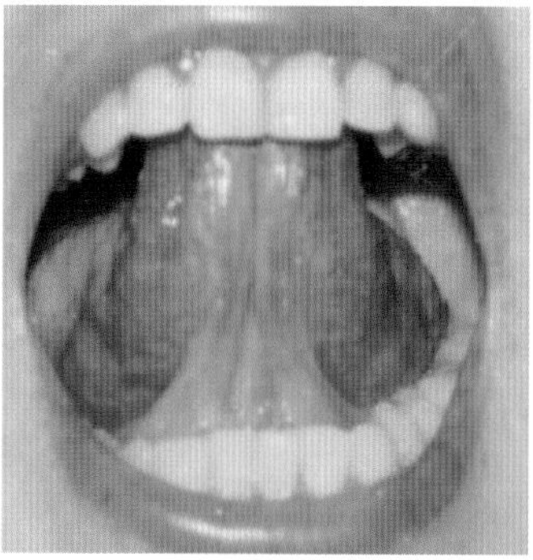

图4－293　正常舌下两条平行舌脉

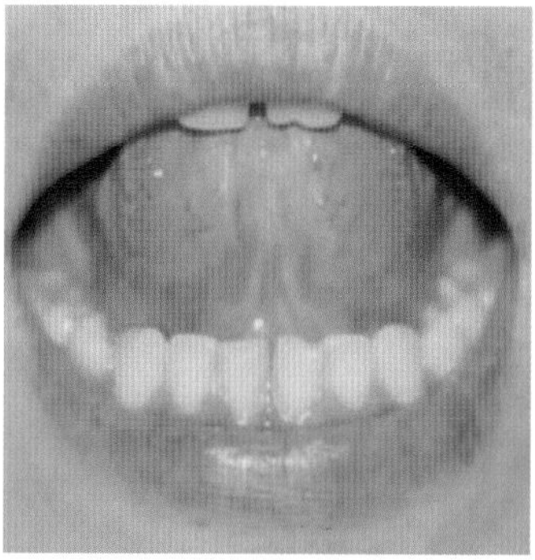

图4－294　舌脉短

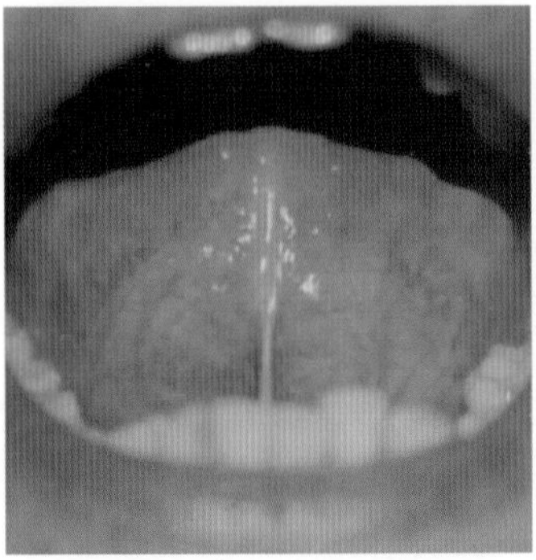

图 4－295　舌脉细淡紫

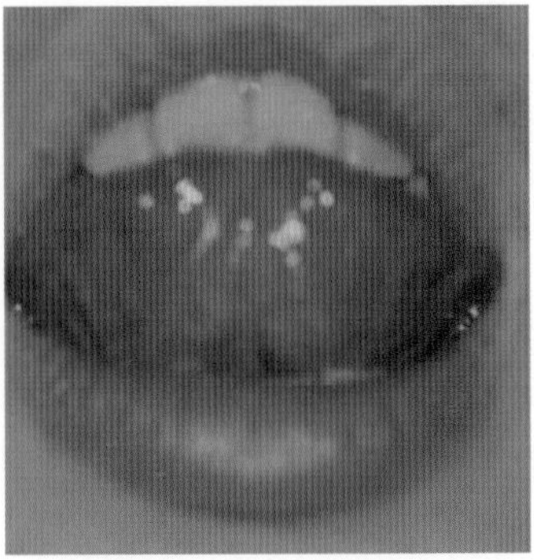

图 4－296　不显性舌脉

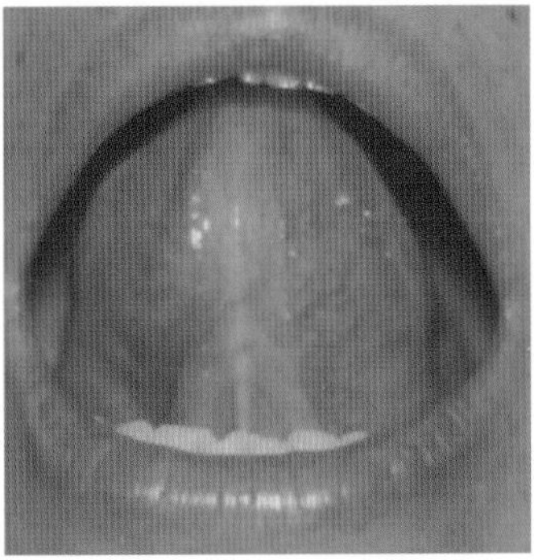

图 4－297　单支舌脉

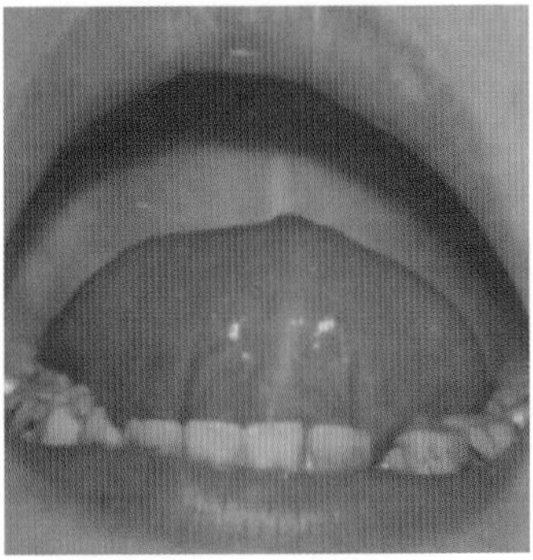

图 4－298　小儿细紫舌脉

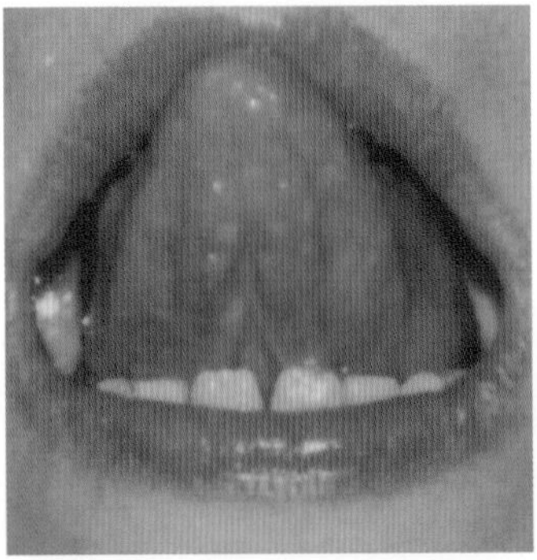

图 4－299　不全性舌脉

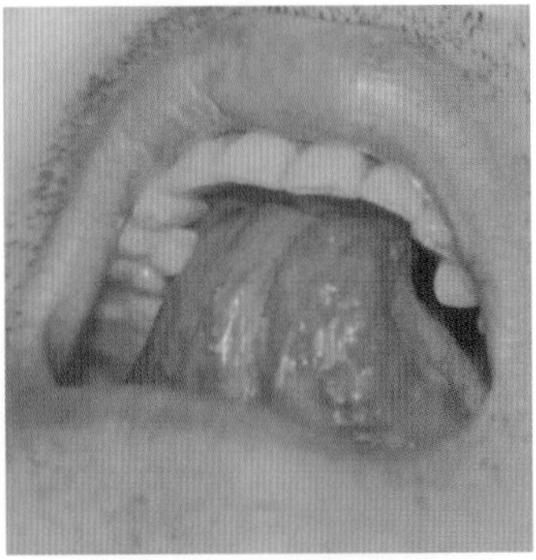

图 4－300　舌脉粗张

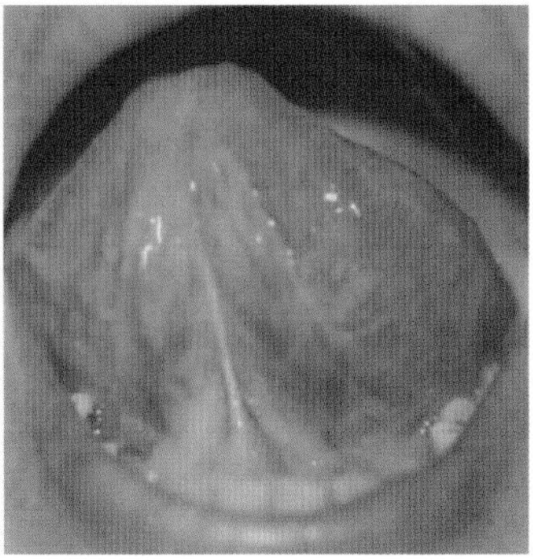

图 4 – 301　单侧舌脉根部扩张

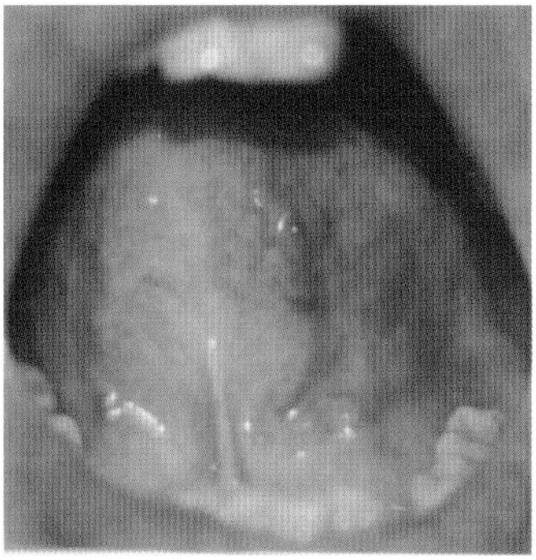

图 4 – 302　L 形舌脉曲张

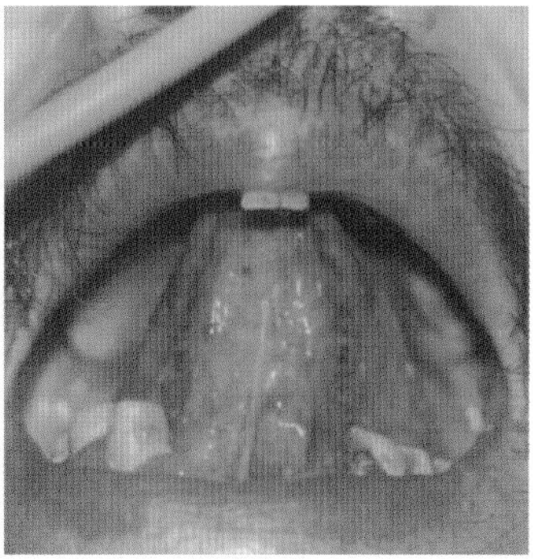

图 4 – 303　舌脉长度超过舌下肉阜

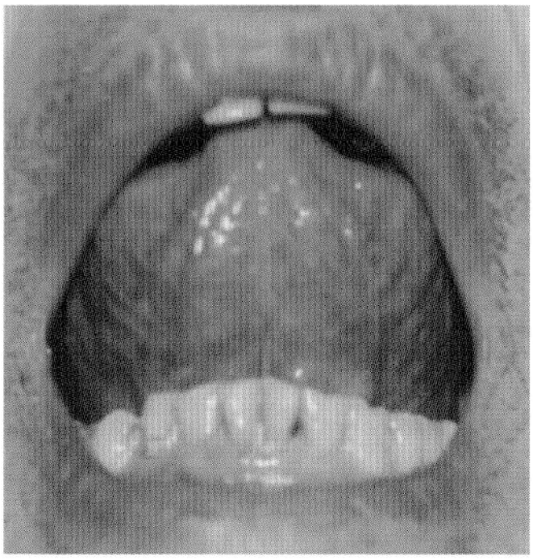

图 4 – 304　羽状舌脉曲张

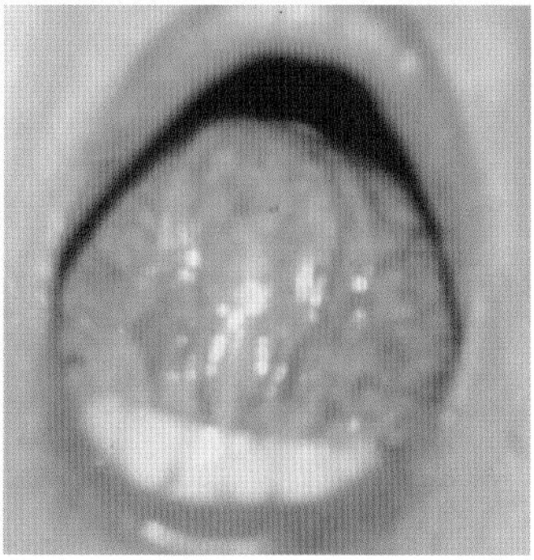

图 4 – 305　网状舌脉曲张

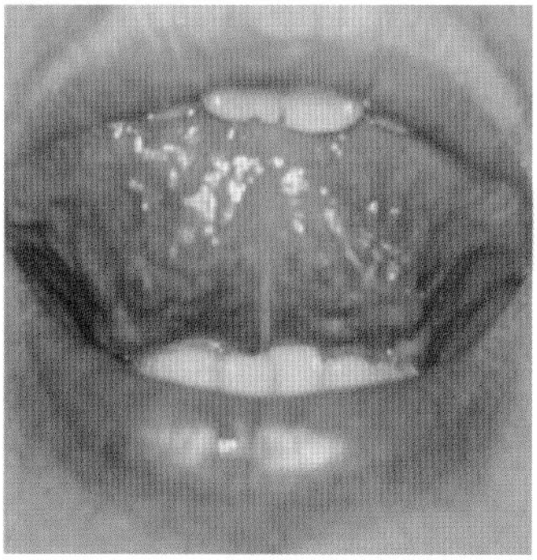

图 4 – 306　舌脉根部曲张

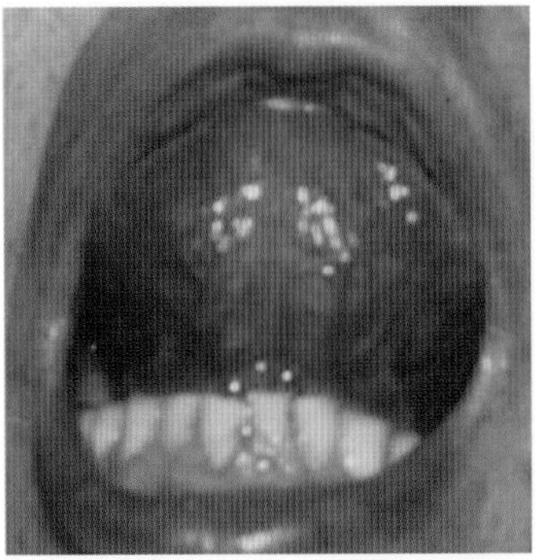

图 4－307　舌脉色黑紫

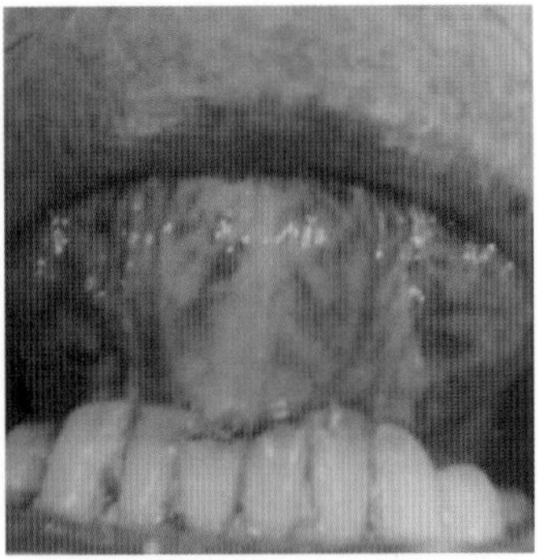

图 4－308　近 U 形舌脉曲张

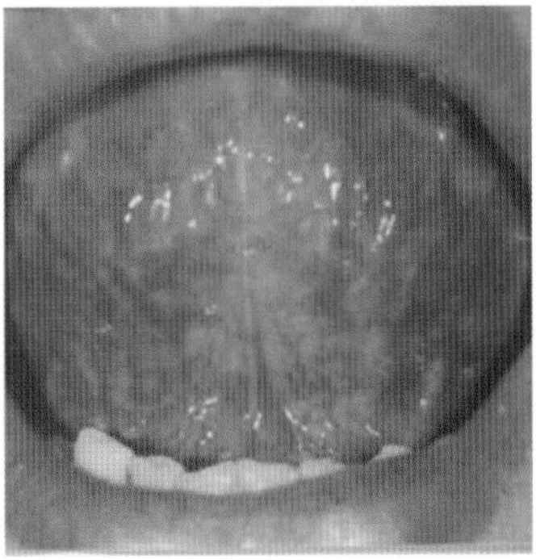

图 4－309　囊状舌脉曲张

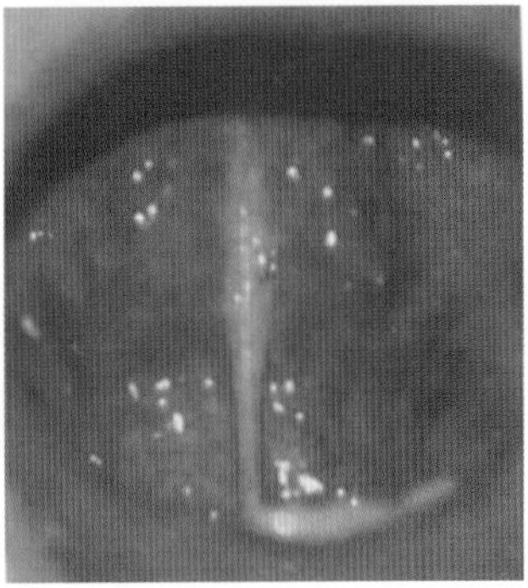

图 4－310　树丛状静脉曲张

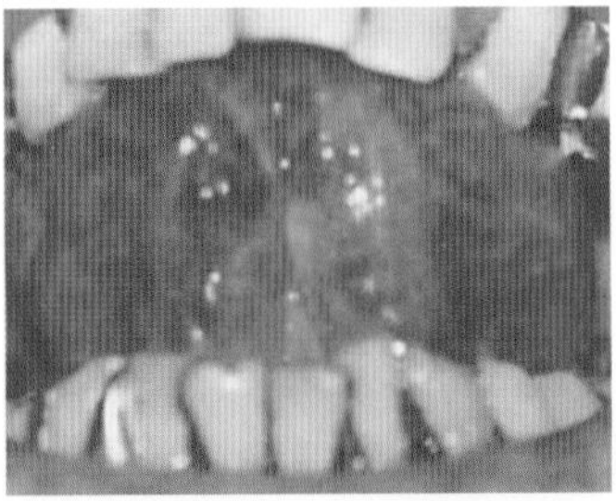

图 4－311　舌脉假性静脉瘤形成

总之，舌脉诊法是一项即古老又崭新的舌诊观察内容，其诊察方法、诊察内容、各种舌脉表象所反映人体内五脏六腑生理、病理变化情况、程序及其机制，至目前，人们的真知尚少。我们从近万名正常人和病人的舌脉观察中，发现舌脉辨证确实有其规律性，如辨热证、寒证、血瘀证、血虚、气血两虚证，从舌脉色泽、形态变化即可确定。在辨病方面对肝硬化、门脉高压症、肺心病、上腔静脉综合征、心血管疾病、闭塞性动脉硬化症、血液病，观察其脉形、色泽、舌脉周围出血、瘀血情况等均可获得重要的诊断依据。但对其观察、研究，终不如舌苔、苔质研究应用时间长而经验丰富，故而尚有许许多多问题或称为未发现点，需要我们去努力揭示此工作，使舌脉研究的应用更为完臻，本书不再赘述。

从以上的介绍中可以见到，舌静脉的管径、形态、脉管变异数量、静脉色泽等病理变化都与静脉血流量、静脉压力、静脉血流畅阻情况的血积、血瘀、血滞等呈正相关。按传统中医理论讲，血瘀是其证结所在的主要原因，因此，在饮食疗法方面，主要应以食用有活血化瘀、疏通经脉的食物为主，以下所列举食物可供患有舌静脉病理变化病人在食物选择时参考。

红曲、栗子、桃仁、海藻、韭菜、马齿苋、苦荬菜、木耳、山楂、荷叶、地黄汁、苎叶茶、白鱼、黄鳝、泥鳅、酒等。

1. 药食调理

（1）木耳炒板栗：黑木耳15g，板栗50g，橄榄油、精盐、鸡精各适量。将木耳泡发洗净，板栗去皮蒸熟切片，锅内放油加热放入上料，翻炒调味即可。

（2）山楂海藻饮：山楂汁150g，海藻丝20g，白糖30g。将鲜山楂洗净榨绞取汁150g，海藻去杂洗净切成细短丝在沸水中焯过，放入山楂汁内，再加入白糖搅匀分服。

（3）桃仁粥：桃仁20g，粳米80g，油、盐各适量。将桃仁洗净打烂加水煎，去渣取汁，与淘净粳米入锅加清水适量，煮为稀粥，再入油盐适量，调味服用。

（4）山楂红曲茶：鲜山楂 50g，红曲 30g，丹参 20g，红糖 20g。上料洗净入锅加水煎煮，取汁代茶，分次饮用。

（5）生地黄荷叶汁：鲜生地黄 50g，鲜荷叶 20g，芽根 30g。上料洗净入锅水煎，代茶饮。

（6）苎叶茶：苎叶 60g，芽根 20g。水煎，代茶饮。

2. 中药治疗

（1）抵挡汤（《类证活人书》）：水蛭（炙）10 枚，大黄 50g（一两），虻虫 10 枚，桃仁 7 枚。将各药混在一起，上剉如麻豆，初作二服，以水二盏，煎至七分，去渣，温服。

（2）膈下逐瘀汤（《医林改错》）：红花 10g（二钱），桃仁 15g（三钱），五灵脂 15g（三钱），延胡索 15g（三钱），牡丹皮 10g（二钱），赤药 15g（三钱），当归 15g（三钱），川芎 15g（三钱），乌药 20g（四钱香附 30g（六钱），枳壳 15g（三钱），甘草 5g（一钱）。水煎服。

（3）血府逐瘀汤（《医林改错》）：牛膝 20g（四钱），桃仁 15g（三钱），红花 15g（三钱），当归 20g（四钱），川芎 10g（二钱），赤药 15g（三钱），生地黄 20g（四钱），枳壳 15g（三钱），柴胡 15g（三钱），桔梗 10g（二钱），甘草 5g（一钱）。水煎服。

（4）温经汤（《金匮要略》）：吴茱萸 15g（三钱），桂枝 15g（三钱），当归 20g（四钱），白芍 20g（四钱），川芎 15g（三钱），阿胶珠 20g（四钱），牡丹皮 10g（二钱），人参 15g（三钱），麦冬 15g（三钱），半夏 20g（四钱），生姜 15g（三钱）。水煎，微温服。

（5）桃仁承气汤（《伤寒论》）：桃仁 15g（三钱），大黄 25g（五钱），芒硝（后下）15g（三钱），甘草 10g（二钱），桂枝 10g（二钱）。水煎服。

（6）复元活血汤（《医学发明》）：柴胡 25g（五钱），天花粉、当归各15g(三钱)，红花、甘草、穿山甲(炮)各10g(二钱)，大黄(酒浸)50g(一两)、桃仁(酒浸去尖研如泥)50个。上药除桃仁外，共为细末。每服50g(一两)，水一盏半，酒半盏，同煎，温服。食前服，以利为度，得利痛减，不尽剂。

(7)通窍活血汤(《医林改错》)：赤药15g(三钱)，川芎15g(三钱)，桃仁15g(三钱)，红花15g(三钱)，老葱(切碎)3根，鲜姜15g(三钱)，大枣15g(三钱)，麝香0.25g(五厘)。除麝香外，余药先用水煎成一碗，加黄酒250ml，再煎成一碗，去渣，用纱布包麝香入药汁中再煎，待麝香溶化后温服。

第八节　察舌变化部位

察舌变化部位是指脏腑在舌的相应变化部位，亦可称为舌的某一部分与五脏六腑的对应关系。

中医认为，舌是反映人体五脏六腑、生理、病理变化的一面镜子。人体的五脏六腑，心、肝、脾、肺、肾、胆、胃、大肠、小肠、膀胱、三焦都各有其位，诚然，这些脏腑反映在舌亦应有其相应的位置，否则，则难明人体毫末象数变化之真实所在。在我国中医古医籍中，有关舌生理、病理变化部位有文字记载应首见于明代薛己1528年撰著的《口齿要类》："经言舌乃心之苗，此以窍言也。以部分言之，五脏皆有所属，以证言之，五脏皆有所主。"其后，1587年，龚廷贤在《万病回春》中又完整地重复了薛己的说法。1723年，清代林之翰在《四诊抉微》中首次提出了"察舌部"，但未提出具体部位。1746年，清代叶天士在《温热论》中明确提出："舌者心之窍，凡俱仅现于舌，舌尖主心，舌中主脾胃，舌边主肝胆，舌根主肾。"同期，1780年，沈月光、胡宪丰在《伤寒第一书》

中提出："舌之尖属心经，中心至根属肾经，两旁肝胆，四边脾经，铺面白苔是肺经，满舌皆是胃经，又舌尖是上脘所管，中心是中脘所管，舌根是下脘所管，此舌上一定之部位也。"1796年，清代吴坤安在《伤寒指掌》《察舌辨症法》指出："病之经络，脏腑、营卫、气血、表里、阴阳、寒热、虚实，毕形于舌。满舌属胃，中心亦属胃，舌尖属心，舌根属肾，两旁属肝胆，四伴属脾。又舌尖属上脘，舌中属中脘，舌根属下脘。"1803年，陈修园在《医医偶录》中较为明确地认证了叶天士在《温热论》中所提到的舌部观点："舌尖主心，舌中主脾胃，舌边主肝胆，舌根主肾。"其后江涵暾在《笔在医镜》、曾伯渊在《古观室医学篇》、李文荣在《知医必辨》中都认可了这一观点。1850年，清代王锡鑫在《寿世医览》《察舌知病诀》中论及舌红产生与脏腑关系时说："舌光红者心热也，舌根红者肾热也，舌中心红者胃热也，舌左边红者肝热，舌右边红者肺热。"至此肺脏，在舌的位置有了说法。1875年，清代汪宏在《望诊尊经》中论及脏腑病症与舌部位关系时提出了"左病者应在左，右病者应在右"的说法。1894年，梁玉瑜在《舌鉴辨证》中论及舌脏腑部位时，除认定舌根主肾、舌中主脾胃、舌尖主心、舌边主肝胆外，还提出："舌前面中间属肺、肺脏主位。"这一提法被之后的秦伯未和邵阳何等所认同。

1930年，秦伯未在《诊断学讲义》《辨舌之部位》中提出："脉发三部，舌分五部。一曰舌尖，以候上焦心肺之疾；二曰舌中央，以候胃与二肠之疾；三曰舌根，以候肾与二便之疾；四曰舌旁，左以候肝胆之疾，右以候脾肺之疾；五曰舌边，以候三焦原膜与两胁之部。"

我国古医籍中这些名医是依据什么理论提出上述观点？考查我国中医发展史，从《黄帝内经》起，主导其医学哲学理论宗旨，基本是以《易经》及《洪范》中的阴阳、五行学说为理论基础。阴阳五行学说认为：人体的裸露部分为阳，位在前方为阳，舌的裸露部分最前方为舌尖，心为阳应在前方。人体隐藏部分为阴，后方部分为阴，肾为阴应在口腔的后方。《易经·文王八卦方位图》学说认为，北方为离为火为心，南方为坎为水为肾为命门。舌左边为东、为震、为木、为肝。舌右边为金、为西、为兑、为肺、大肠。舌中为内，为土、为坤、为脾胃。

按脏腑关系又为：心与小肠相表里，肾与膀胱相表里，肝与胆相表里，肺与大肠相表里，脾与胃相表里。按以上依据定舌右边应为金为阳，而金系肺脑之属，此解释应是我国古医籍将肺定位于舌右边的依据。

传统中医依据阴阳五行学说所揭示的经脉学说，又为舌各部位为何与相应的脏腑相关，提供理论依据。

《内经》记载："舌者，心之官也。手少阴之别，系舌本。手少阴之筋，支者系舌本。足少阴循喉咙挟舌本，足少阴之脉贯肾系舌本。足太阴之正，贯舌中。足太阴之脉上膈挟咽连舌本散舌下。足太阴支正，贯舌中。厥阴者肝脉也，肝者筋之合也，筋者聚于阴器而脉络于舌本也。足太阳之筋，其支者别入结于舌本。足太阳支正，系舌本。手少阳之筋其支者当曲颊入系舌本，舌居肺上。"

从以上所记载可知，舌与五脏六腑紧密相连，其脏腑有病必然以舌的相应部位表现出来。

中医经脉循行理论还认为：人体十四经循行规律为手少阴心经，手太阴肺和手厥阴心包经在人体上方，上方为舌尖部位，因此舌尖属心肺。足太阴脾经，足厥阴肝经，足少阴肾经在人体下方。三经与相关三腑经络相表里，因此肝胆在人体边侧，舌边属肝胆。脾胃经脉在中位，舌中属脾胃。肾、命门、膀胱经络循人体的内下及后外，故舌根属肾命门及膀胱。

20 世纪中叶，G. Habeplamdt 提出了植物体细胞的全能性。其后，JFD. Watson 和 F. H. C. Crick 提出的双螺旋模型，为体细胞的全能性提供了分子方面的基础，进而产生了全息胚学说。全息胚学说认为，动物和植物的体细胞在不离体的自然生长条件下，体细胞具有全息性的表现形式。

1973 年，张颖清通过实验进一步证实了人体全息胚现象。在人体第 2 掌骨穴位进行实验观察，发现第 2 掌骨的全息穴位群，产生了与耳穴近似的人体整体部位全息信息，即各部在全息胚的分布规律与各对应人体部位在整体或其他全息胚的分布规律相同。按照这一理论，张颖清提出了在第 2 掌骨上存在与人体整体脏腑相对应的部位，即第 2 掌骨上方顶端为头，其下方为肺心，次下为肝为胃，再下方为腰肾，再次之为足等。

按照全息生物学理论，舌的全息对应部位，则应为舌顶尖端为脑、舌尖前中心为心，心两侧为肺，其下方为胃、十二指肠为小肠上端和胰腺大部分，周边为结肠。舌中部两侧、右边为肝、为胆，左边为脾、为胰的一部分。肝脾后下方为肾为命门，膀胱及盆腔脏器及生殖器官。这一分区法，大体上与人体解剖位置相对应，其生理功能亦相近似。

为了证实我国古代医家和全息生物学所提出的观点，是否为临床事实，近几十年来我们在数万例舌诊观察过程中，注意将随机选用的均有现代医学大体病理或组织病理及现代医学科学所能准确证实其疾病真实存在的患者，为观察组病例，以验证在传统中医全息生物学理论指引下，舌诊脏腑分区法是否科学实用，我们采用了以下方法进行针对性实验研究。

首先我们进行临床病例观察，观察中我们采用舌可见性病理改变物，标定定位法进行，确定以舌神、舌形、舌色、舌乳头、舌纹、瘀斑、瘀点、糜烂、苔位等作为标记物进行校正。

随机选取经临床体检医学科学仪器及实验室检查，诊断明确的原发性肝病50例，消化性溃疡50例，肺、胸膜结核病50例，冠心病50例，慢性肾小球肾炎病50例，脑梗死50例，分别对其病理舌象变化的主要表现部位进行观察。发现50例原发性肝病，舌边红赤48例占96%，其舌右边红赤色泽明显高于左边30例占60%，舌右边乳头增生33例占66%，舌右边出现瘀斑瘀点35例占70%。50例消化性溃疡舌中心部位出现白厚、黄白、黄干苔50例占100%，舌质苍老39例占78%，舌体积增大41例占82%。50例肺、胸膜结核病中舌前肺区明显红赤、乳头增生或间有糜烂49例占98%。50例冠心病中舌前心区蕈状乳头增生32例占64%，心区乳头消失16例占32%。50例慢性肾小球肾炎病中，舌根灰白，灰黄厚苔出现41例占82%，舌根裂纹出现26例占52%。50例脑梗死病，舌无神50例占100%，舌尖丝状乳头增生41例占82%。

之后我们又进行比较简捷的临床实验观察，分别选取了诊断明确，病种单一的心腹疾病，肝胆病、胃病、肺部疾病、肾病各20例，采用甜、酸、苦、咸、辣等汁液，于相应部位进行味觉辨识(依据舌不同部位对味觉敏感程度不同，选取不同汁液实验。如舌尖用甜、咸汁液，舌边用酸汁、舌根用苦味液，舌中用辣、辛汁液等)，并依次用消毒针灸针、点刺各脏腑相应部位，观察痛觉识别情况(以针实验舌痛觉时以针达舌黏膜不出血为度）之后，再用电阻测量仪和MedialME-DOXMEG10经络仪测量舌各脏腑相应区域电阻变化，经络变化情况(我们观察一组正常舌各部位电阻变化和经络仪测定数值变化作为变化对应依据，正常人舌尖电阻反应度数在124～136，舌边在123～131，中为78～99，舌根115～123)。

结果发现，心脏疾病时，舌尖味觉不敏感11例，减退7例，过度敏感2例；针刺疼痛实验痛觉减退7例，痛觉增强13例；电阻值和经络仪测定值正常4例，低于正常人值5例，高于正常人值11例(图4-312至图4-323)。

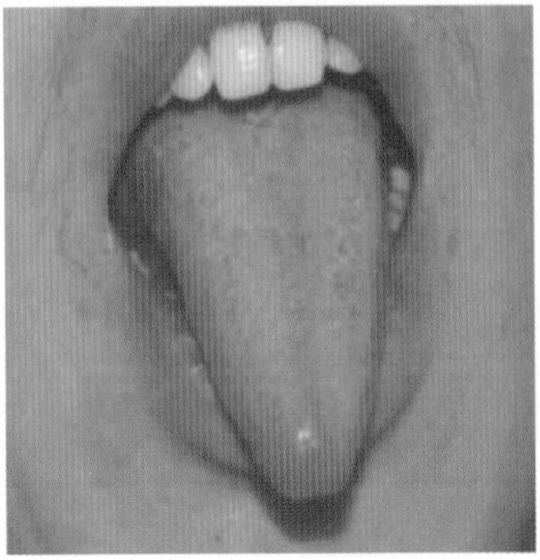

图4-312　心火亢盛证

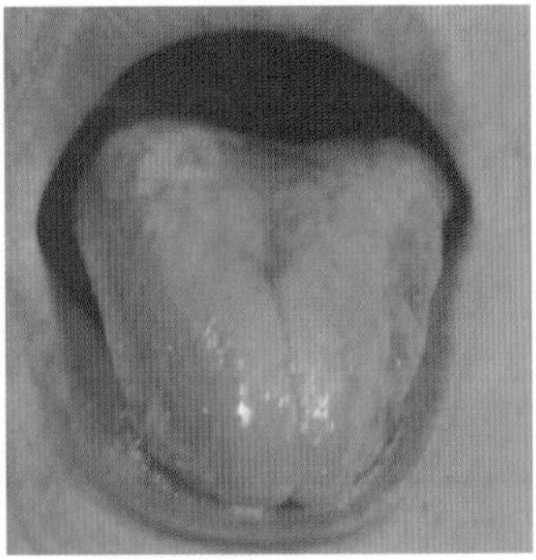

图4-313　心血虚证

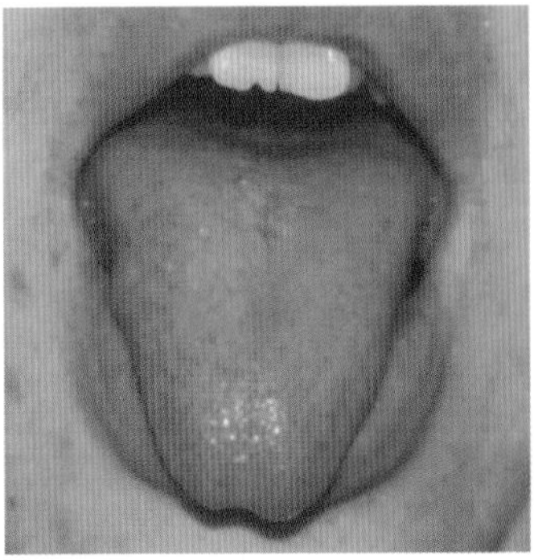

图4-314　心气虚证

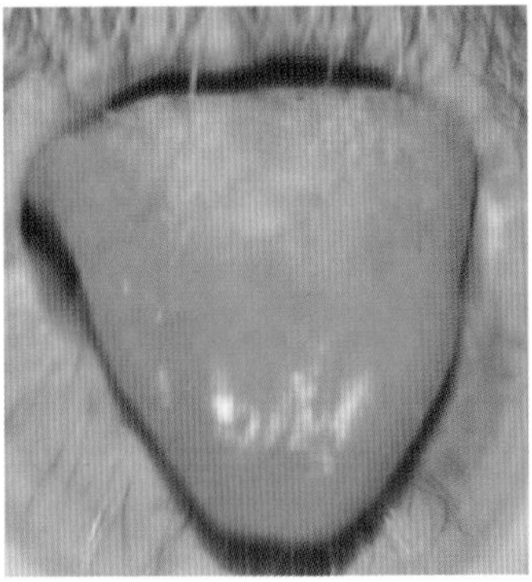

图4-315　心阳虚证

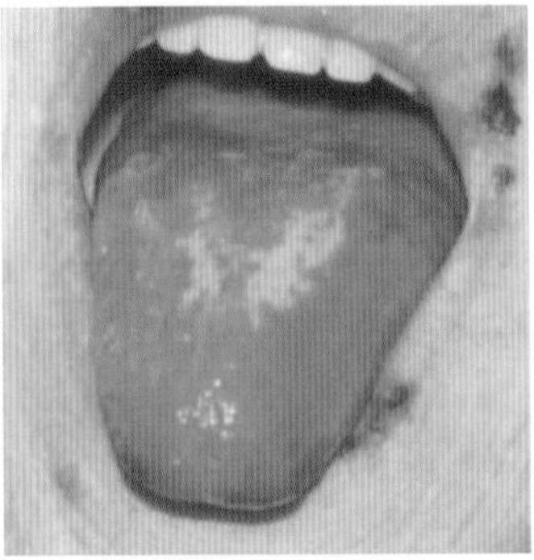

图4-316　心脾两虚证

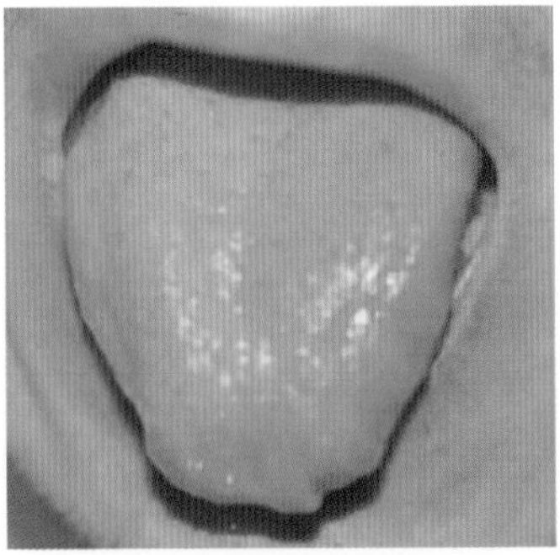

图4-317　水气凌心证

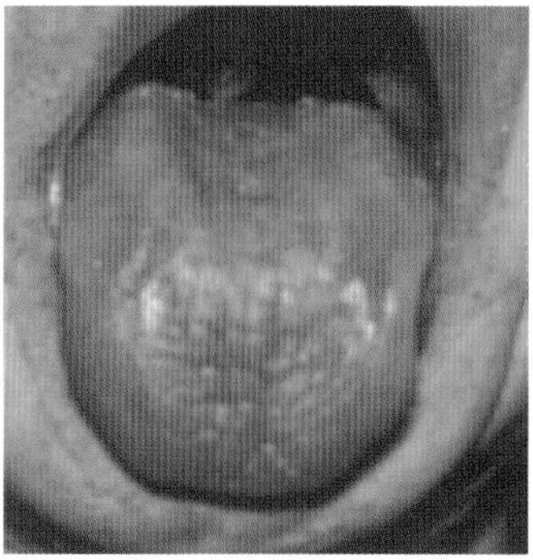

图4－318　心阴虚火旺证

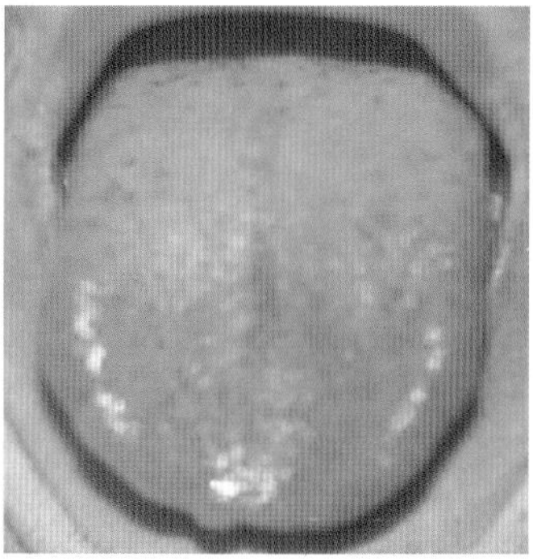

图4－319　虚火扰心证

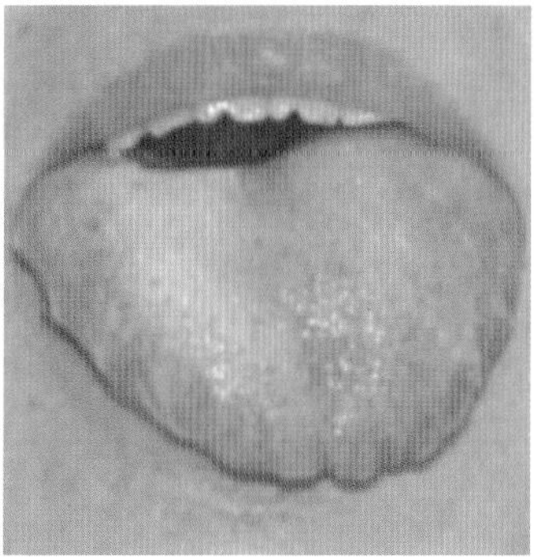

图4－320　心肾阳虚证

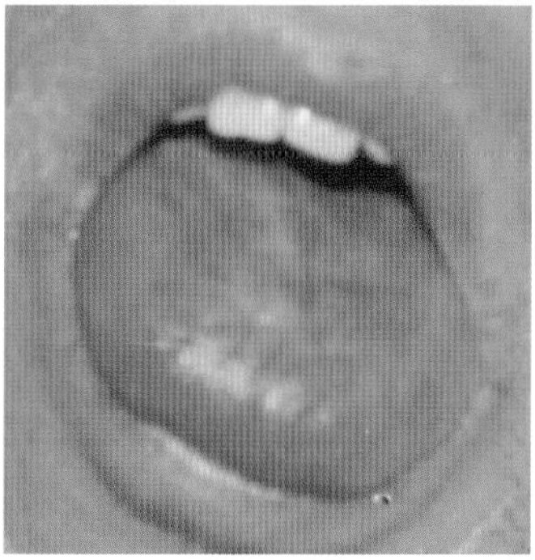

图4－321　痰迷心窍证

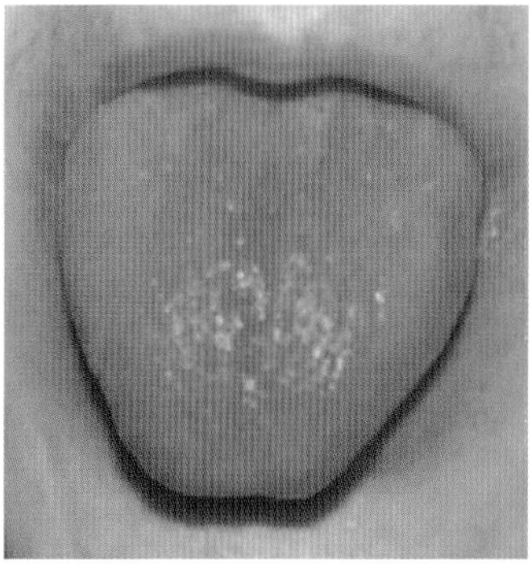

图4－322　心血瘀阻证

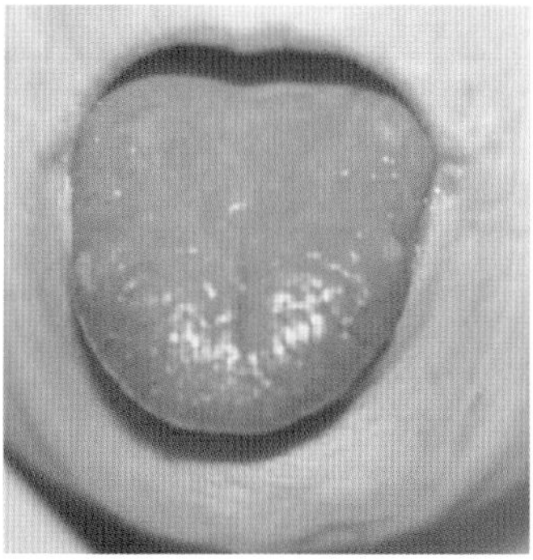

图4－323　心脉痹阻证

肝胆病舌边味觉不敏感 7 例，减退 13 例，痛觉减退 14 例，痛觉增强 6 例；电阻值和经络仪测定值正常 2 例，低于正常人值 14 例，高于正常人值 4 例(图 4 - 324 至图 4 - 335)。

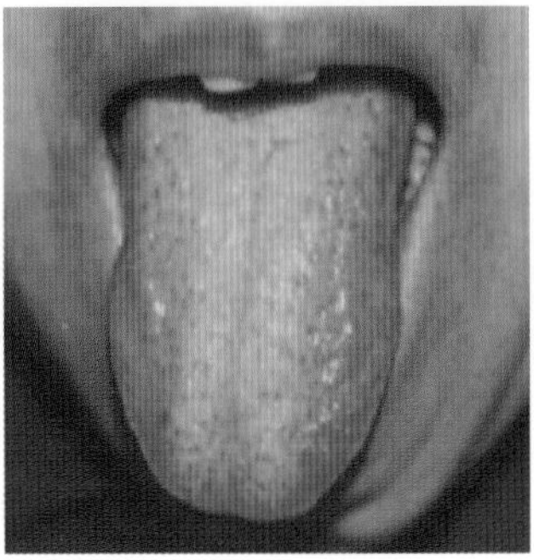

图 4 - 324　肝火上炎证

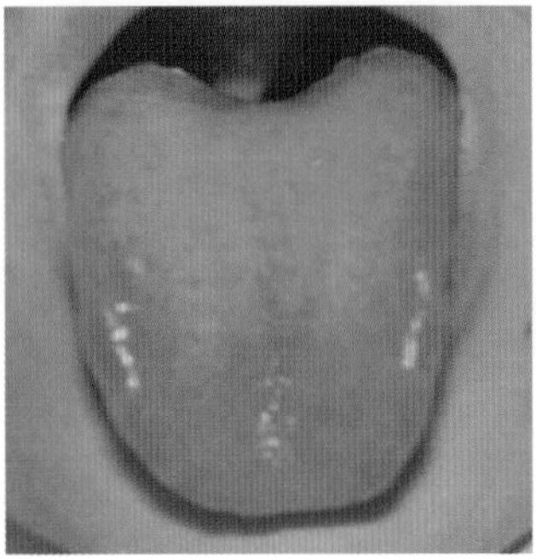

图 4 - 325　肝阴虚证

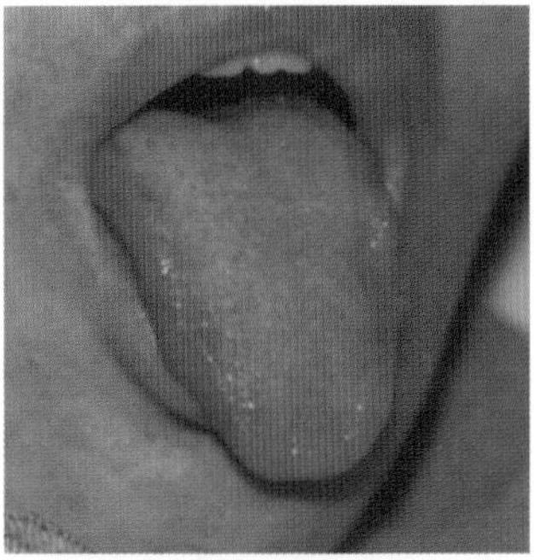

图 4 - 326　胆热扰胃证

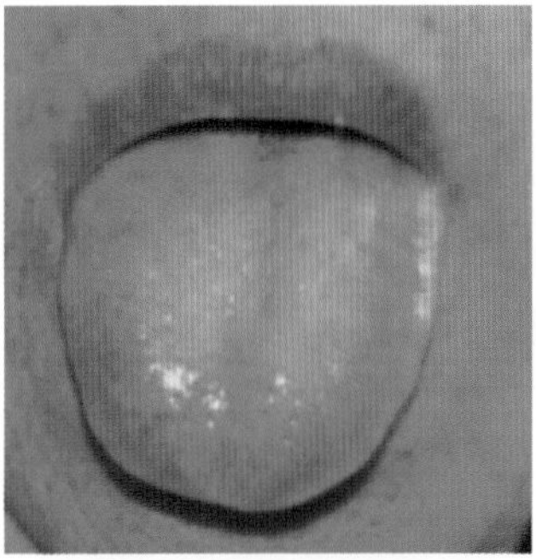

图 4 - 327　肝胰瘀热证

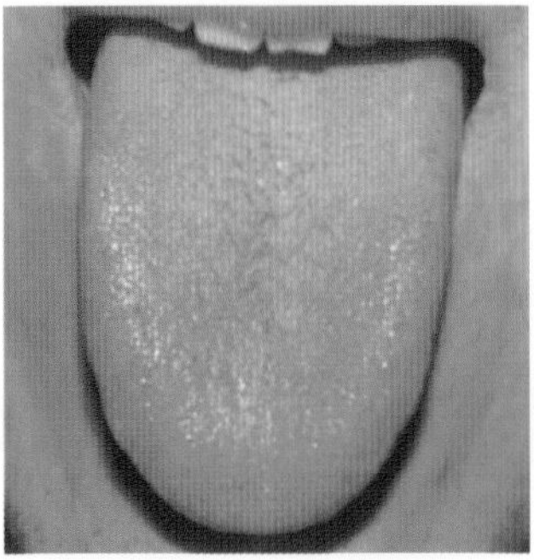

图 4 - 328　肝胃不和证

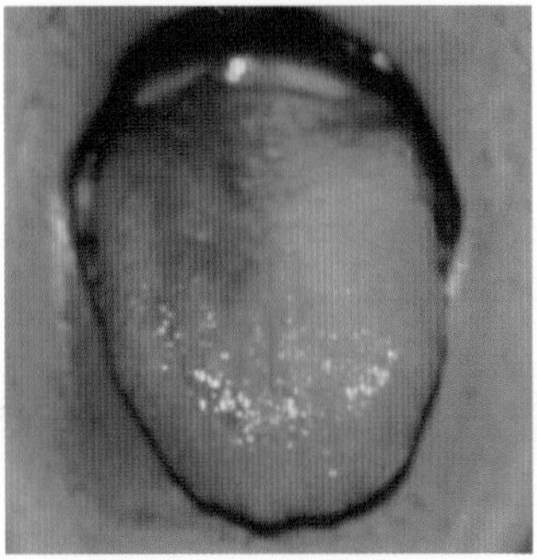

图 4 - 329　肝胆湿热证

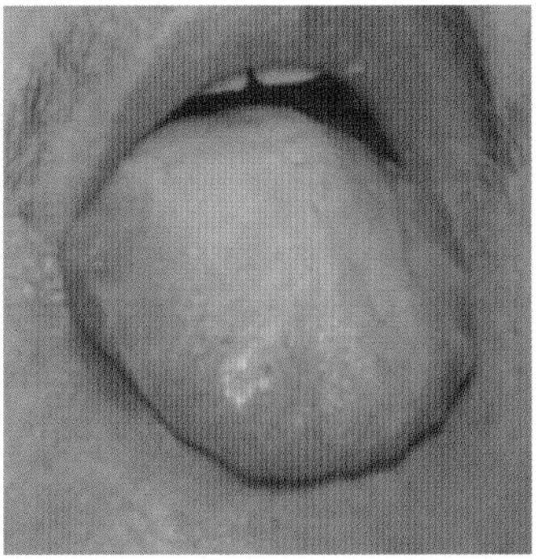

图 4－330　肝强脾弱证

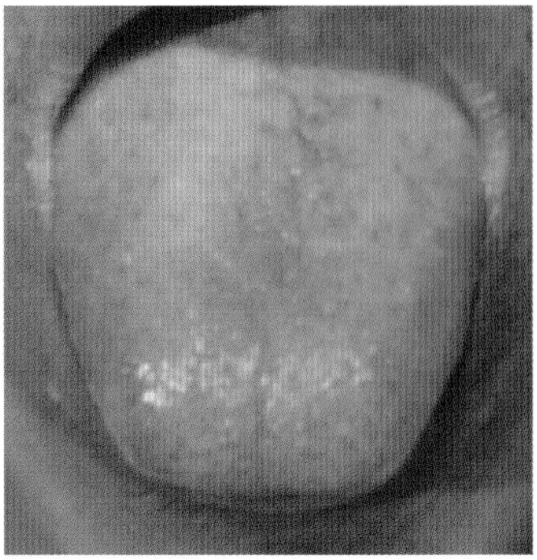

图 4－331　肝脾血瘀证

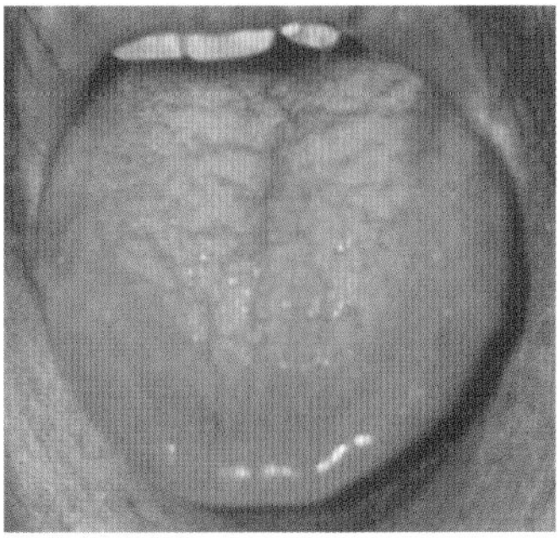

图 4－332　肝血瘀滞证

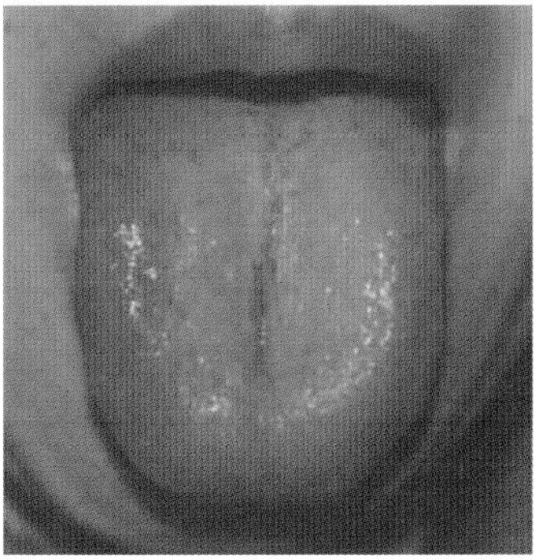

图 4－333　肝血瘀阻证

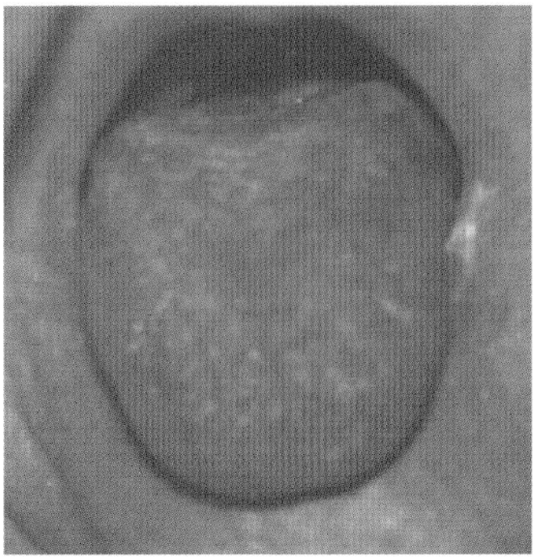

图 4－334　肝胆胰毒热瘀结证

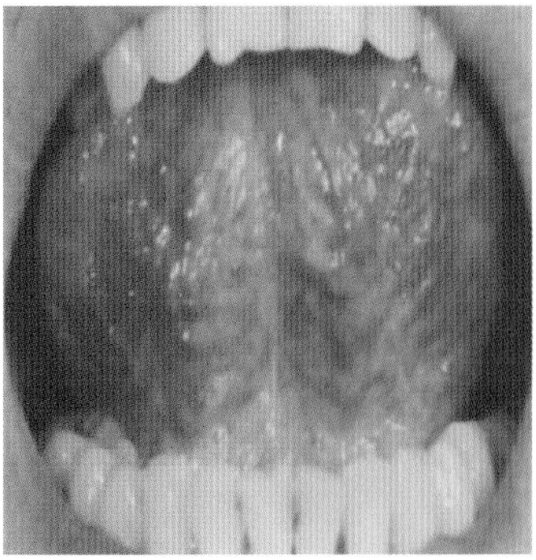

图 4－335　肝血瘀阻证

胃病、舌中味觉不敏感7例，减退13例；针刺痛觉减退6例，痛觉增强14例；电阻值和经络仪测定值低于正常人值11例，高于正常人值9例(图4－336至图4－347)。

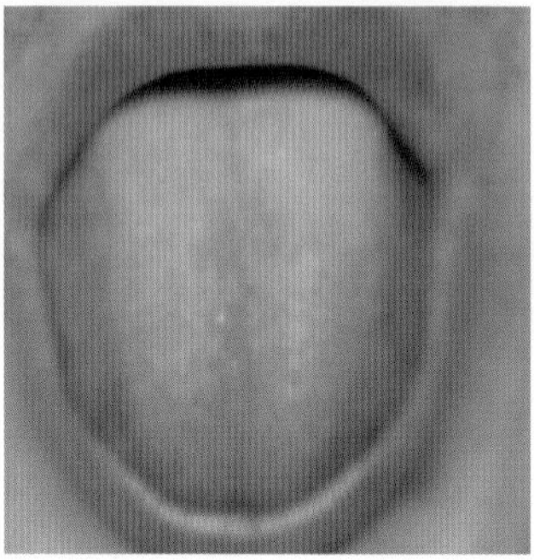

图4－336　脾气虚证

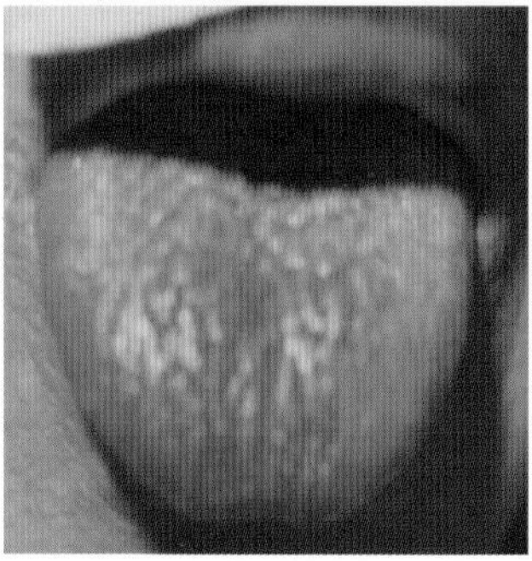

图4－337　胃阴虚证

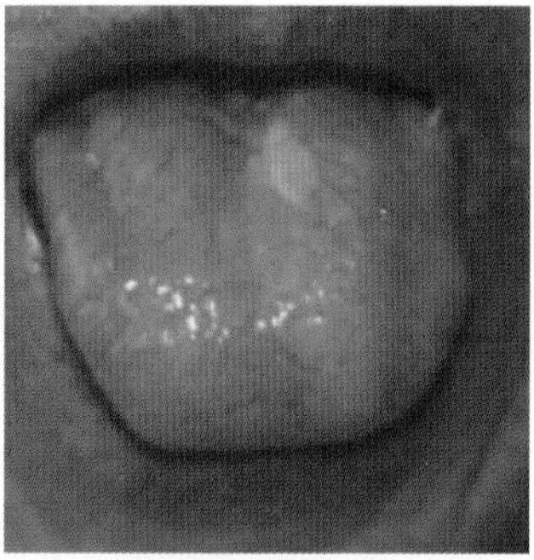

图4－338　脾阴虚证

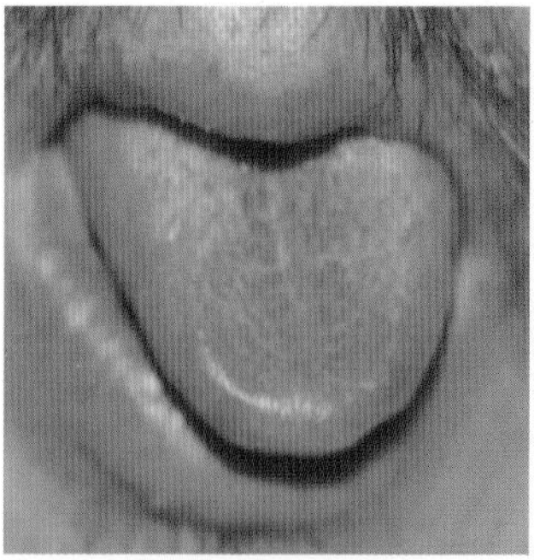

图4－339　胃热证

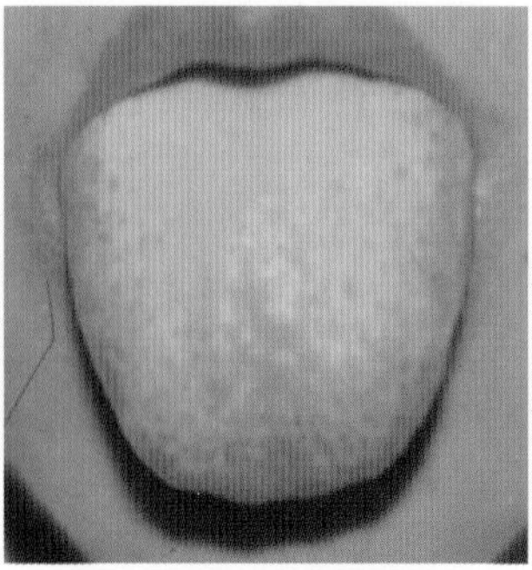

图4－340　脾胃瘀滞证

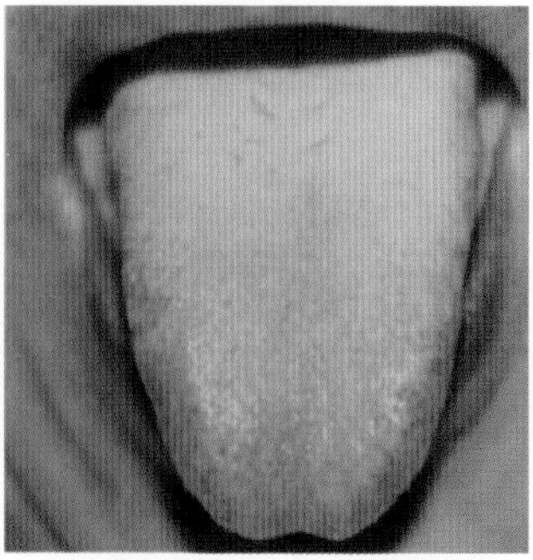

图4－341　脾胃湿热证

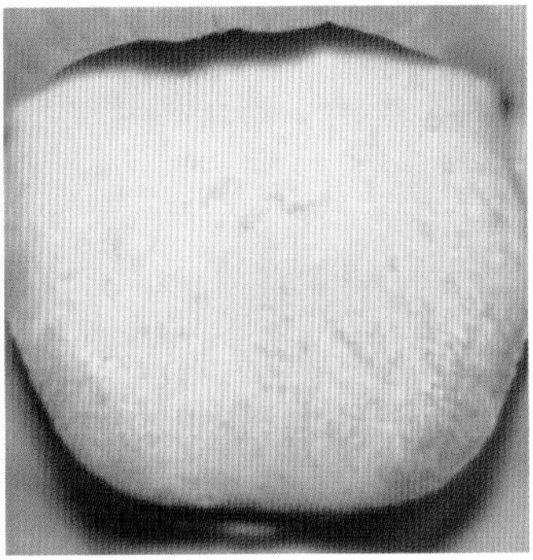

图 4－342　脾胃瘀结证

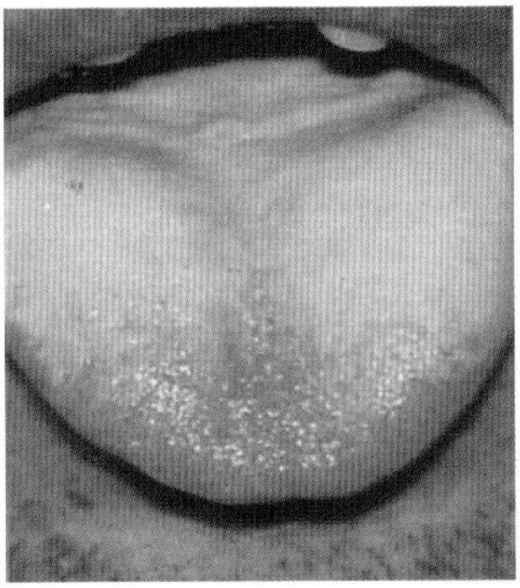

图 4－343　胃虚热夹湿证

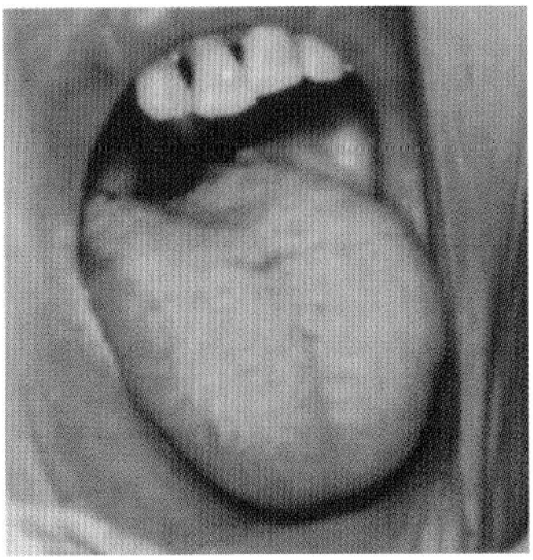

图 4－344　脾虚湿困证

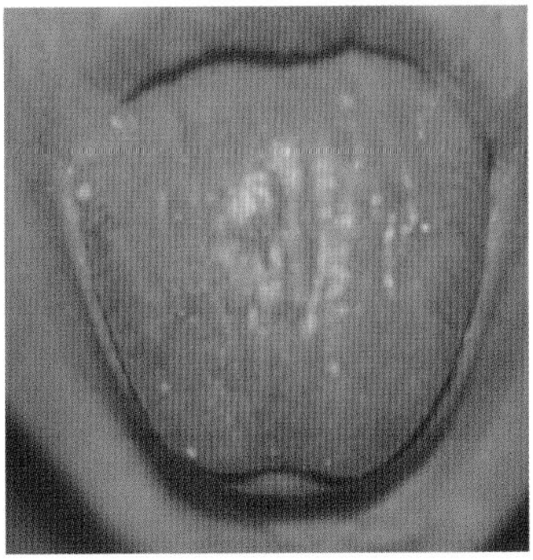

图 4－345　脾胃阴虚证

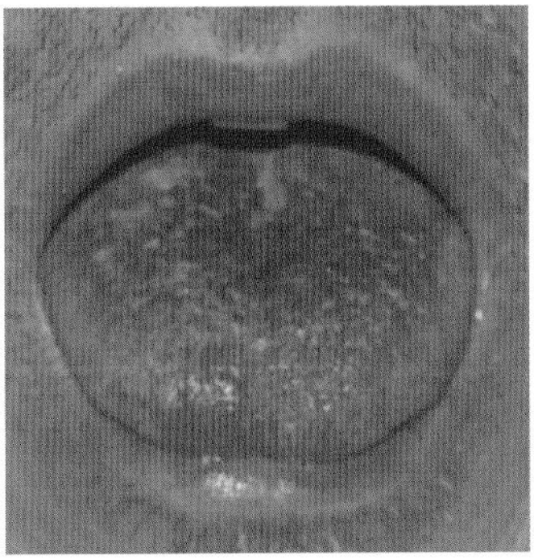

图 4－346　阳明实热证

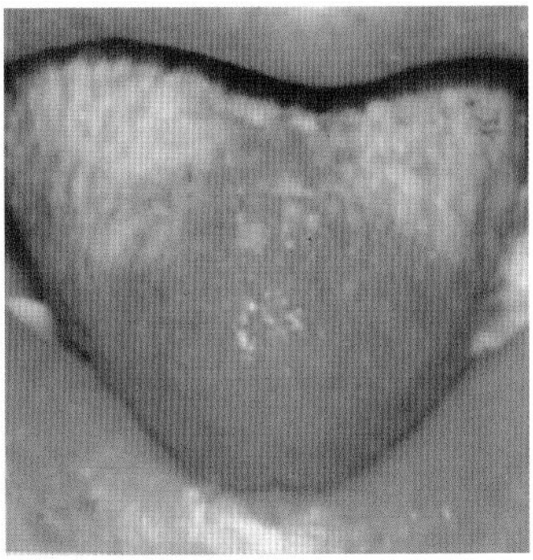

图 4－347　脾胃热极损伤子母证

肺部疾病、舌前肺区，味觉敏感 15 例，减退 5 例；针刺痛觉减退 6 例，增强 14 例，电阻值和经络仪测定值低于正常人值 7 例，高于正常人值 13 例(图 4－348 至图 4－359)。

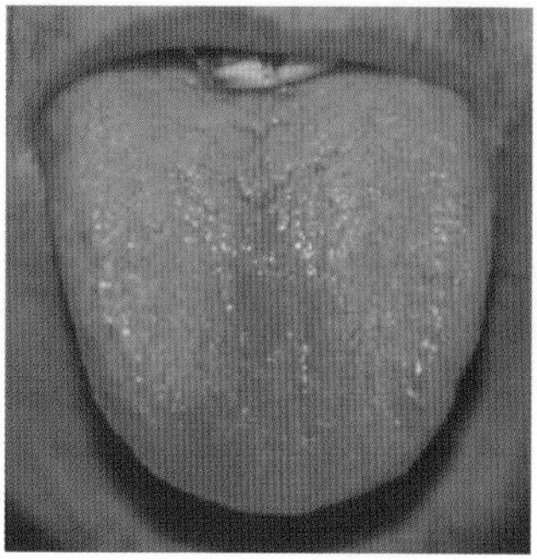

图 4－348　燥邪及肺证

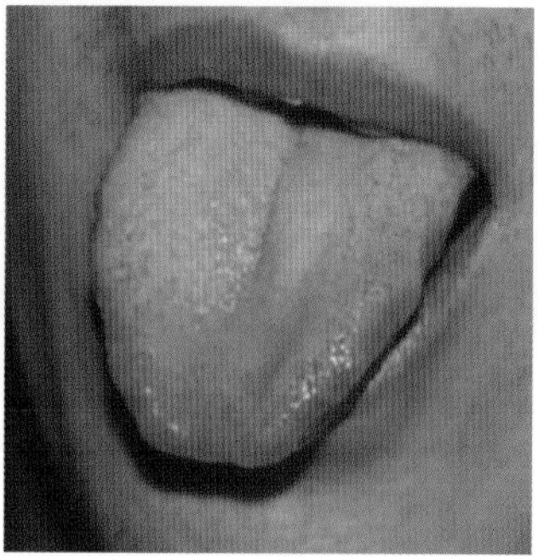

图 4－349　肺痰热上结证

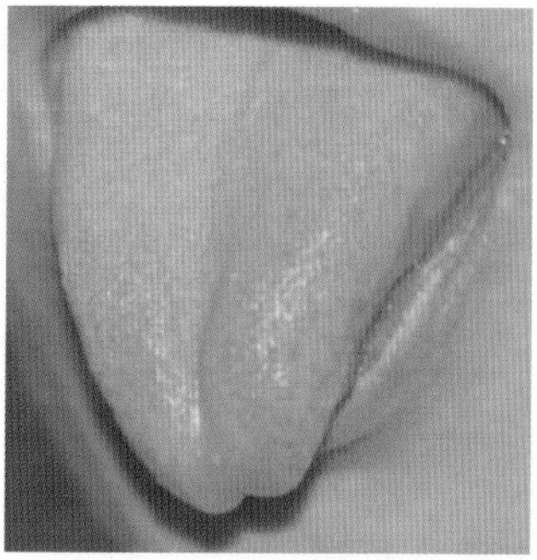

图 4－350　肺阳虚证

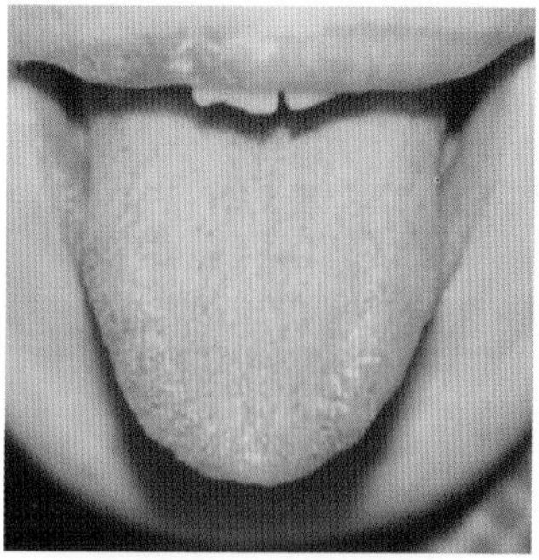

图 4－351　风寒犯肺证

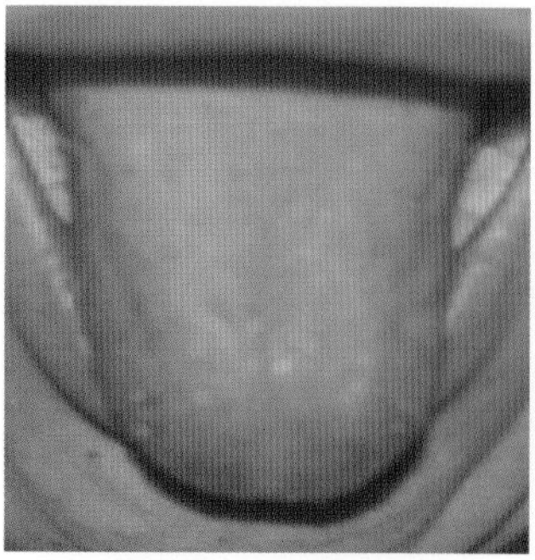

图 4－352　风湿犯肺证

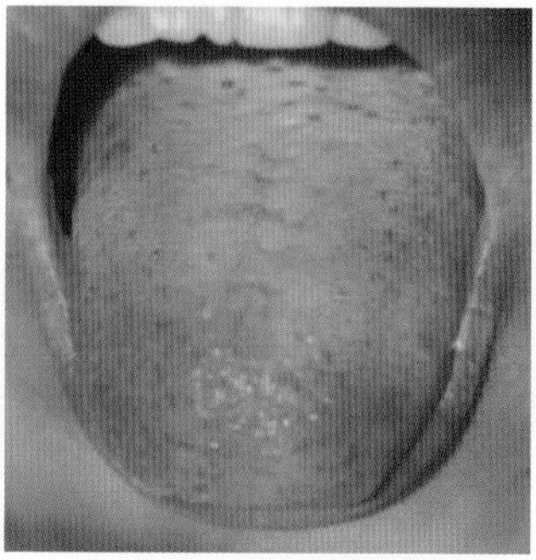

图 4－353　热邪壅肺证

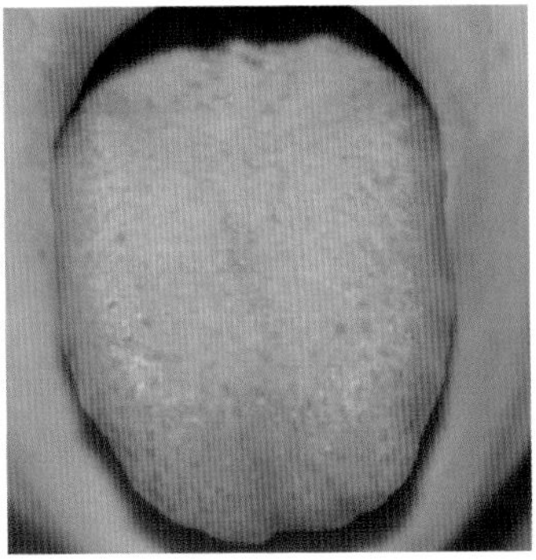

图4－354　湿热阻肺证

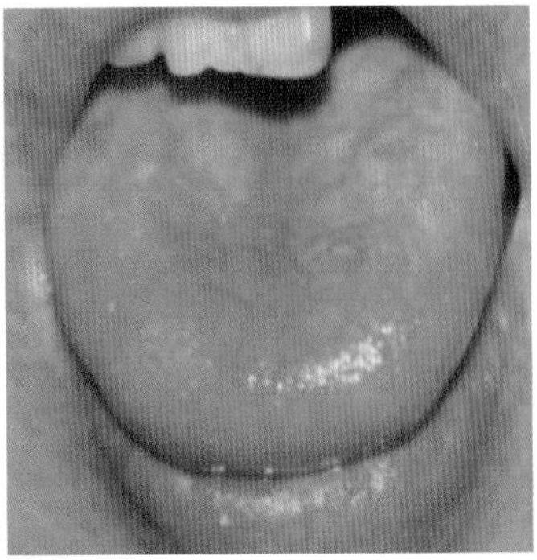

图4－355　水寒射肺证

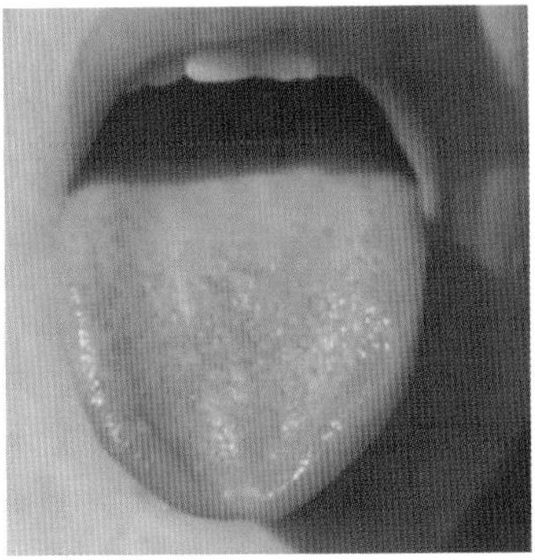

图4－356　肺阴虚证

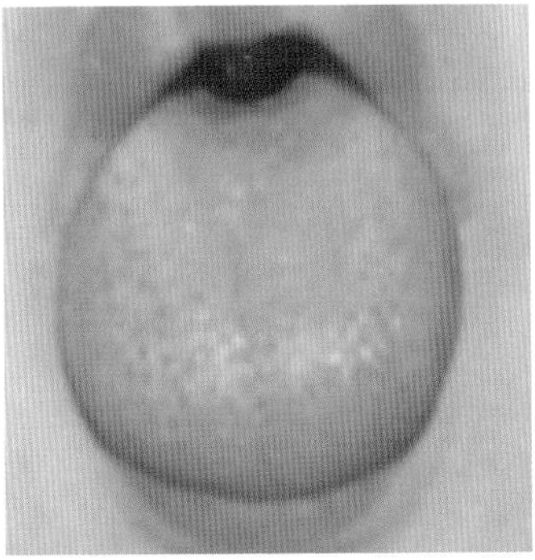

图4－357　肝火犯肺证

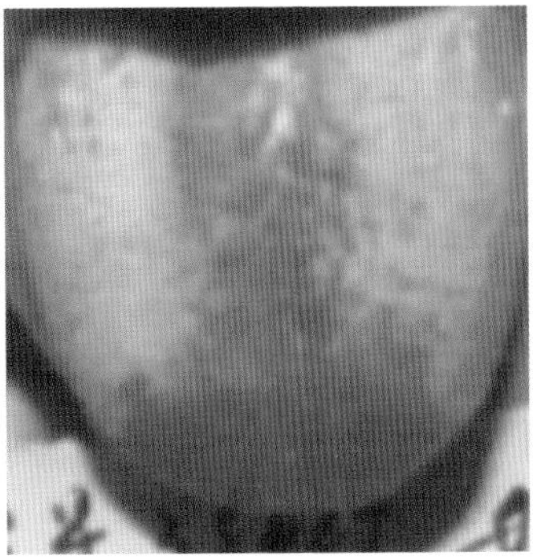

图4－358　肺热毒互结证

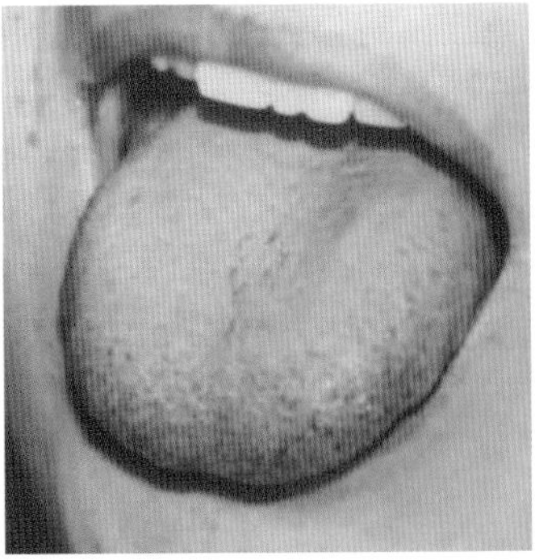

图4－359　大肠湿热证

肾病舌根肾区，味觉不敏感 15 例，减退 5 例；针刺痛觉减退 11 例，不敏感 9 例；电阻低和经络仪测定值低于正常人值 16 例，高于正常人值 4 例(图 4－360 至图 4－383)。

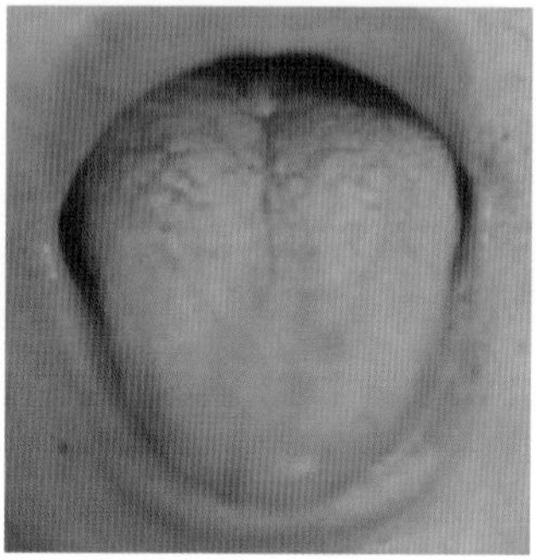

图 4－360 肾脑互结证

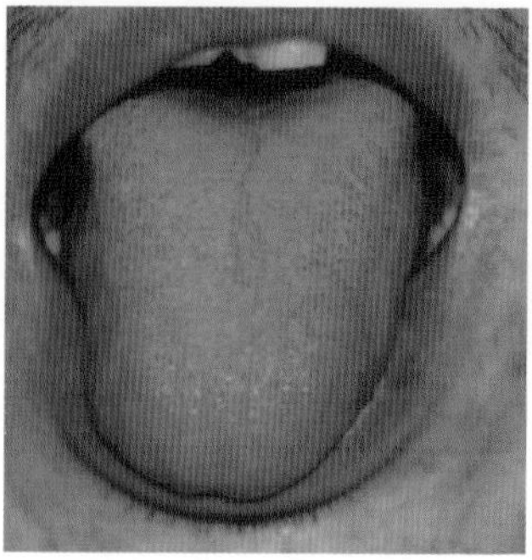

图 4－361 肾不纳气证

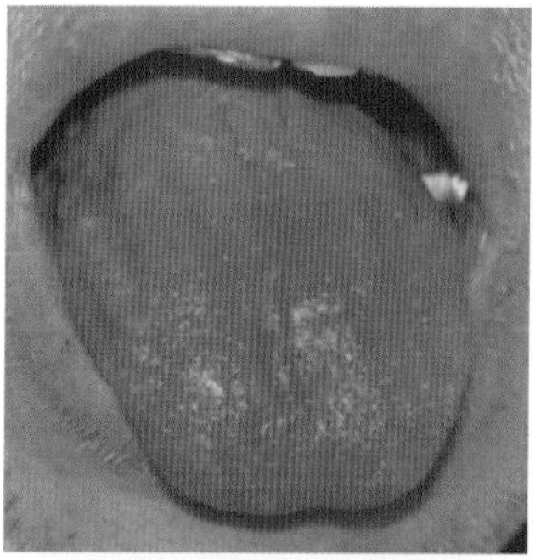

图 4－362 肾阴虚证

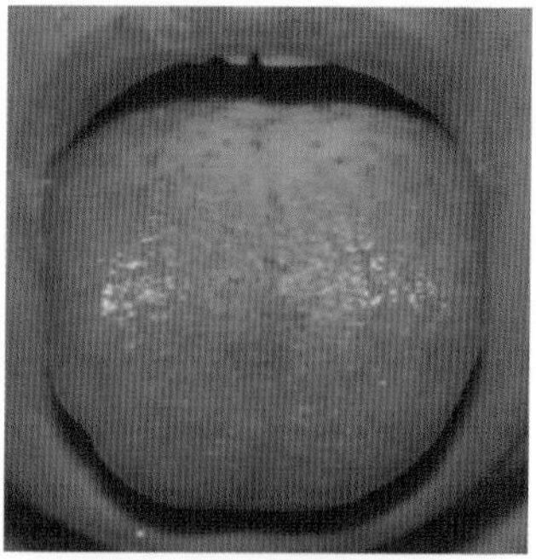

图 4－363 肾阴阳两虚证

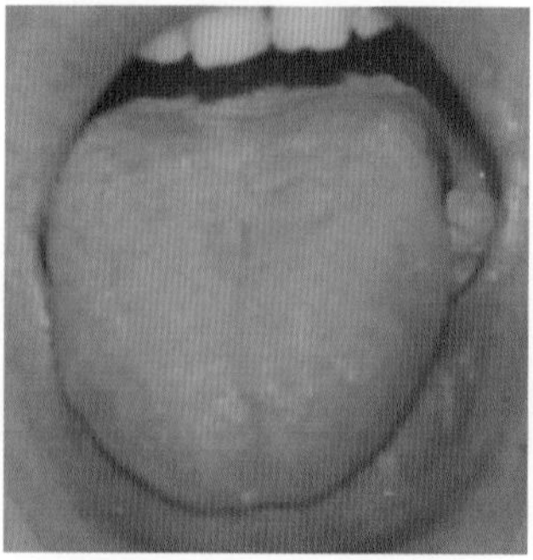

图 4－364 肾血脉瘀闭证

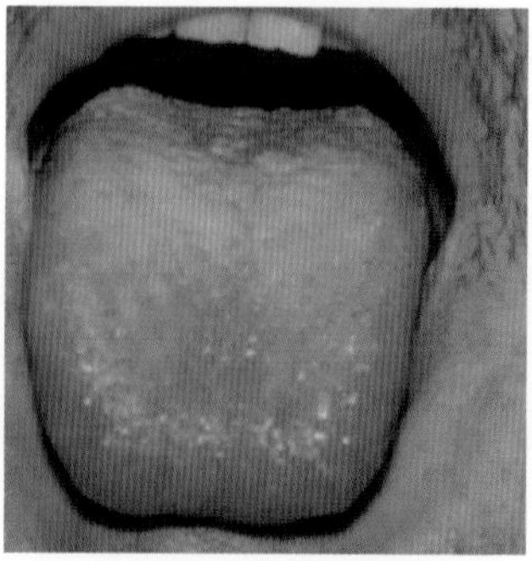

图 4－365 膀胱虚寒证

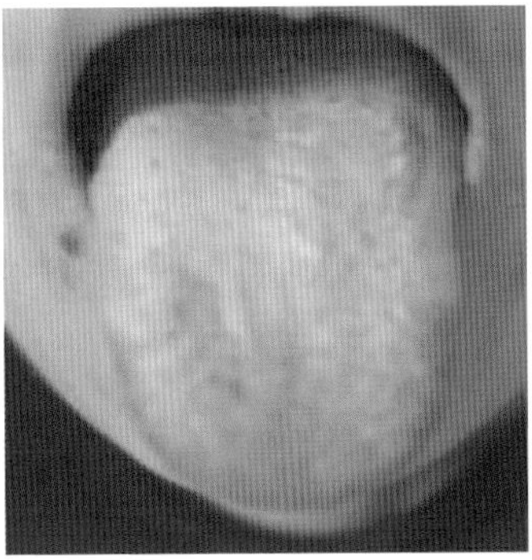

图 4－366　水火不济血虚津枯证

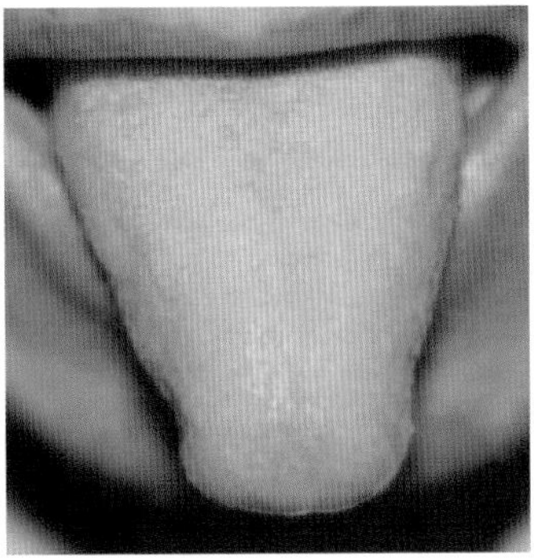

图 4－367　肾湿热蕴结证

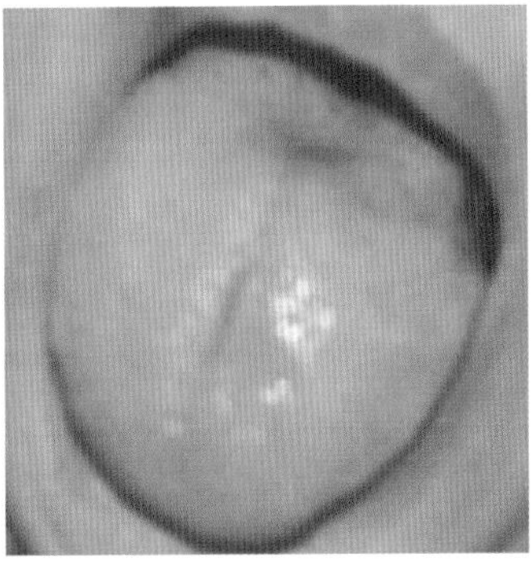

图 4－368　肾毒邪内蕴证

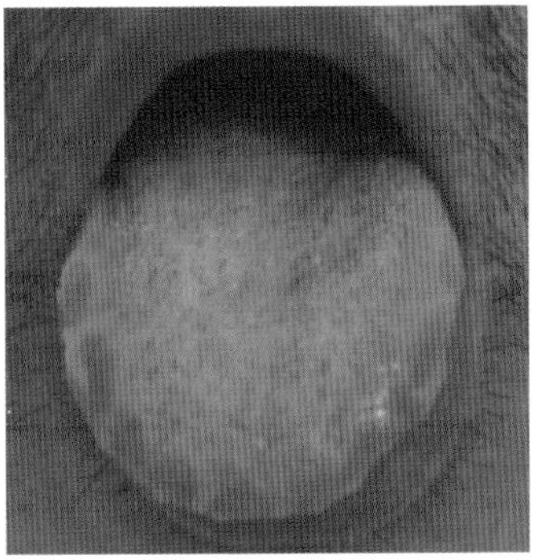

图 4－369　肾阳虚证

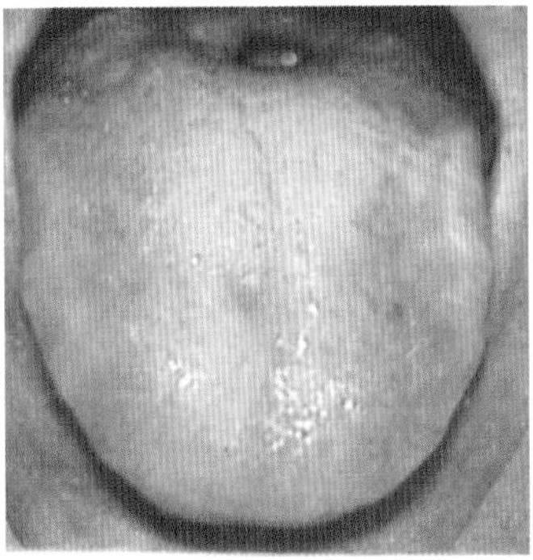

图 4－370　肾肝瘀阻证

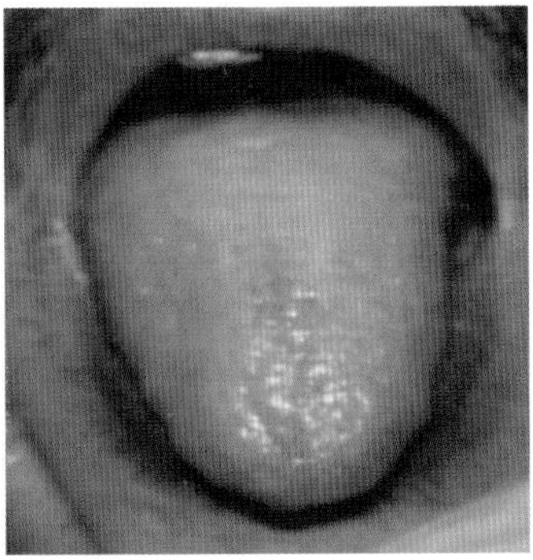

图 4－371　肾肝肺瘀阻证

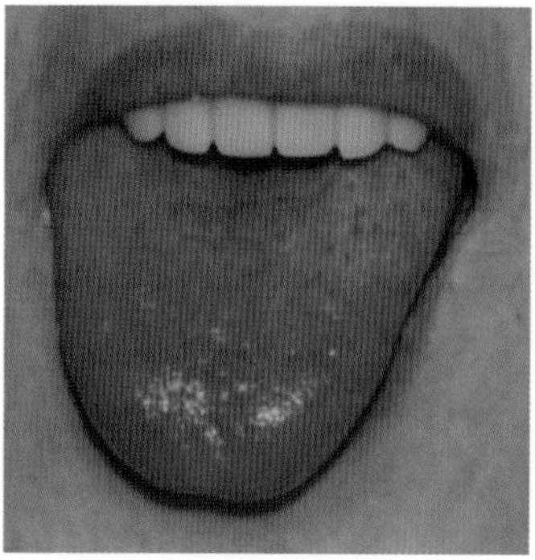

图4－372 热在上焦证

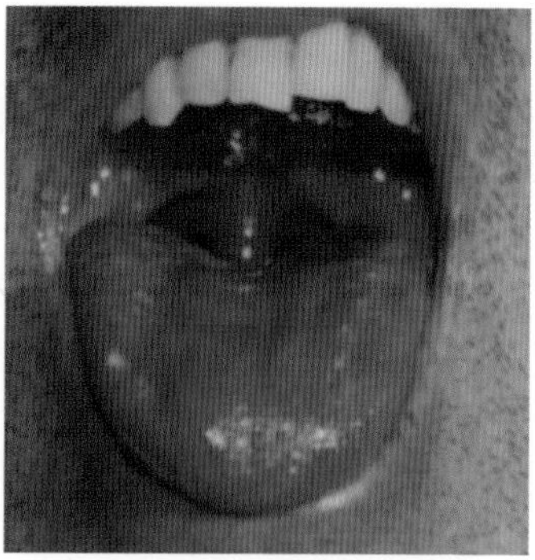

图4－373 热在下焦证

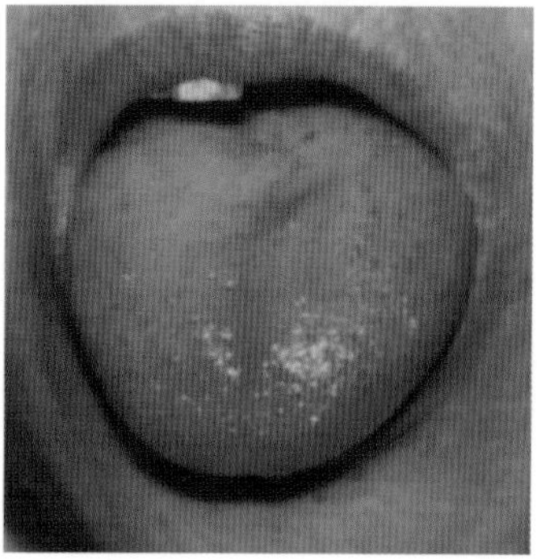

图4－374 热在上焦证

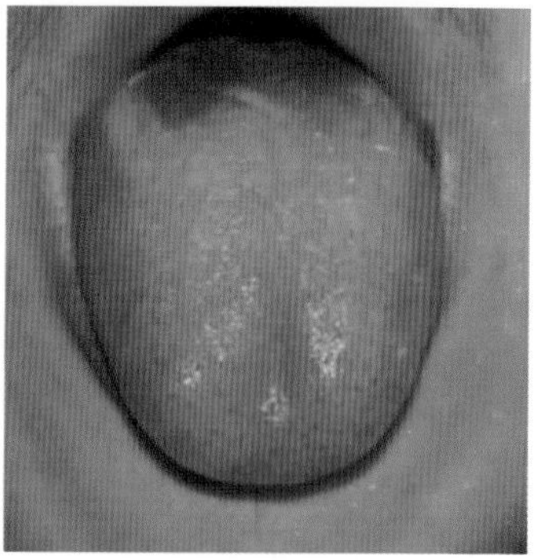

图4－375 热在下焦证

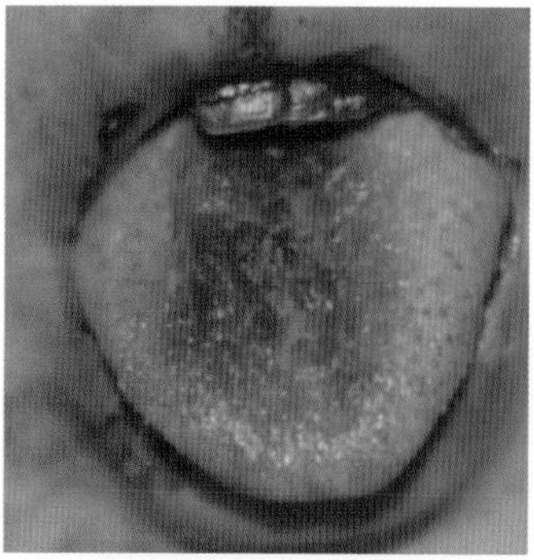

图4－376 热在中焦证

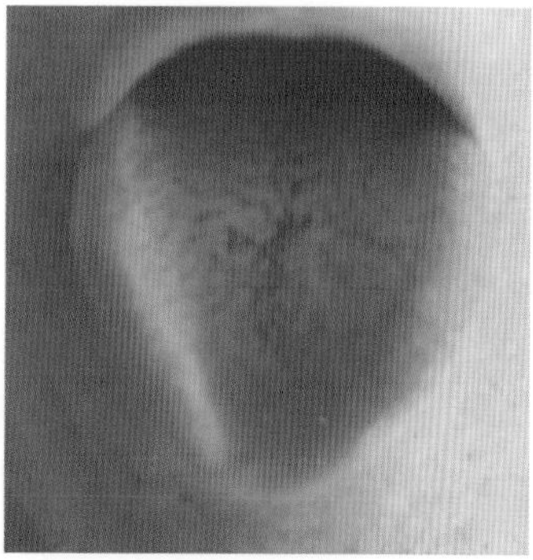

图4－377 热在中焦证

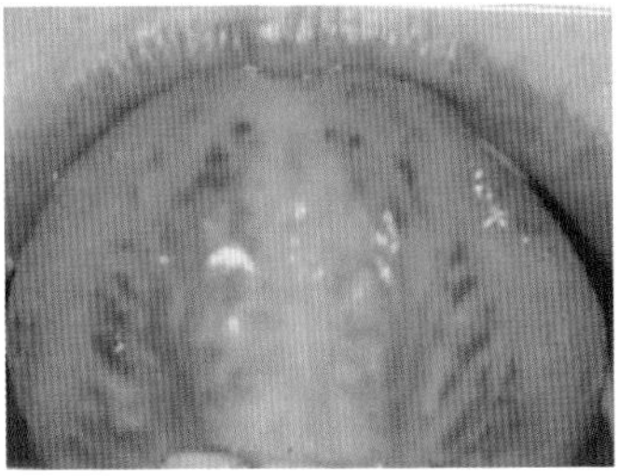

图 4－378 瘀热在三焦证

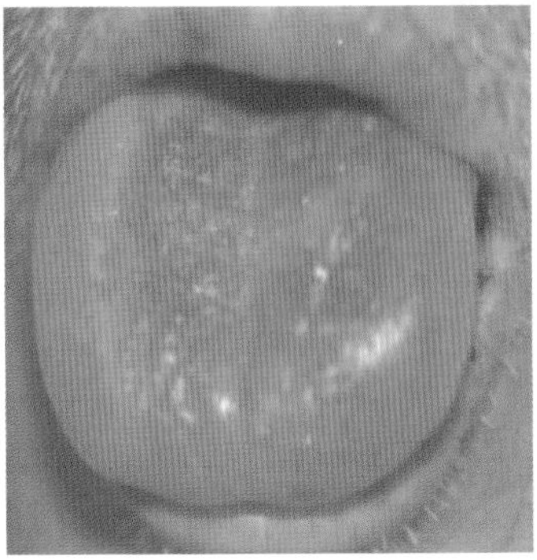

图 4－379 热在三焦证

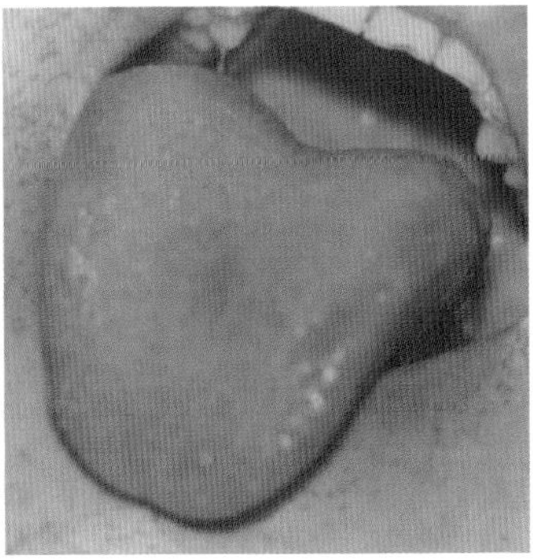

图 4－380 湿热弥漫三焦证

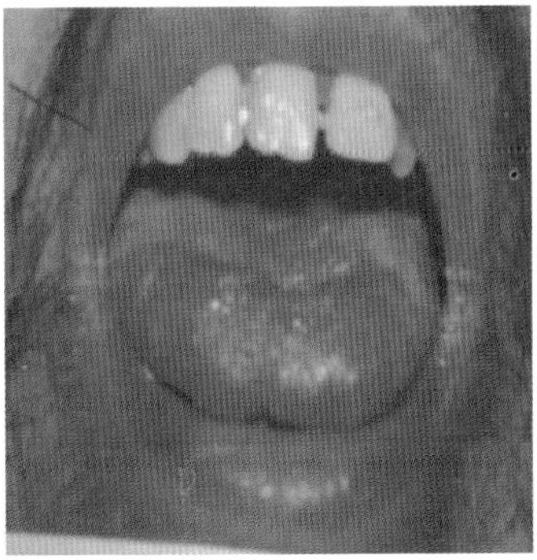

图 4－381 热陷心包证

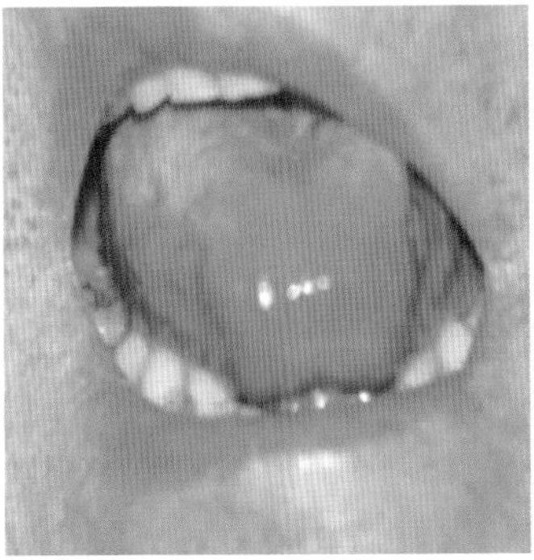

图 4－382 痰蒙心包证

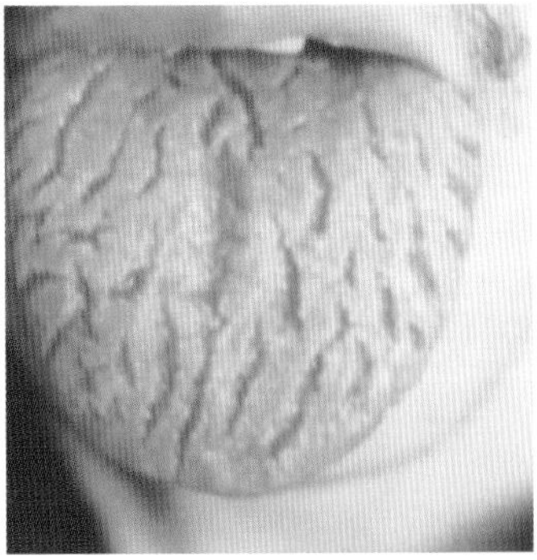

图 4－383 三焦水液枯竭证

总之，从以上的考证表明，有关舌体各部位的病理变化对应脏腑病变之说，在《黄帝内经》《伤寒论》《金匮要略》等明代以前中医古籍中均无记载。陈氏认为，该学说的出现是“系后世受脉象候脏腑理论的启发，通过实践，逐步发展起来的”。

说法虽多，在1947年前，其舌部位病理变化应脏腑病变的依据，一是未离中医医学哲学《易经》的根本理论，基本是按《易经》文王八卦方位图说，确定舌脏腑定位。二是与十四经循行与舌部位有关。1824年前肺在舌分区一直无位置，其可能是手太阴肺经未达舌部，或因舌在肺上部，肺直接熏蒸于舌，故才有《伤寒第一书》“满舌白苔皆属肺”的说法。1947年，邵阳何、舒竞心在《舌诊问答》中将舌部位病理变化与脏腑相应关系定位于舌尖属心肺，是在继承前人察舌部位基础上受现代医学人体解剖学影响有关。1960年，北京中医学院编著的《中医舌诊》，进一步将舌部位变化对应脏腑病变划分为舌尖（心肺）、舌中（脾胃）、舌根（肾膀胱）、舌旁（肝、胆左右）5个部分。之后，在邓铁涛、刘燕池等先后编著的《中医基础理论》《中医诊断学》《中医学基础概论》中都讨论了五脏在舌定位问题，但基本都应用了《舌鉴》和《笔花医镜》的提法。此间一些人在舌象与疾病关系观察中发现了一些舌病理变化部位与脏腑相关情况，如上海曙光医院在乙脑诊断中发现舌前尖边红赤，西藏军区总医院用纤维胃镜观察慢性胃炎和溃疡病106名，发现舌中部黄苔厚苔出现率高。有人在原发性肝癌观察中发现舌左右两侧边缘呈紫或青色，呈条线状或不规则形状的星点，称之为肝瘿线。上海中山医院在100例原发性肝癌舌质观察中发现舌质暗、紫、舌边有瘀斑。1987年，李乃民在《望舌诊病》中提到舌尖红赤除心肺病变外，甲状腺功能亢进、急性阑尾炎、女性经期都可能发生。同年他对2000余例经手术大体病理、组织病理证实诊断明确的急性阑尾炎、肠梗阻、胃及十二指肠穿孔、胆囊炎、胆石症、急性胰腺炎的舌象观察中，发现阑尾炎舌尖心、脑区出现红赤或粗或细呈颗粒状刺状物（心与小肠相表里，肺与大肠相表里，阑尾位于大小肠之间）；肠梗阻苔变迅速、白厚、白腻苔布满舌中前区（脾胃肠区）；胃、十二指肠穿孔舌黄干、黑焦苔出现舌中部，舌前区乳头脱落，光滑明亮（热灼心肺，土不生金，火不能生土）。胆囊炎、胆石症舌边着色深于其他部位，病史长者舌边出现瘀斑瘀点和条纹线并以右边为著。急性胰腺炎舌面蓝紫条带区多出现在近舌边处或伴有舌边赤重（胆胰同病）。之后，他所在的舌象研究室经20多年努力，系统观察了内外科疾病30种，中医证型38种，共12000多例病人舌象变化和对近万名健康人群舌象普查进一步证实和完善了舌病理变化部位与人体脏腑病理变化的对应关系。

综合以上古医籍和现代临床医学观察与实验研究，初步可以结论，舌的脏腑分区基本符合全息生物学的全息胚效应，它应该与人体第2掌骨、耳诊、手诊、面诊一样具有人体相对应的全息部位，为此，我们在2009年全国中西医结合学术会议中提出了“有关舌脏腑分区法的思考”。

认为依据全息胚理论，舌从咽喉腔伸出，头在上、盆腔以下在下、舌腹部朝前，舌背部朝后方向依伏于舌骨及下颌骨之上，当其顺应口腔位置时，如俯卧状其腹部正爬伏于口腔底部，其髋臀（盲孔之前）以上位置显露为舌背，其V形界沟前部（舌2/3部分）舌是观察脑和五脏六腑体表投影部位（图4－384）各位置按人体脏腑分布位置有序互存。

此图既能体现全息生物学理论又基本符合中医脏腑及经络理论。《易经》理论在描述舌方位如同人左手掌平伸拇指侧为左为木为震为东方，小指侧为右为兑为金为西方，此表现人体是仰面。当人是人体俯卧时，其脏腑左右必然进行相反换位。为此，现在观舌时舌右边为肝胆，舌左为脾胰，亦与全息生物学观点基本相符。

此提法是否正确，尚有待进一步临床观察和相应实验研究，不当之处有待改进。研究舌变化部位目的是为舌纹、舌色、舌苔、舌星等病理变化进行定位和对上述病理变化进一步定性及为辨舌辨证论治提供依据，所以，舌部位不属于舌病理变化条目，其只有加上舌纹、舌色、舌苔、舌星等内容，才有自身存在的意义。

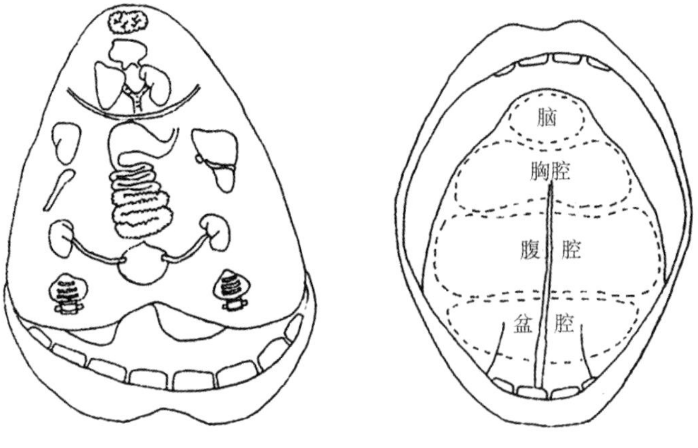

图4－384　人体脏腑在舌的分布

因此，没有因病理变化而可施行的针对性食物、药物治疗措施，但就其部位所表达的相关脏腑位置，按照其中医理论所指引的各脏腑对食物、药物宜禁，也可作为临床饮食用药及之前单一舌象表象的饮食调理、中医治疗，提供有价值的选择空间。下面按照五脏各自饮食、药物治疗特性进行分类介绍，以供望舌诊治疾病实施中参考。三焦包括各脏腑应属范围之内，故治疗不一一列举。中医理论认为肝色青，宜酸物禁辛物，粳、麻、犬、牛、李、韭、枣、葵等食物可供选择。心色赤，宜苦物禁咸物，麦、羊、杏、薤、麻、犬、李、韭等可供选择。脾色黄，宜食甘物禁酸，粳、牛、枣、葵、大豆、薯等食物可供选择。肺色白，宜辛物禁苦，黄黍、鸡、桃、葱、麦、羊、杏、薤等食物可供选择。肾色黑宜咸禁甘，大豆黄卷、猪、栗、藿、黄黍、鸡、桃、葱等食物可供选择。在用药方面，李时珍在《本草纲目》中对“五脏五味补泻”提出的五脏用药总则，可在各脏腑食疗和药物治疗组方时参考。

肝苦急，急食甘以缓之，甘草。以酸泻之，赤芍。实则泻子，甘草。肝欲散，急食辛以散之，川芎。以辛补之，细辛。虚则补母，地黄、黄柏。

心苦缓，急食酸以收之，五味子。以甘泻之，甘草、人参、黄芪。实则泻子，甘草。心欲软，急食咸以软之，芒硝。以咸补之，泽泻。虚则补母，生姜。

脾苦湿，急食苦以燥之，白术。以苦泻之，黄连。实则泻子，桑白皮。脾欲缓，急食甘以缓之，炙甘草。以甘补之，人参。虚则补母，炒盐。

肺苦气逆，急食苦以泄之，诃子。以辛泻之，桑白皮。实则泻子，泽泻。肺欲收，急食酸以收之，白芍。以酸补之，五味子。虚则补母，五味子。

肾苦燥，急食辛以润之，黄柏、知母。以咸泻之，泽泻。实则泻子，芍药。肾欲坚，急食苦以坚之，知母。以苦补之，黄柏。虚则补母，五味子。

1. 药食调理

（1）肝病

①蒲公英玉米茶：蒲公英50g，玉米须30g，金钱草30g，白糖适量。将蒲公英、玉米须、金钱草洗净，一起入锅加清水700ml，煎至450ml，去渣入白糖成汁，代茶饮。

②鸡骨草饮：鸡骨草800g，枸杞子50g，丹参30g，大枣

15 枚，白糖适量。将上料去杂洗净，一起入锅加水煎煮，武火煎沸，文火再煮 20 分钟，去渣留汁，加入适量白糖，分次饮服。

③佛手猪肝粥：佛手 30g，陈皮 25g，大枣 15 枚，猪肝 100g，糯米 150g，精盐、味精各少许。将佛手、陈皮洗净切成丝状，大枣去核撕成瓣状，猪肝洗净切成碎块状，糯米淘净，一起入锅加水适量煮成粥，入精盐、鸡精各少许调味，分次食服。

（2）心病

①三仁一子汤：柏子仁、炒枣仁、桃仁、五味子各 25g，冰糖适量。将上料洗净一起放锅煎煮，武火煮沸，文火再煮 20 分钟，去渣留汁，加冰糖适量，分次饮服。

②百合麦冬龙眼粥：百合 60g，麦冬 30g，龙眼肉 30g，粳米 100g，红糖适量。将百合、麦冬、龙眼肉洗净，粳米淘洗，一起入锅加适量水煮成粥，再加入适量红糖，分次食服。

③两参三仁饮：人参 5g，丹参 20g，瓜蒌仁 25g，薏苡仁 35g，柏子仁 15g，白糖适量。将上料洗净入锅加清水 500ml，煎至 200ml，加入适量白糖成汁，分次饮用 50ml。

（3）脾胃病

①白术薏苡仁粥：白术 30g，薏苡仁 50g，橘皮 15g，粳米 100g，精盐少许。将白术、陈皮煎煮去渣留汁入薏苡仁加水煮烂，再加入淘净之粳米煮成粥，入盐调味，分次食服。

②山楂陈皮饮：山楂 50g，陈皮 30g，甘草 15g，生姜 3 片。上药洗净，入锅加清水适量，煎汁去渣，分次饮服。

③山药佛手粥：山药 50g，佛手 30g，砂仁 10g，大枣 10 枚，粳米 100g。将上药洗净，大枣去核与粳米一起入锅加水煮成粥，分次服食。

（4）肺病

①三冬一仁汁：麦冬 15g，天冬 15g，款冬花 10g，杏仁 10g，冰糖适量。将上药洗净，加水适量，入锅煎煮，去渣留汁，成汁约 200ml 入冰糖少许，分 2 次饮用。

②三子桔橘汤：白芥子 10g，紫苏子 15g，莱菔子 15g，桔梗 5g，橘红 5g，冰糖适量。将以上诸药一起入锅，武火煮沸，文火再煎 20 分钟，去渣留汁，入冰糖少许，分次饮服。

③桑皮猪肺汤：桑皮 25g，苦杏仁 20g，川贝母 10g，五味子 10g，猪肺 250g，精盐、香油、鸡精各少许。将猪肺切成块状，去除气管中泡沫，反复清洗，将苦杏仁用开水泡去皮，桑皮、川贝母、五味子洗净，一起放入锅内加水适量煎煮 2 小时，入精盐、香油、鸡精各少许调味，食肺饮汤。

（5）肾病

①鲫鱼玉须汤：鲜鲫鱼 2 条，玉米须 50g，车前子 50g，石韦 20g，薏苡仁 50g，精盐少许。将鲫鱼去鳞清膛去杂洗净，玉米须等药清水洗净，一起入锅加水适量煲汤，汤成入精盐少许调味，饮汤食鱼。

②加味五皮饮：茯苓皮、大腹皮、桑白皮、生姜皮、冬瓜皮、芦根、白茅根各 20g。将诸药洗净入锅加水煎汁，分次服用。

③黄豆芽炒肉丝：黄豆芽 100g，猪瘦肉 50g，鲜葱 1 根，橄榄油、姜末、精盐、鸡精各适量。黄豆芽洗净去杂，猪肉切成细丝，鲜葱去叶留白切成短条状，热锅入油，将豆芽、猪肉炒煮，入鲜葱略炒，再入姜、盐、鸡精调味，食服。

2. *中药治疗*　肝、心、脾、肺、肾、五脏病症，三焦用药不单独列举，请参考各脏腑所在的三焦位置酌情用药。因其病因、病机、病势、病期等演化的症候表现不同，所对因对症的治疗方剂也多种多样，古医籍中的方剂可以称得是特多，因此本书不能尽举，故每个脏病仅列举古医籍中少数方剂，供舌脏腑病治疗时参考。

（1）肝病

①茵陈蒿汤(《金匮要略》)：茵陈蒿 400g(八两)，栀子 14 枚，大黄 100g(二两)。上 3 味，以水一斗二升，先煮茵陈，减 6 升，内二味，煮取 3 升，去渣，分 3 服。

②葛花解酒汤(《兰室秘藏》)：木香 2.5g(五分)，人参(去芦)、猪苓(去黑皮)、白茯苓、橘皮各 5g(一钱)，白术、干生姜、神曲(炒)、泽泻各 10g(二钱)，莲花青皮 15g(三钱)，缩砂仁、白豆蔻仁、葛花各 25g(五钱)。上为细末，和匀，每服 3g(三钱匕)，白汤调下。

③补肝汤(《兰室秘藏》)：黄芪 3.5g(七分)，炙甘草 2.5g(五分)，升麻、猪苓各 2g(四分)，白茯苓、葛根、人参各 1.5g(三分)，柴胡、羌活、陈皮、连翘、当归身、黄柏(炒)、泽泻、苍术、曲末、知母、防风各 1g(二分)。上剉如麻豆大，都作一服，水二大盏，煎至一盏，去粗，空腹稍热服，忌酒、湿面。

④茯苓茵陈栀子汤(《医宗必读》)：茵陈叶 5g(一钱)，茯苓(去皮) 2.5g(五分)，栀子、苍术(去皮，炒)、白术各 10g(二钱)，生黄芩 3g(六分)，黄连(去须)、枳壳(麸炒)、猪苓(去皮)、泽泻、陈皮、汉防己各 1g(二分)，青皮(去白) 5g(一分)。水三杯，煎一杯服。

⑤加减小柴胡合龙胆泻肝汤(《苍生司命》)：柴胡、白芍各 5g(一钱)，半夏、黄芩、人参、青皮、当归梢、车前子各 2.5g(五分)，龙胆 1.5g(三分)，栀子 2g(四分)，甘草 1.5g(三分)。水煎服。

⑥平肝舒怒饮(《辨症玉函》)：柴胡 10g(二钱)，白芍 50g(一两)，炒栀子 15g(三钱)，当归 50g(一两)，白芥子 15g

（三钱），车前子 15g（三钱），白术 15g（三钱），枳壳 5g（一钱），牡丹皮 15g（三钱），神曲 5g（一钱），麦芽 10g（二钱），山楂 10 个。水煎服。

⑦茯苓渗湿汤（《医门法律》）：茵陈 3.5g（七分），白茯苓 3g（六分），木猪苓、泽泻、白术、陈皮、苍术（米泔浸一宿，咀，炒）、黄连各 2.5g（五分），山栀（炒）、秦艽、防己、葛根各 2g（四分）。水 2 盏，煎七分，食前服。

⑧谷疸丸（《三因极一病证方论》）：苦参 150g（三两），龙胆 50g（一两），栀子（去皮，炒）25g（五钱），人参 1.5g（三分）。上为末。以猪胆汁入熟蜜少许，如梧桐子大。以大麦煮饮，下 50 丸，日三，不知稍加之。

⑨血府逐瘀汤：牛膝 20g（四钱），桃仁 15g（三钱），红花 15g（三钱），当归 20g（四钱），川芎 10g（二钱），赤芍 15g（三钱），生地黄 20g（四钱），枳壳 15g（三钱），柴胡 15g（三钱），桔梗 10g（二钱），甘草 5g（一钱）。水煎服。

（2）心病

①炙甘草汤（《伤寒论》）：炙甘草 200g（四两），生姜（切）150g（三两），人参 100g（二两），生地黄 500g（一斤），桂枝（去皮）150g（三两），阿胶 100g（二两），麦冬（去心）100g（二两），麻仁 100g（二两），大枣 30 枚。上 9 味，以清酒 7 升，水 8 升，先煮八味，取 3 升，去渣，内胶，烊消尽，温服 1 升，日 3 服。

②妙香散（《奇效良方》）：山药（姜汁炙）、茯苓（去皮）、茯神（去皮末）、远志（去心核）、黄芪各 50g（一两），人参、桔梗（去芦）、甘草（炙）各 25g（五钱），木香（煨）12.5g（二钱半），辰砂（研）15g（三钱），麝香（研）5g（一钱）。上为细末，每服 10g（二钱），不拘时，温酒调服。

③小补心圆（《是斋百一选方》）：天冬、麦冬、干山药各

500g(一斤)，熟地黄、五味子、石菖蒲各1000g(二十两)，人参(去芦)、茯神(去木)、茯苓各500g(十两)，远志(去心)、肉桂(去皮)各300g(六两)，地骨皮、酸枣仁、龙齿各200g(四两)，柏子仁150g(三两)。上为细末，炼蜜为丸，如梧桐子大，朱砂、麝香为衣。每服30丸，温酒、盐汤下。

④琥珀养心丹(《医宗必读》)：琥珀(另研)10g(二钱)，龙齿(煅，另研)50g(一两)，远志、甘草(温煮去心)、石菖蒲、茯神、人参、酸枣仁(炒)各25g(五钱)，生地黄、当归各35g(七钱)，黄连15g(三钱)，柏子仁15g(三钱)，朱砂(研)15g(三钱)，牛黄(另研)5g(一钱)。上为末，猪心血为丸，黍米大，金箔为衣，灯心汤送25g(五钱)。

⑤朱砂安神丸(《兰室秘藏》)：朱砂20g(四钱)，黄连25g(五钱)，生甘草12.5g(二钱五分)。上为末，汤浸食正饼为丸，如黍米大，每服15丸，食后津液咽下。

⑥酸枣仁汤(《三因极一病证方论》)：酸枣仁(炒)31g(一两三分)，人参、肉桂各0.3g(一分)，知母、茯苓各15g(三钱)，石膏(煅)25g(五钱)，甘草(炙)10g(二钱)。上剉散，每服20g(四钱)，水一盏半，姜3片，大枣1枚，煎七分，去渣，食前服。

⑦苏合香丸(《三因极一病证方论》)：苏合香油(入安息香内)、熏陆香(别研)、龙脑各50g(一两)，白术、丁香、朱砂(研，水飞)、青木香、白檀香、沉香、乌犀(镑)、安息香(为末，用无灰酒1升熬膏)、香附子(去毛)、诃子(煨，去核)、麝香、荜茇各100g(二两)。上为末，用安息香等膏，同炼蜜旋丸，如梧桐子大，早期井花水温冷，任意化下4丸，老年人、小儿1丸，温酒化服亦得。

⑧茯菟圆(《太平惠民和剂局方》)：菟丝子250g(五两)，白茯苓150g(三两)，石莲子(去壳)100g(二两)。上为细末，

酒糊为丸，如梧桐子大，每服30丸，空腹、盐汤下。

⑨珍珠母丸(《本事方》)：珍珠母(研粉) 1.5g(三分)，当归、熟地黄各75g(一两半)，人参、酸枣仁、柏子仁各50g(一两)，犀角(代，镑，为末)、茯神、沉香、龙骨各25g(五钱)。共细末，蜜丸，辰砂为衣，每次服5g(一钱)，温开水送服。

⑩清营汤(《温病条辨》)：犀角(代，磨汁冲服) 15g(三钱)，生地黄25g(五钱)，玄参15g(三钱)，麦冬15g(三钱)，丹参10g(二钱)，黄连7.5g(一钱半)，金银花25g(五钱)，连翘15g(三钱)，竹叶心5g(一钱)。水煎服，每日1~2剂。

(3) 脾病

①扶脾丸(《兰室秘藏》)：干生姜、肉桂各2.5g(五分)，干姜、藿香、红豆各5g(一钱)，白术、茯苓、橘皮、半夏、诃子皮、炙甘草、乌梅肉各10g(二钱)，大麦(蘖炒)、神曲(炒) 各20g(四钱)。上为细末，荷叶裹烧饭为丸，如梧桐子大，每服50丸，白汤送下，食前服。

②白豆蔻散(《博济方》)：豆蔻25g(五钱)，肉豆蔻3个，白术50g(一两)，肉桂(去皮) 25g(五钱)，青皮(去瓤) 25g(五钱)，厚朴(去皮)、姜汁(炙) 各25g(五钱)，甘草(炙) 1.5g(三分)。上7味同为末，每服10g(二钱)，水一盏，生姜2片，粟米少许，大枣2枚，同煎至七分，去渣，热服大妙。

③大温脾丹(《是斋百一选方》)：神曲(炒) 150g(三两)，麦蘖(炒)、附子(炮，去皮脐)、干姜、良姜、吴茱萸(汤洗)、肉桂(去皮)、陈皮(汤洗)、白术各100g(二两)，细辛(去叶)、桔梗各50g(一两)。上为细末，用面糊为丸，如梧桐子大，每服50丸，米汤饮下，食前服之。

④保和丸(《丹溪心法》)：山楂15g(三钱)，神曲20g(四钱)，莱菔子15g(三钱)，陈皮15g(三钱)，半夏15g(三钱)，

茯苓 15g(三钱)，连翘 15g(三钱)。水煎服，也可用丸服。

⑤健脾丸(《证治准绳》)：党参 25g(五钱)，白术 15g(三钱)，茯苓 15g(三钱)，甘草 5g(一钱)，山药 25g(五钱)，砂仁 10g(二钱)，陈皮 15g(三钱)，木香 10g(二钱)，肉豆蔻 15g(三钱)，山楂 15g(三钱)，神曲 20g(四钱)，麦芽 25g(五钱)，黄连 5g(一钱)。水煎服，也可做丸剂。

⑥补中益气汤(《脾胃论》)：黄芪 35g(七钱)，党参 25g(五钱)，白术 15g(三钱)，甘草 10g(二钱)，陈皮 15g(三钱)，当归 20g(四钱)，升麻 10g(二钱)，柴胡 10g(二钱)。水煎服，也可做蜜丸。

⑦半夏泻心汤(《伤寒论》)：半夏 25g(五钱)，黄连 10g(二钱)，猪苓 15g(三钱)，干姜 15g(三钱)，党参 15g(三钱)，炙甘草 5g(一钱)，大枣 15g(三钱)。水煎服。

⑧藿朴夏苓汤(《医原》)：藿香 15g(三钱)，半夏 15g(三钱)，茯苓 15g(三钱)，杏仁 10g(二钱)，生薏苡仁 30g(六钱)，豆蔻 5g(一钱)，猪苓 10g(二钱)，淡豆豉 15g(三钱)，泽泻 10g(二钱)，厚朴 10g(二钱)。水煎服。

⑨防己黄芪汤(《金匮要略》)：防己 25g(五钱)，黄芪 35g(七钱)，白术 15g(三钱)，甘草 5g(一钱)，大枣 15g(三钱)，生姜 15g(三钱)。水煎服。

⑩五仁丸(《世医得效方》)：桃仁、杏仁、柏子仁、松子仁、郁李仁、陈皮各等份。蜜丸，每次服 25g(五钱)。

(4) 肺病

①温肺汤(《奇效良方》)：干姜、肉桂、半夏(姜炙)、五味子、杏仁、陈皮、甘草各 7.5g(一钱半)，细辛、阿胶(炒)各 2.5g(半钱)。上作一服，用水 2 盅，生姜 3 片，大枣 1 枚，煎至一盅，去渣。不拘时服。

②人参紫菀汤(《是斋百一选方》)：人参、五味子、甘草、

桂枝各0.5g(一分)，紫菀、款冬花、杏仁各25g(五钱)，砂仁、罂粟壳(去顶穰，用姜汁制炒)各50g(一两)。上并为饮子，每服20g(四钱)，水一盏半，姜5片，乌梅2枚。煎至七分，去渣温服。

③补肺汤(《备急千金要方》)：五味子、紫苏子各50g(一两)，白石英、钟乳石各15g(三钱)，竹叶、款冬花、陈皮、肉桂、桑白皮、茯苓、紫菀各10g(二钱)，粳米200g(二合)，生姜25g(五钱)，杏仁30枚，麦冬20g(四钱)，大枣10枚。上16味咀，以水1斗3升，先煮桑白皮、粳米、大枣，米熟去渣，内诸药，煮取5升。分6服，日3。

④凤髓汤(《医门法律》)：牛髓(取骨中者)500g(一斤)，白蜜250g(半斤)，杏仁(去皮尖，研如泥)200g(四两)，干山药(炒)200g(四两)，胡桃仁(去皮，另研)200g(四两)。将上髓蜜二味，砂锅内熬沸，以绢滤去渣，盛磁瓶内，将杏仁等三味入瓶内，以纸密封瓶口，熏汤煮一日夜，取出冷定，每早晨白汤化一二匙服。

⑤宁嗽丹(《辨症玉函》)：甘草10g(二钱)，桔梗15g(三钱)，黄芪5g(一钱)，陈皮5g(一钱)，天花粉10g(二钱)，麦冬15g(三钱)，紫苏叶5g(一钱)。水煎服。

⑥一服散(《类编朱氏集验医方》)：阿胶2片，生姜10片，大乌梅2个，甘草5g(一钱)，紫苏叶10片，杏仁7个，大半夏3个，罂粟壳(炙)3个。上用水一碗，煎至六分，去渣服，临卧。

⑦射干汤(《类证活人书》)：射干100g(二两)，半夏(洗)250g(五两)，杏仁(去皮尖，双仁，炒)150g(三两)，生姜(炝)200g(四两)，甘草(炙)100g(二两)，紫菀100g(二两)，肉桂100g(二两)，柏实(炙)100g(二两)，当归100g(二两)，陈皮100g(二两)，独活100g(二两)，麻黄(去节，

汤泡，焙秤）100g(二两)。上剉如麻豆大，每服5g(五钱匕)，水一盏半，煎至八分，去渣，温服。

⑧小青龙汤(《金匮要略》)：麻黄(去节）15g(三钱)，芍药15g(三钱)，五味子25g(五钱)，干姜、甘草(炙)、细辛、桂枝各15g(三钱)，半夏25g(五钱)。上八味，以水1斗，先煮麻黄，减2升，去上沫，纳诸药，煮取3升，去渣，温服1升。

⑨九仙散(《医学正传》)：人参15g(三钱)，阿胶20g(四钱)，款冬花20g(四钱)，桔梗15g(三钱)，桑白皮25g(五钱)，贝母15g(三钱)，五味子15g(三钱)，乌梅25g(五钱)，罂粟壳15g(三钱)。共为细末，每次服20g(四钱)，温开水送下。

⑩定喘汤(《摄生众妙方》)：白果(去壳，炒黄）30粒，麻黄10g(二钱)，紫苏子15g(三钱)，甘草5g(一钱)，款冬花15g(三钱)，杏仁10g(二钱)，桑白皮20g(四钱)，黄芩15g(三钱)，半夏15g(三钱)。水煎，分3次服。

⑪苏子降气汤(《太平惠民和剂局方》)：半夏15g(三钱)，紫苏子15g(三钱)，甘草5g(一钱)，肉桂5g(一钱)，前胡15g(三钱)，厚朴20g(四钱)，陈皮15g(三钱)，当归10g(二钱)，生姜3片。煎汤，分3次温服。

（5）肾病

①肾气丸(《金匮要略》)：干地黄400g(八两)，山药、山茱萸各200g(四两)，泽泻、牡丹皮、茯苓各150g(三两)，桂枝、附子(炝）各50g(一两)。上8味末之，炼蜜和丸梧桐子大，酒下15丸，加至20丸，日再服。

②菟丝子丸(《济生方》)：菟丝子100g(二两)，五味子50g(一两)，煅牡蛎100g(二两)，肉苁蓉100g(二两)，制附子50g(一两)，鸡内金25g(五钱)，鹿茸50g(一两)，桑螵蛸

50g(一两)，益智50g(一两)，乌药50g(一两)，山药50g(一两)。细末，酒糊为丸，如梧桐子大，每服70丸，食前盐汤送服。

③石斛丸(《类编朱氏集验医方》)：胡芦巴、荜茇、石斛、附子、巴戟(去心)、荜澄茄、茯苓、山药、沉香、鹿茸(蜜炙)各30g。上药为细末，猪腰五味煮烂，同汁打米糊为丸，如梧桐子大。空心，米饮下40~50丸，酒亦可。

④固真汤(《兰室秘藏》)：升麻、羌活、柴胡各5g(一钱)，炙甘草、龙胆、泽泻各7.5g(一钱五分)，黄柏、知母各10g(二钱)。上剉如麻豆大，分作二服，水二盏，煎至一盏，去粗，空心稍热服。以早饭压之。

⑤金匮肾气丸(《医学心悟》)：熟地黄400g(八两)，山药200g(四两)，山茱萸、牡丹皮、泽泻、车前子、牛膝各100g(二两)，茯苓300g(六两)，肉桂50(一两)，附子50g(一两，虚寒甚者倍之)。用五加皮400g(八两)，煮水一大碗，滤去渣，和药，加炼蜜为丸，如梧桐子大，每早温开水服下20g(四钱)。

⑥九子丸(《奇效良方》)：肉苁蓉(酒浸三宿，切，焙干)200g(四两)，仙茅(糯米泔浸三宿，用竹刀刮去皮，于槐木砧子上切，阴干)50g(一两)，远志(去心)50g(一两)，鹿茸(刮去毛，酥油炙黄色)50g(一两)，续断(打碎，去筋脉，酒浸一宿)50g(一两)，蛇床子(微炒)50g(一两)，巴戟(去心)50g(一两)，茴香子(舶上者，微炒)50g(一两)，车前子50g(一两)。上为细末，用鹿脊髓5条，去血脉筋膜，以无灰酒1升煮熬成膏，更碾极烂，同炼蜜少许为丸，如梧桐子大。每服50丸，空心用温酒送下。

⑦五加皮汤(《三因极一病证方论》)：五加皮500g(十两)，丹参400g(八两)，石斛(酒浸)300g(六两)，杜仲(酒

浸，火丝断）、附子（炝，去皮脐）各250g（五两），牛膝（酒浸）、秦艽、川芎、防风、肉桂、独活各200g（四两），茯苓200g（四两），麦冬（去心）、地骨皮各150g（三两），薏苡仁50g（一两）。上为剉散，每服20g（四钱），水盏半，姜5片，大麻子一撮，研破，同煎七分，去渣，食前服。

⑧肾劳热方（《备急千金要方》）：丹参、牛膝、葛根、杜仲、地黄、甘草、猪苓各125g（二两半），茯苓、远志、黄芩各52.5g（一两18铢），石膏、五加皮各150g（三两），羚羊角、生姜、陈皮各50g（一两），淡竹茹（鸡蛋大）。上16味，治下筛，为粗散，以水3升，煮4g（2方寸匕），帛裹之，时时动，取8合为一服，日2服。

⑨五补丸（《丹溪心法》）：枸杞子、锁阳各25g（五钱），续断、蛇床（微炒）各50g（一两），两头尖12.5g（二钱半）。上为末，糊丸，每服30丸，淡盐汤下。

⑩六味地黄合五子益肾养心丸（《寿世保元》）：生地黄（酒炒）400g（八两），山茱萸（酒蒸）200g（四两），怀山药200g（四两），白茯苓（去皮）150g（三两），牡丹皮（去骨）150g（三两），泽泻（去毛）150（三两），枸杞子200g（四两），柏子仁100g（二两），覆盆子100g（二两），楮实子（炒）100g（二两），沙苑子（微炒）100g（二两）。上共11味为细末，胶蜜400g（八两），入斑龙胶先炼，次入浮小麦粉200g（四两），芡实粉200g（四两）水调，亦入胶蜜同炼熟，和药再杵千余下，丸如梧桐子大。每服百丸，淡盐汤下。

⑪大造丸（《扶寿精方》）：紫河车1具，龟甲（酥炙，四两），黄柏50g（一两），杜仲100g（二两），牛膝100g（二两），麦冬100g（二两），天冬100g（二两），生地黄300g（六两），党参50g（一两）。细末，蜜丸，每次服15g（三钱）。

⑫青娥丸（《太平惠民和剂局方》）：补骨脂（炒香）四

两），杜仲（姜汁炒）400g（八两），核桃肉500g（十两）。为末，用蒜200g（四两）捣膏为丸，每次服5g（一钱），温酒送下。亦可炼蜜为丸。

第九节 觅寻舌其他有形变化

前已述及，中医舌诊通过观察舌神、形、纹、色，苔星、脉、部位等变化，了解人体五脏六腑的生理病理变化情况。除了这些内容外，舌的其他一些有形变化也应是在舌诊研究与应用过程中进行了解的内容，这些有形变化包括两个方面。

一是舌具有神、形、纹、色、苔、星等同样作用的有形变化内容，如舌苍老、娇嫩、光滑、软硬、战痿、歪斜、舒缩、吐弄、啮舌、胀瘪、凹凸、齿痕、瘀斑、瘀点、条纹线等。

另一方面是舌体本身疾病内容，如舌疔、舌疮、舌痈、舌糜烂、舌白斑、正中菱形舌炎、萎缩性舌炎、游走性舌炎、毛舌、舌淀粉样变、舌扁平苔藓、舌念珠菌病、舌角化性变、杨梅舌、舌硬皮病、舌血管病、舌淋巴管瘤、舌癌等。

在我国舌诊发展史中，各种舌形态表现及舌疾病的认知，都是在我国舌诊发展成熟中相互伴随而发生发展的。在我国第一部医书《黄帝内经》中，舌形态与舌疾病一直是相伴而生，“舌卷、舌干、舌本强、舌纵延下，啮舌；舌本烂、舌糜烂等”，是在同时代出现的。其后经汉、三国、晋、隋、唐、宋、金、元、明、清等时代医家不断发现，补充而至近代才不断完善。因此，舌诊断方面的形态表现是互相关联的，而舌疾病与舌诊断形态表现也是有千丝万缕联系的。一些内容在舌神、形、纹、色、苔、星的介绍已涉及，如舌苔章节所谈到的润燥、滑涩、黏糙，与本节的苍老、娇嫩、光滑，特别是与舌形内容在词意表达中亦有重复。但因其各有表达含意，因此本章从临床应用考虑，仅选其精要部分简要介绍。

一、有诊断意义的舌形态介绍

1. 舌苍老与娇嫩　舌苍老与舌神、舌形、舌纹、舌苔有关。苍老是舌形态的一种，系指在各种舌形状基础上，舌质纹理粗糙，形色坚敛，摸之棘手，望之不泽，谓苍老舌（图 4－385）。中医学理论认为，舌苍老是由于机体感受邪或内伤后，邪气方盛，正气不衰，或邪热亢盛，气血壅实于上，正邪剧争，致使舌形色坚敛，舌质苍老一般多属于实证。舌苍老的出现与机体津液枯竭而至舌面燥涩，感观粗糙的苔垢变化相关联，苍老如同老迈体肤枯瘦，纹粗，如同雨水少，风沙大之地貌。水、津、液枯少，热酌烧灼，入之不接，升降近息，舌必苍老，苍老则无神，苍老则形愧，苍老则纹焦纹裂，苍老则苔燥、涩、糙干而神、形、纹、苔俱衰矣。

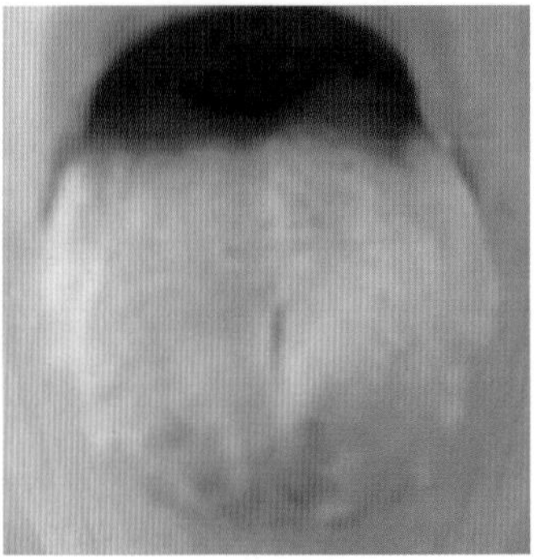

图 4－385　舌苍老

现代舌诊研究发现，苍老舌的发生，多由于肝胆、脾胃、肺与大肠实热，火灼津液太过，而至湿营不能上承于舌，使舌面枯干，焦裂粗糙，无华无泽。临床观察表明，苍老舌多见急性高热病人失液、失津太过，未得及时纠正或慢性消耗性疾病津液长期耗失，机体处于衰竭状态的晚期病人。

舌苍老的药食调理，主要应多食用一些能生津、益液之药食，常见的如西瓜、黄瓜、枸杞子、鲜芦根汁、鲜笋汁、麦冬茶、山茱萸、生地黄汁等。中药治疗以补益脾胃，清热养阴，强阴清营，益阴增液为主，以下方剂可供临床应用时参考。

益胃汤(《温病条辨》)、五汁饮(《温病条辨》)、麦门冬汤(《金匮要略》)、甘露饮(《太平惠民和剂局方》)、清燥救肺汤(《医门法律》)、养阴清肺汤(《重楼玉钥》) 等。

舌娇嫩与舌形、舌纹、舌苔有关，舌娇嫩为苍老之反面，除少数舌形状外，余均能出现的病理舌貌。娇嫩指舌质纹理细腻且色娇而嫩，其形多浮胖(图 4 - 386)。该舌形出现多由于脏腑气血亏虚，不充形体或阳虚生寒，水湿不化或脏腑生湿过盛，气机不利，水道隘阻，水液停聚于组织间隙而致舌体浮胖娇嫩，娇嫩舌多属虚证。

娇嫩舌的出现，至舌面润、湿、滑等舌体、舌苔、舌纹变化相关联。娇嫩如人体肌肤湿肿浮胖，舌形胖肿，形娇而质瘀，至形、纹、苔，外表虚盛，实质虚弱。

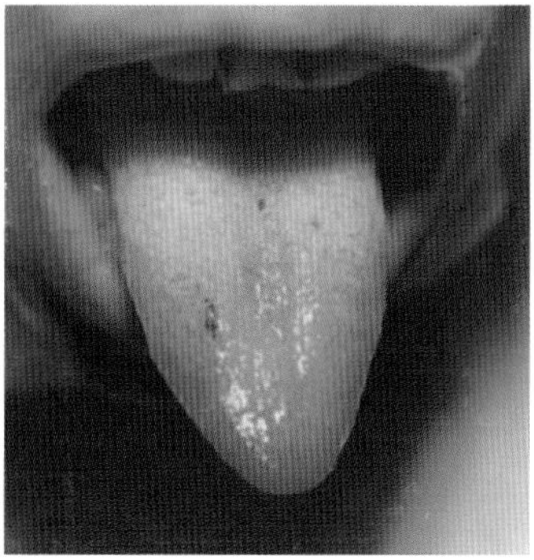

图 4 - 386　舌娇嫩

现代舌诊研究发现，娇嫩舌的发生多由于肺、脾、肾及三焦功能虚损，或营湿不能温化，机体阳气不足，动力无能，气化不利，肺、脾、肾、三焦通调运化、制化，气化决渎，功能失职，水道不通，至舌组织间水液停留、瘀滞，舌组织水肿，娇嫩、少纹、无华。临床观察表明，娇嫩舌多见于肺通调失职，脾、胃湿滞，肾、三焦气化功能障碍，不能排水引液，使湿液聚于体肤终末等人体水湿、气机运化失职的病人。如胰和胃的急性炎症、慢性肾病、肾功能障碍、心力衰竭、肺部重度感染病人和某些病毒引起的急性重症传染病也可见此舌象。

娇嫩舌的药食调理，主要应多食健脾、益肾、强心、宣肺的清瘀利湿化痰药食，常见的如冬瓜、丝瓜、鲤鱼、泥鳅、薏苡仁、车前叶汁、桑叶汁、马齿苋汁、桑葚等。

中药治疗以清热除湿，泻肺行水，运脾祛湿，除湿祛痰，实脾利水，温补肾阳，温阳利水等治法为主，以下方剂可供应用时参考。

薏苡竹叶散(《温病条辨》)、葶苈大枣泻肺汤(《金匮要略》)、越婢加术汤(《金匮要略》)、藿朴夏苓汤(《医原》)、苓桂术甘汤(《伤寒论》)、二陈汤《太平惠民和剂局方》、五皮饮(《中藏经》)、实脾饮(《济生方》)、五苓散(《伤寒论》) 等。

2. 舌光亮　舌光亮一般指的是湿与亮的结合，舌面光洁无苔，淡光如镜，临床表明舌干，光亮、少津、无苔者更为多见。

舌光亮与舌光滑不同，舌光滑的滑在中医古医籍舌诊中所讲的是以手扪之的滑，舌光亮则是以目视之。就如同之前在舌苍老中，将古人用手所扪得之的涩、糙、黏不在望舌上单列一样。舌光亮与舌光滑虽有不同，但在我国舌诊发展史中，二者确有源同概清的关系。舌滑的概念在《伤寒论》中就多次提及，但光亮舌的真正提出是17世纪中叶的明、清时代。1637年，明代李中梓在《医定必读》中提到："全见光莹阴已脱。"1722年，清代戴天章在《温病讲义》中提到的"舌绛干光"。同期，叶天士在《温热论》中指出："舌绛而光亮，胃阴亡也。""舌淡红无苔者，或干而色不荣者，当是胃津伤，而气无化液也。若满舌红紫色而无苔者，此名绛舌，亦属肾虚，宜生地黄、熟地黄、天冬、麦冬者。更有病后绛舌，如镜发亮而光，或舌底嗌干而不饮冷，此肾水亏极。宜大剂六味地黄汤投之，以救其津液，方不枯涸。"之后，徐大椿在《舌鉴总论》、薛雪在《温热病篇》，章楠在《伤寒论本旨》中分别提出："镜面舌，舌光如镜。"（图4－387），使舌光亮病因、病机表象定界与《伤寒论》等古医籍中所讲的，因湿滞重而产生的舌苔光滑概念完全相别。

现代舌诊研究发现，舌光亮中包括舌质色淡，舌面无苔光滑，舌色质红，舌面无苔或有少量点状碎苔光滑明亮；舌色绛，舌面无苔光滑明亮；舌质色紫，舌面无苔，舌质干燥或光滑，尚有舌质色紫绛无苔亮度略差者。研究表明，舌质色淡，舌面光滑者为胃阴枯竭，胃气伤重，舌之生发之气衰失，致使舌面无苔或仅存有少许触及即脱的点状小片状碎苔。舌质红、绛、紫，伴舌面无苔或仅有少许一触即落点状碎苔者，称为"红光舌"（图4－388至图4－390）。红光舌属气阴两伤，可见于温病（热病、瘟疫）及伤寒邪热内传三焦或外感温热病后期，因热邪久羁，或温邪，燥邪或汗下太过或久病脏腑气血伤重等原因，致脾胃气虚已极，阴液耗伤过重，口腔津液分泌量黏稠减少，大量微生物及有害毒性物堆积增加。血中钾、氯离子减少，舌尖微循环检查，见血流瘀滞、实验室检查免疫指标低下等。

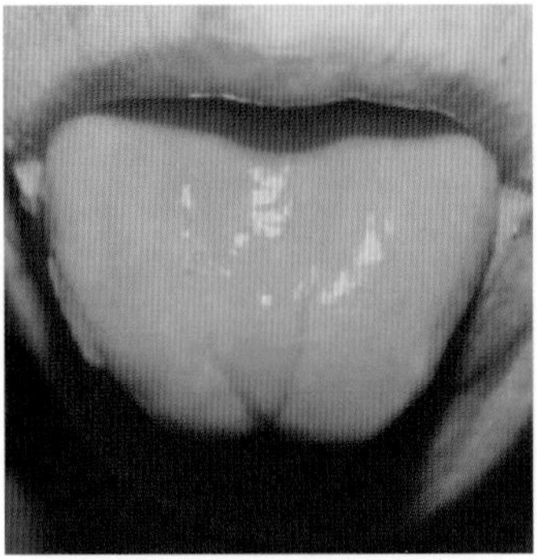

图 4 - 387　镜面舌

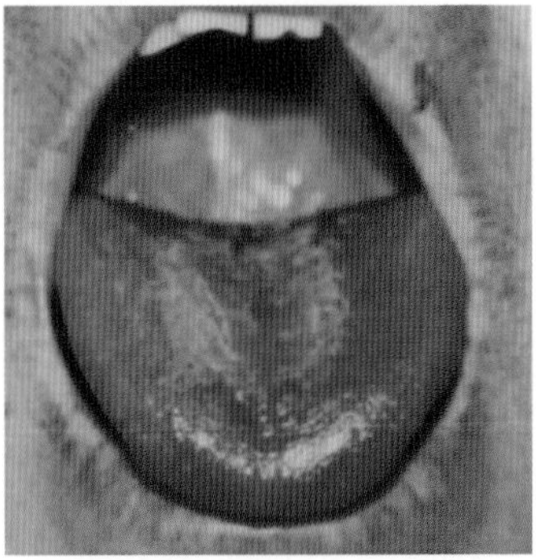

图 4 - 388　红光舌

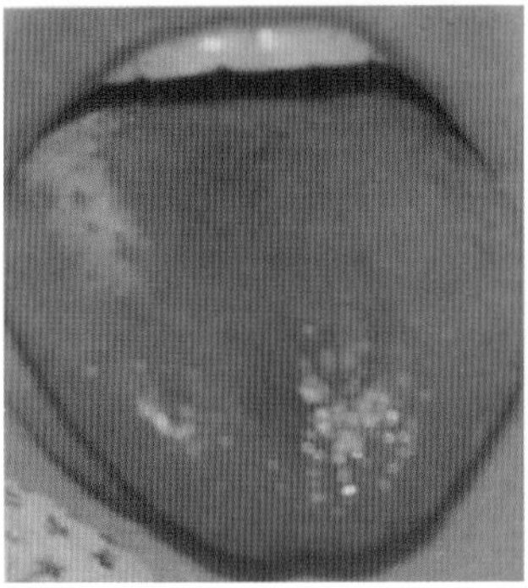

图 4 - 389　红光舌

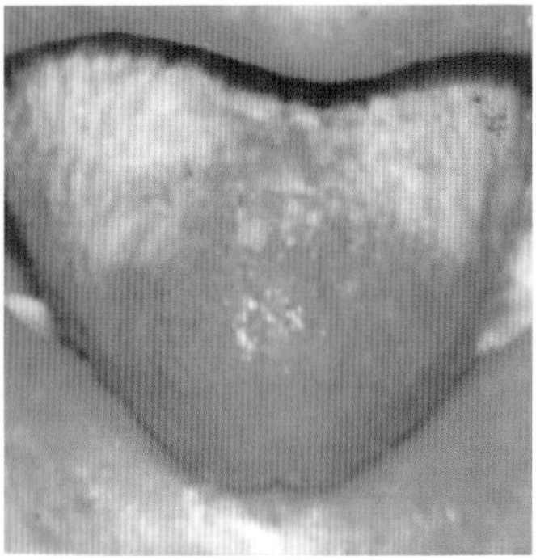

图 4 - 390　舌前红光舌

临床观察表明，红光舌的出现多见于人体因高热，毒性物质作用于人体过久，或重病脏腑耗损过重及阴液大量丢失病人，如重症肺炎、急性感染内毒血症、败血病、肿瘤晚期、胆道引流时间过长、高位肠瘘病人等可见有此舌象。

舌光亮的药食调理，主要应多食益阴清热，养护胃阴，益气生津，气阴双补的药食，常见的如粳米、粟米、糯米、绿豆、西瓜、葛粉、大麦、牛乳、桑葚、枇杷、杨梅、丝瓜、芦根汁、白菜、黄精茶、麦冬茶等。

中药治疗：舌质色淡，舌光亮的治疗以养阴、护胃、生津、益气为主，红光舌则应以凉血清火，除热救阴，滋润脾肾，益气养阴为主，以下方剂可供临床应用时参考。

竹叶石膏汤(《伤寒论》)、白虎汤(《伤寒论》)、清瘟败毒饮(《疫疹一得》)、益胃汤(《温病条辨》)、清营汤(《温病条辨》)、清暑益气汤(《温热经纬》)、麦门冬汤(《金匮要略》)、甘露饮(《太平惠民和剂局方》)、犀角地黄汤(《备急千金要方》)、六味地黄丸(《小儿药证直诀》) 等方剂。

3. *舌软硬*　舌软，一般指舌形态的失正常舒缩状态，痿柔和僵硬表象。软指舌动失正常支撑能力，痿而柔伴缩，动作渐失或失去伸缩运动能力。中医理论认为，舌红而痿软者系营卫不足，心脾气虚；深红而痿软，脏腑热极；紫红而痿软者，阴虚火盛；绛红而痿软者，阴亏至极。舌黄瘦而痿软者，将发黄疸。病后乏力而舌痿软者，胃阴竭而脾气衰(图 4－391，图 4－392)。

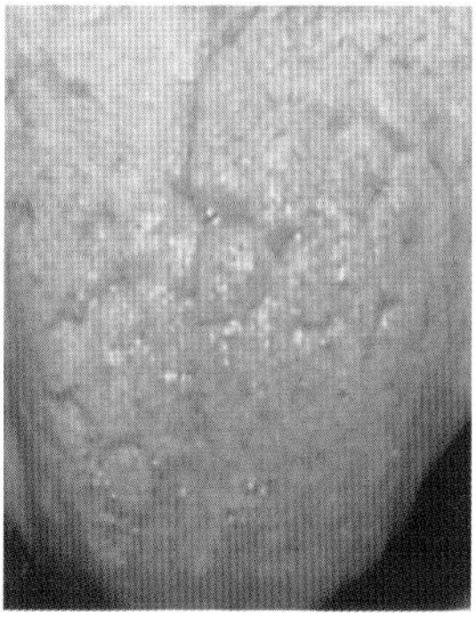

图 4－391　舌萎软

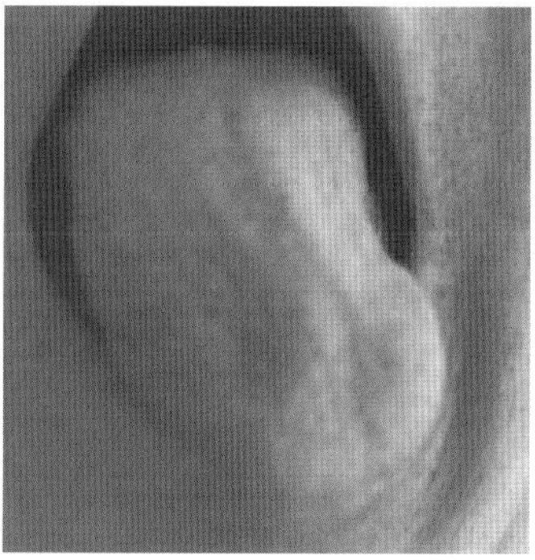

图 4－392　舌萎软

舌硬，一般指舌形态僵硬，运动失活，舌不能卷曲(图 4－393)，呆板、木、肿是其主要表象。中医理论认为，舌硬如木石者，多因血壅气滞，木硬者为厥阴气绝；舌红而强硬者，为脏腑实热已极，燥火内伏。若舌红舌根强硬者多因时疫直入三阴，里实热甚。若硬而不能伸，则肾脑气衰，少肾厥阴共病也。现代舌诊研究表明，舌软硬不是常见舌象表象，舌软硬多见于热极伤阴，心肺虚极，血壅气滞，厥阴气绝等病证。临床观察发现，舌软硬可见于急性重症感染性疾病、乙型脑炎、流行性脑脊髓膜炎，败血症、重症肝病、晚期肿瘤病人。

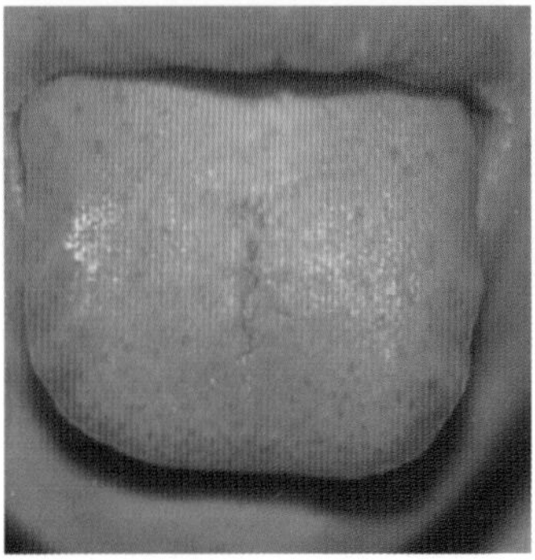

图 4 - 393　舌强硬

舌软硬的药食调理应以益心脾，调肝肾，清热凉血，滋阴降火的药食为主，常见的如大麦、粟米、绿豆、黑大豆、黄豆芽、绿豆芽、蚕豆、赤小豆、鲫鱼、枸杞子、龙眼肉、五味子、乌梅、大枣、扁豆、山药、山楂、山茱萸、西瓜、佛手、莲子、苦瓜、丝瓜、茼蒿、苦荬菜、冬瓜等。

中药治疗：以补益心脾，益胃养阴，清热泻火，调理肝肾，滋阴清热，活血通络为主，以下方剂可供应用时参考。

五汁饮(《温病条辨》)、补心丹(《摄生秘剖》)、甘露饮(《太平惠民和剂局方》)、麦门冬汤(《金匮要略》)、加减普济清毒饮(《温病条辨》)、养阴清肺汤(《重楼玉钥》)、竹叶石膏汤(《伤寒论》)、参苓白术散(《太平惠民和剂局方》)、左金丸(《丹溪心法》)、龙胆泻肝汤(《医宗金鉴》)、复元活血汤(《医学发明》)、补阳还五汤(《医林改错》)、通窍活血汤(《医林改错》)，内补丸(《女科切要》) 等。

4. 舌战痿、歪斜、舒缩　舌战痿、歪斜、舒缩相互关联(图4－394，图4－395)，三者都为舌运动形态失常。战者，舌伸时不能自主控制，震颤抖动不已。痿者瘫而不能动也，其中也包括舌麻痹(舌麻痹包括舌麻木或失去感觉和舌运动失灵活或不能运动两个方面)。歪斜者舌伸时偏向一边。舒者为伸之无力或舌勉强伸出口外，回收困难或不能回收置于口外(舌纵)，或欲伸不能或难伸出。缩者卷短缩堆，舌挛缩不能伸出唇或堆痿于口腔或伸不至齿或瘫不能伸(亦称舌短缩)。中医理论认为，舌战者多因肝、脾、心三脏为热毒时疫，酒毒所伤，至肝、脾、心三脏气血两虚，阴液亏乏，动气生风而至舌颤抖不安。舌痿者，多因时疫、伤寒、热灼、痰饮至热毒攻心，肝肾阴亏或阴涸极限，或痰蒙心窍，内风夹痰，或胃阴干涸，而致舌木、痹、麻、瘫、痿不用。歪斜者，多由肝风发痉，引发偏风，偏枯致偏瘫或口眼㖞斜所引起。舌不能舒伸纵于口外，短缩或不能伸，原因较多，有气虚者，有经脉不和者，燥、寒、热、毒等原因都可致病。查及脏腑，心经有热，热毒攻心，心气绝，痰闭心窍，肝风夹虚，热极动风，肝、脾、肾三脏气败或脑腑衰败均可致舌伸困难或不能伸或舌伸不能收。

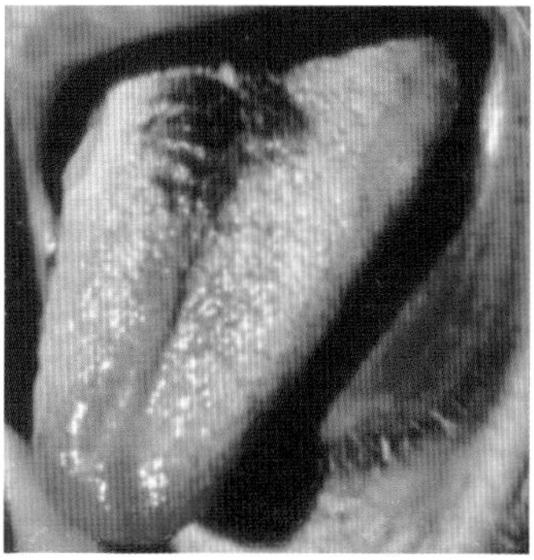

图4－394　舌战痿

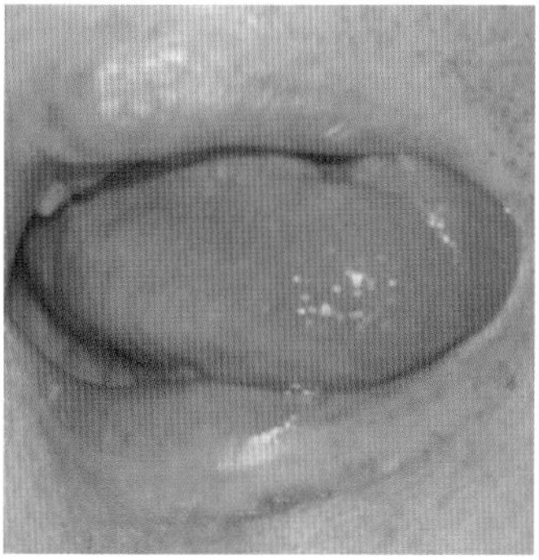

图4－395　舌舒缩

现代舌诊研究发现，舌战痿、歪斜、舒缩三者舌形态出现多与脑神经系统疾病关系密切，温病、疫毒和伤寒病之毒热炽盛时可有见之，但其根本是这些病因伤及脑及神经系统才可发生上述改变。

临床观察发现，舌战痿、歪斜、舒缩可发生于多种脑神经系统疾病，如脑出血、脑梗死、脑炎后遗症、神经核病变、面神经麻痹和重症肝病、晚期肝肾阴虚及肿瘤晚期。脏腑功能衰竭，也可见于上述某一种舌态表象。

舌战痿、歪斜、舒缩病变，多因热、寒、毒致肝、肾、脾损伤引起，因此，这些舌形态变化的药食调理应以清泻毒热、养心护肝、益脾强肾为主，常见的如绿豆、粟米、西瓜、枇杷、杨梅、桑葚、丝瓜、苦瓜、芦笋、茭芦、茼蒿、竹鸡菜、苦荬菜、白菜、菊花茶、生地茶、金银花茶、侧柏叶茶、麦门冬茶、芦根茶等。

中药治疗以补益心脾，益肝血，滋肾阴，清除脏腑热毒，熄风镇痉，泻火化痰等治法为主。以下方剂可供临床应用时参考。

归脾汤(《济生方》)、六味地黄丸(《小儿药证直诀》)、大补阴丸(《丹溪心法》)、一贯煎(《柳州医话》)、犀角地黄汤(《备急千金要方》)、五味消毒饮(《医宗金鉴》)、羚羊钩藤汤(《通俗伤寒论》)、镇肝熄风汤(《医学衷中参西录》)、地黄饮子(《宣明论》)、小陷胸汤(《伤寒论》)、半夏白术天麻汤(《医学心悟》)、至宝丹(《太平惠民和剂局方》)、安宫牛黄丸(《温病条辨》) 等。

5. 舌吐弄，啮舌　二者是少见之舌形态，简述如下。

古医籍称为舌不自主伸出口外为吐舌。舌伸出口外，左舔右摇，或微伸出即缓收为弄舌。中医理论认为，吐舌常因心脾积热，水不上济，脾热津耗引起。弄舌常因心火亢盛，肾阴不能上制，肝火助焰，风主动摇，胃热相熵，舌难存放而致。

啮者咬也，啮舌为人不自主咬自己的舌。中医理论认为，啮舌者为厥阴之脉逆走上或肾之脏气厥逆走上，与中焦所生之脉气相背而至自啮舌。

舌吐弄和啮舌的药食调理主要以多食清心、脾、胃热及调解肝肾药食为主，如绿豆汤、芦根汁、山药汁、山茱萸汁、西瓜汁等饮物。

吐弄舌中药治疗可用黄连解毒汤(《外台秘要》) 和泻黄散(《小儿药证直诀》)，啮舌中药治疗可用神圣复气汤(《脾胃论》)。

6. 舌胀瘪，凹凸　舌胀大指舌体水肿胖大或肿大(图4－396)。舌瘪系指舌体积瘦薄而小。舌胖大、肿大是临床常见舌形，一些内容在舌形篇中已做介绍。瘦小舌临床也较为常见，舌体瘦瘪形态明显小于正常舌。

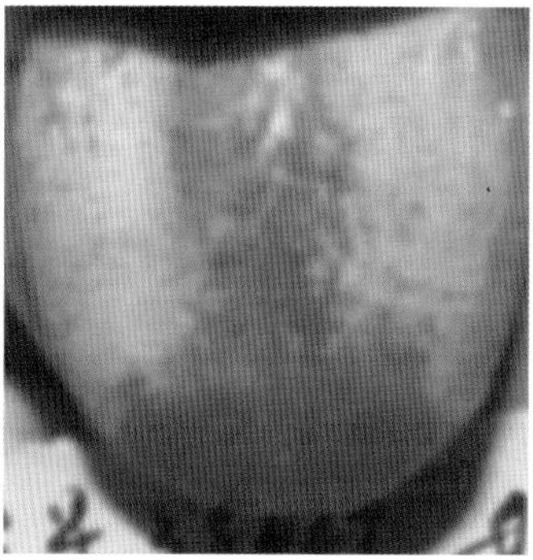

图4－396　舌胀大

舌胖大有可变性。在病理情况下，舌体胖大相关疾病治愈后，舌体可恢复正常大小，它有别于厚大舌的一种舌肿大。舌胖大通常依据致病因素，舌本身病理改变不同，有轻重之分，轻者较正常舌体略大，重者胀塞满口，舌伸缩调动不灵，甚至影响呼吸及言语。

现代舌诊研究发现，舌胖大者，多因水浸、痰溢或湿热上蕴，水饮痰湿阻滞，水湿潴留舌体，以致舌胖大。一般认为，胖大舌病在水湿，若舌淡白胖嫩，舌面水液多而滑润，多因脾肾阳虚，气不化津，水液通调，敷布障碍，使水湿潴留于舌，致舌体胖大。若舌质淡红或淡紫，舌体胖大或有齿痕，则多因脾胃湿热与痰浊相抟，致湿浊痰饮上溢，阻于舌体致舌体胖大。也有舌质淡而舌体胖大者，此多因气液水湿敷布功能低下，或影响心、肾、脾、肺功能的气化物质缺乏破坏，致上述脏腑对水湿调节的功能障碍，而致水湿潴留于舌，造成舌体胖大。因此，认为胖大舌的成因基本是舌体含蓄过量的水湿，以致舌肿。中医理论认为，胖者，浮而肿大也，或水浸，或痰溢，或湿热上蕴。舌形圆大胖软，多是足少阴虚证。如舌苔白滑黑滑，多由水气浸淫。白腻、黄腻者，为痰浊上溢为胀。舌黄胀大满口，乃胃腑湿热蕴结不消。

舌肿大是舌胀大的另一种形式，是舌体的真正肿胀。现代舌诊研究发现，舌肿胀者，病在血。舌赤胀大满口者，系心胃之热。舌赤肿满不得息者，心经热甚而血壅也。舌肿大者或因热毒或因药毒也。唇舌紫暗青肿者，中毒也。舌紫肿厚者，酒毒上壅，心火炎上也，或饮冷酒壅遏其热也。如神志清爽舌胀大不能出口者，此属脾湿胃热郁极，化风化痰毒延瘀口。如肿大不能出口，神不清者，病在心脾两脏也。舌黄肿大满口者乃胃腑湿热蕴结不消也，舌红肿大满口者乃心胃俱有热毒也，红舌胀出口外不恬者热毒乘心也。若舌肿足浮足肿者，肾绝也。又舌肿光绛，溺血大便赤泄，足肿者，肉绝。

总之，舌胀肿大多为热毒炽盛，酒毒血气上壅，肝脾血瘀，舌血瘀阻，是舌体肿胀的基本原因。临床观察发现舌肿胀多见于慢性肾炎的尿毒症期、肝硬化，门脉高压症或上腔静脉综合征、舌咽重度炎症及颈部肿物压迫颈静脉，影响血液淋巴回流，也有内分泌病、结缔组织病所致者。

舌胖大或肿大多因水湿，痰饮或气滞血瘀引起，因此，药食调理应以清热利湿，行气逐水，祛痰化饮等为主，如大麦、赤小豆、薏苡仁、梨、西瓜、黄瓜、木瓜、冬瓜、竹鸡菜、白芥子、茼蒿、筍（笋）、海藻、鲤鱼、鲈鱼、鲍鱼等。

中药治疗以清热利湿，祛痰化饮，行气逐水，活血除滞等为主，以下方剂可供临床应用时参考。

三仁汤(《温病条辨》)、五苓散(《伤寒论》)、防己黄芪汤(《金匮要略》)、己椒苈黄丸(《金匮要略》)、防己茯苓汤(《金匮要略》)、蚕矢汤(《霍乱论》)、宣痹汤(《温病条辨》)、五皮饮(《中藏经》)、萆薢分清饮(《丹溪心法》)、消风散(《医宗金鉴》)、二陈汤(《太平惠民和剂局方》)、实脾饮(《济生方》)、血府逐瘀汤(《医林改错》) 等。

舌瘪为舌瘦小，舌体在病理因素作用下，舌体变为瘦小枯薄，称为瘦薄舌，其不同于生来即舌瘦小之小舌。中医理论认为，舌肌属心脾，心脾虚则舌瘦瘪也，其苔色若淡红、嫩红者为心血不足，紫绛灼红者为内热动风，舌干绛，甚则紫暗如猪肝色者，为心肝血枯。舌紫枯瘪形如猪肝色，绝无津液多为危证。若舌质不赤，中黄无苔枯瘦者，乃过汗津枯血燥之证。

现代舌诊研究发现，舌瘦瘪薄小者，多由心脾气血两亏，阴液不足或水液精微过度丢失，使舌体缺少阴液充实而致舌瘦瘪薄小(图 4－397)。其产生的原因多由气血两虚、阴虚火旺或火热灼伤津液，多见于慢性消耗性疾患。临床发现，舌瘦小多伴有全身消瘦，如腹腔或肺结核、肺心病合并感染、晚期癌症、长期胃肠道功能紊乱、烟酸缺乏和恶性贫血。这些疾病引起全身营养不良，使舌肌肉及上皮黏膜发生萎缩，造成舌瘦瘪薄小。

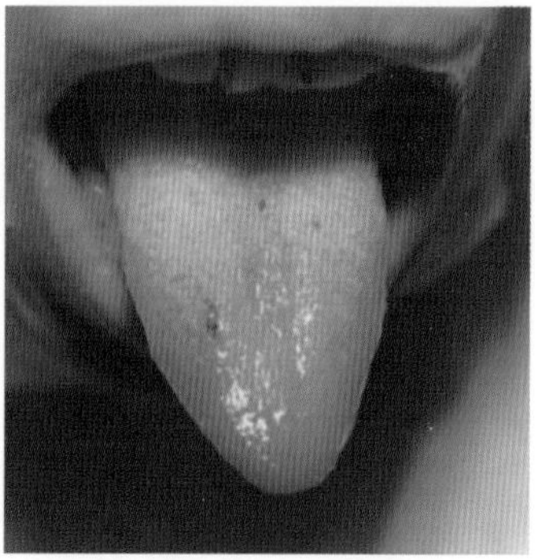

图 4-397　小舌

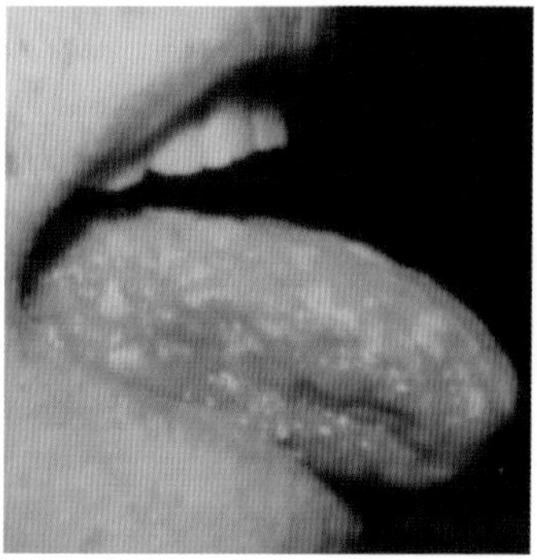

图 4-398　鹅卵石状舌

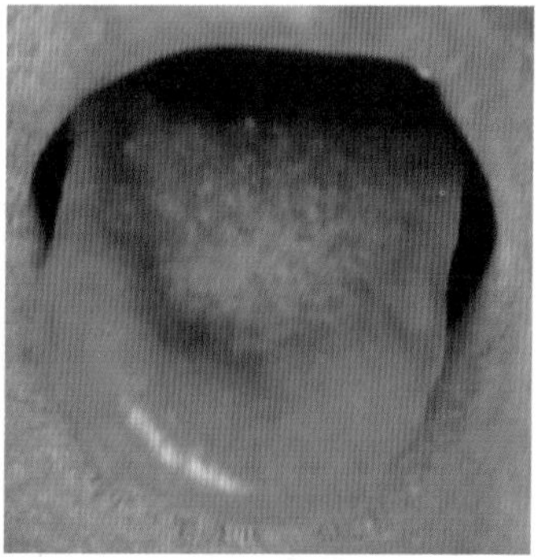

图 4-399　舌中凹入

舌瘦瘪多因长期消耗疾病致脾、心功能障碍，舌肉减血少，因此，药食调理以补益心脾，增进舌气血津液灌注的药食为主，如粟米、大麦、海参、鲍鱼、鲟鳇鱼、鳝鱼、鲈鱼、松子、枸杞子、藕、山药、莲子、黄精、牛乳、豆腐乳等。

中药治疗：以补益心脾，行气益液，清热生津，增加五脏功能为主，如理中丸(《伤寒论》)、参苓白术散(《太平惠民和剂局方》)、补中益气汤(《脾胃论》)、麦门冬汤(《金匮要略》)、归脾汤(《济生方》)、炙甘草汤(《伤寒论》) 等。

舌凹凸。凹者，舌表面正常组织处，出现局限性凹陷，一般多发生在舌边和舌根处。凸者，舌表面正常组织处，出现局限性隆起，瘰出于舌面为凸，也称隆起物，其有别于舌肿瘤（图 4－394 至图 4－401）。

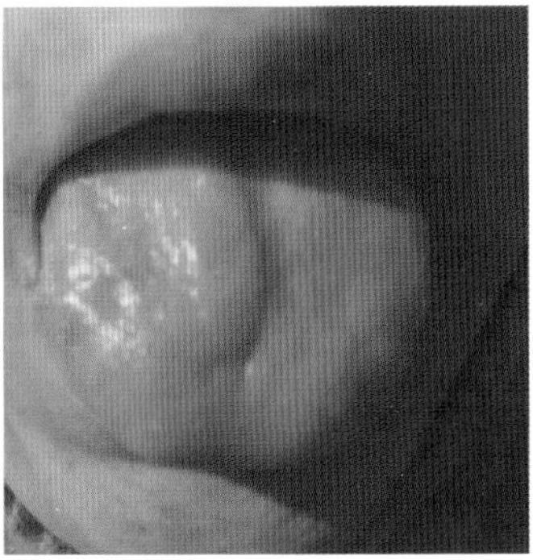

图 4－400　舌面隆长

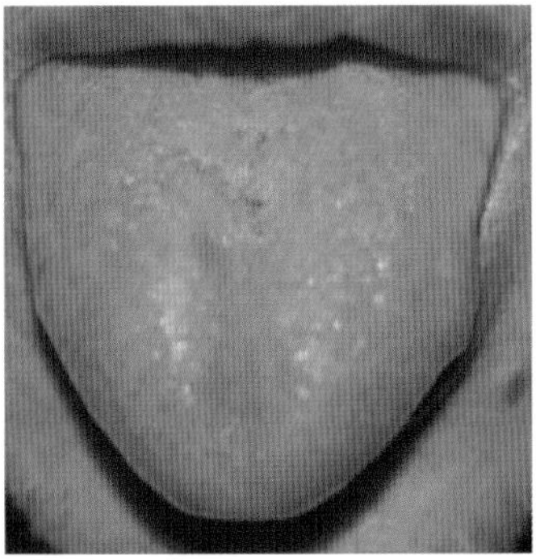

图 4－401　舌边多隆起异物

舌某处出现凹陷多由于疫毒、热毒及瘀血阻络等因素造成。中医理论认为，凹者为缺陷，为藏形痿极，其病机有虚实之分，实者舌间先起糜点，糜脱去则出凹点。虚者由于胃阴中竭，舌出现霉点，溃乱乳头缩小成凹，或舌生疱疹失治久蚀成穴。凸者如肉瘰，多因枭毒时疫，温毒内伏，毒热侵袭肠胃，气盛成凸。凸状如虫蚀草者乃水不济火，热毒炽甚。

现代舌诊研究表明，舌出现凹凸，多由于脏腑毒热炽盛，上焦热涌，致邪胜正衰；舌边、舌尖、舌下出现糜烂、溃疡，或肉阜、肉芽增生；或因义齿，齿刃长期刺激，造成舌边溃疡、增生，而致舌凹凸出现。

临床观察发现，舌凹凸可见于长期便秘、反流性胃炎、糜烂性胃炎、咽峡部急性炎症、晚期肝癌、晚期胰腺癌等疾病。总之，舌出现凹凸，多数由全身疾病引起，而局部的长期反复不良刺激也应引起重视。溃疡和增生都可能发生恶变，要积极去除病因，及时予以治疗，方能收到良好效果。

舌凹凸的发生，多因上焦毒热炽盛，因此药食调理以清泄毒热、活血祛瘀等药食为主，如绿豆、筍（笋）、丝瓜、苦瓜、西瓜、枇杷、无花果、金银花茶、生地黄茶、芦根茶等。

中药治疗应以清热除瘀，凉血解毒，泻火化痰为主，以下方剂可供临床应用时参考。

普济消毒饮(《医方集解》)、黄连解毒汤(《外台秘要》)、养阴清肺汤(《重楼玉钥》)、清瘟败毒饮(《疫诊一得》)、五味消毒饮(《医宗金鉴》)、导赤散(《小儿药证直诀》)、清胃散(《脾胃论》)、大承气汤(《伤寒论》) 等。

7. 齿痕舌　由于舌体胀肿，塞满下齿槽内，致使舌体边缘受压，留有牙齿压印的痕迹，称为舌齿痕或称齿印舌。由于舌齿痕产生的根本原因，是舌体胀肿或称为胖大，因此也是胖大舌的一种表现。又因舌胀大或胖大，并不是百分之百都产生齿痕，和齿痕舌的痕迹又不同于舌凹入，特别是其临床常见，故将其单列简述。

齿痕的记载在中医舌诊中较舌肿出现为晚。中医理论认为，齿痕舌的出现与人体脾气虚，脾、胃湿盛，脾、肾阳虚水泛及人体有湿热之痰有关。现代舌诊研究发现，舌边齿痕，其实质是舌体因血液或淋巴回流障碍，使舌结缔组织增生，组织水肿，肿大之后受牙齿压迫而产生痕迹，故齿痕舌应与胖嫩舌同见。临床观察发现，在胀大舌中，舌体虽然巨大，但舌边并无齿痕。有之舌体与常人以及超声测量结果，均无明显舌肿大，但齿痕确明显。此可因舌组织肿胀，原因不同，病理特点不同而致(图 4 -402，图 4 -403)。

齿痕舌可见于糜烂性胃炎、胃幽门水肿、反流性食管炎、胃下垂、急性肾炎、慢性肾炎、尿毒症、消化道晚期肿瘤、肠梗阻、咽扁桃体急性炎症和可引起舌、口腔淋巴回流障碍的疾病，均可致齿痕舌发生。

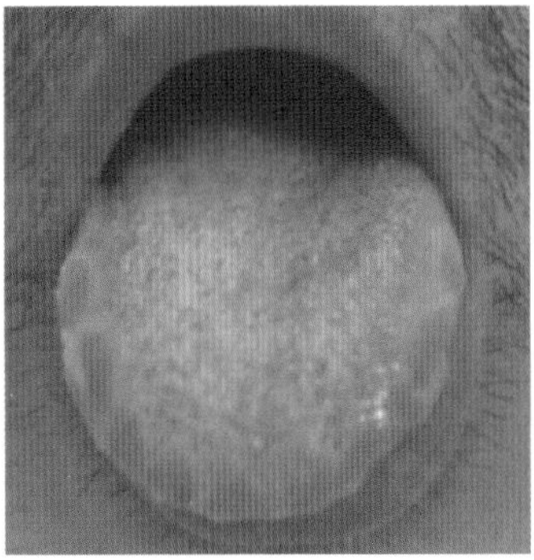

图 4－402　舌边齿痕

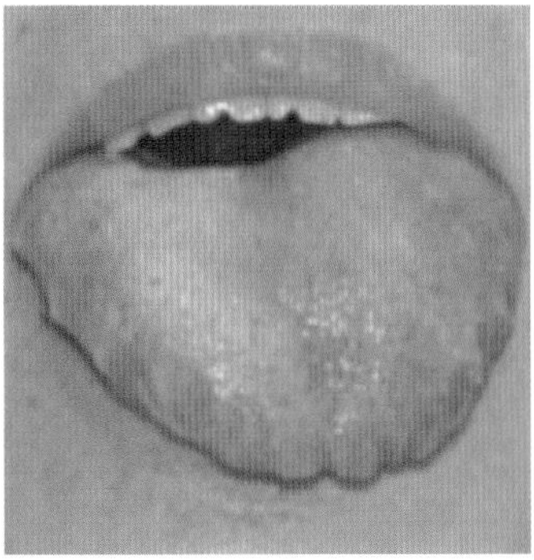

图 4－403　舌边齿痕

齿痕舌的药食调理应以补益脾肾、祛湿利水、清热化痰的药食为主，常见的如粟米、馒头、赤小豆、黑大豆、黄豆、山药、葛粉、薏苡仁、扁豆、香橼、黄精、梨、葡萄、苦瓠、冬瓜、马齿苋、鲍鱼、鲈鱼、淡酒等。

中药治疗，以调理脾肾、清热祛湿、温阳利湿、除热化痰、行气逐水、活血解毒、通络等治法为主，以下方剂可供临床应用时参考。

实脾饮（《济生方》）、真武汤（《伤寒论》）、五皮饮（《中藏经》）、温胆汤（《千金方》）、甘草干姜茯苓白术汤（《金匮要略》）、藿朴夏苓汤（《医原》）、平胃散（《太平惠民和剂局方》）、薏苡竹叶散（《温病条辨》）、黄芩滑石汤（《温病条辨》）、甘露消毒丹（《温热经纬》）、通窍活血汤（《医林改错》）等。

8. 舌瘀斑、瘀点、条纹线　瘀斑，瘀点是指在舌丝状乳头、蕈状乳头，瘀滞性斑瘀之外，舌面黏膜所出现瘀血斑点。条纹线是近代舌诊研究所发现在舌背、舌腹面边缘所出现羽状、条状，隆起舌面的血管状纹理（图 4－404 至图 4－408）。

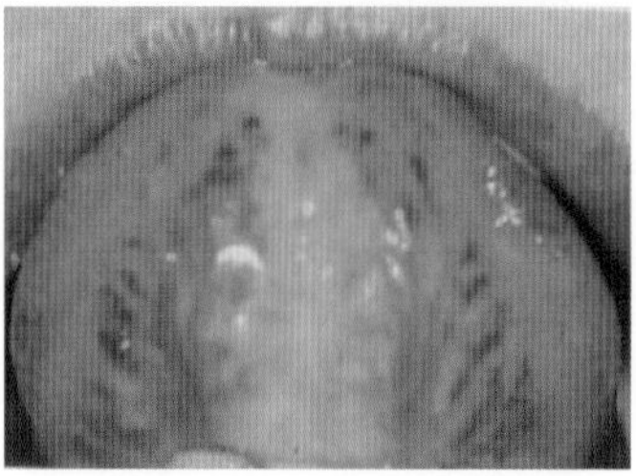

图 4-404　舌下瘀斑

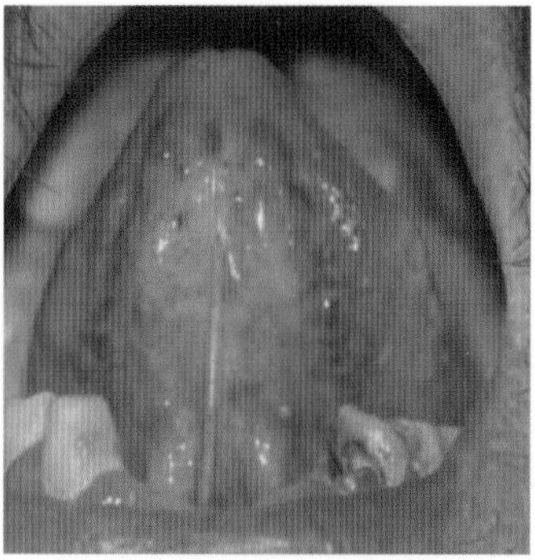

图 4-405　舌下瘀斑

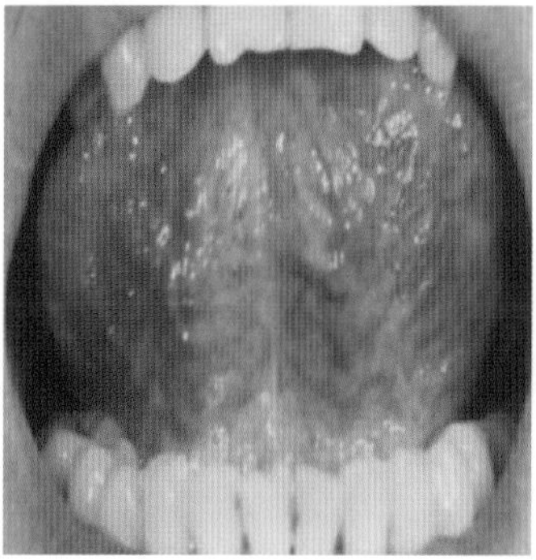

图 4-406　舌下隆长状瘀点

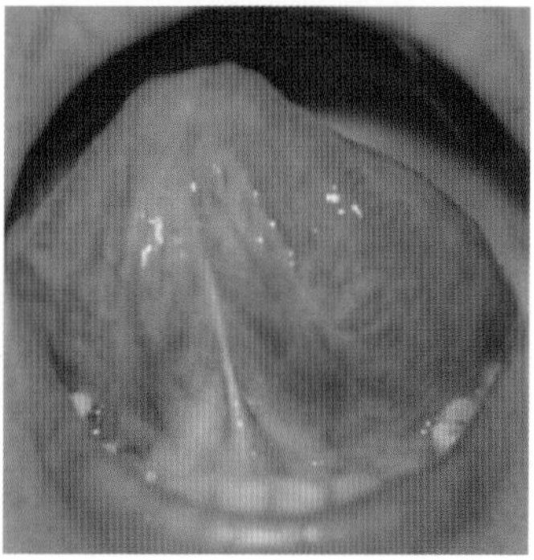

图 4-407　条纹舌

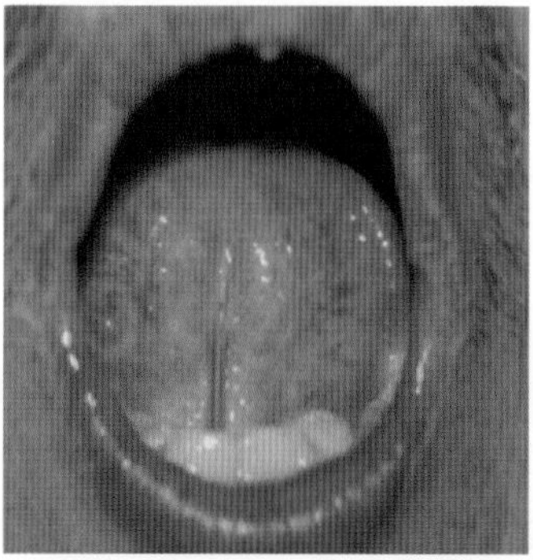

图 4-408　多条纹及瘀点

舌瘀斑、瘀点出现的历史比较悠久，古医籍中记载最早的见于杜清碧的《伤寒舌诊》：“舌见红色而有小黑点者，热毒乘虚入胃，蓄热则发斑也。”申斗垣在《伤寒观舌心法》中说：“红中焦黑舌，见小黑斑星于红舌上者，乃瘟热乘虚入于阳明。舌红更有红点，坑烂如虫蚀之状，乃水火不能既济，热毒炽盛也。”又说：“舌浑紫而又满舌红斑，或浑身更有赤斑者，宜化斑汤、解毒汤。”戴天章在《温病学讲义》中说：“实火从伏邪入血，血郁化火，其舌或鲜红而舌根强硬，或纯红而小黑点。”林之翰在《四诊抉微》中说：“舌红而中见紫斑者，将发斑也，玄参升麻汤。舌淡红而中见红赤点者，将发黄也，茵陈五苓散。舌见紫斑者，此酒毒也。身有斑者，黄连化斑汤加葛根、青黛。”张宗良在《喉科指掌》中说：“红点紫舌，此症因心脾二经热极所致。”刘常彦在《医学全书》中说：“舌见红色更有红点，如虫蚀之状者，乃热毒炽甚，火在上，水在下，不能相济故也。急用调胃承气汤下之。舌见四边中央皆黄，而满舌黑点干乱者，其症必渴、谵语、脉实者生，脉涩者死。”王文选在《伤寒舌鉴》中说：“舌见纯红有小黑点者，热毒乘虚入于阳，胃热则生斑，宜用元参升麻葛根汤或化瘀汤解之。舌见红色更有红点如虫碎之，壮者乃热毒炽盛在上，水在下，不能相济救也，宜用小承气汤下之。”傅松元在《舌苔统志》中说：“紫舌上红斑者，为热毒发斑之候，犀角大青汤或化斑汤、解毒汤。”曹炳章在《辨舌指南》中说：“凡舌中见紫斑者，将发斑也。舌淡红中见红赤斑点，将发黄也。若舌浑紫，满舌有红斑，为酒毒内蕴湿中生热，宜化斑汤，消斑青黛饮。”

综观古人各种医书对瘀斑瘀点的论述，多为星斑同论，且多将斑与疹病相并连。但在星（舌乳头）之外，确实存在着瘀斑、瘀点，这是自元代以来，各位舌诊应用研究的古代医家的共识，而热毒、疫毒、酒毒等造成的人体心、肾、脾、胃、肝等脏腑所表现的舌面血瘀，舌出现瘀斑、瘀点，人体就存在血瘀，也是众医家在中医临床中所产生的共识。

现代舌诊研究中表明，舌面红星或者白星与瘀斑瘀绝不是一回事。其已述及星者，在舌乳头病理变化表现；而瘀斑瘀点，则是舌血管周围或黏膜下组织中的瘀血渗出，其病变多在舌边尖及舌下静脉血管周围。因此，将其单独论述不但有学术意义，而且更有临床意义。中医理论认为，舌有瘀斑，多为疫毒症或心脾二脏热极，或热病热毒炽盛，或火在上，水在下，水火不能相济；或酒毒内蕴，湿中生热等致成。临床舌诊应用发现，致成舌出现瘀斑瘀点的病证很多，一般能造成舌动脉或静脉的微小血管损伤、炎症、阻塞致破损或渗出的疾病，均可使舌产生瘀斑瘀点，小者为点，大者为斑片，临床常见的舌机械损伤、闭塞性动脉硬化症、脑血管疾病、冠心病、风湿性心脏病等均可致舌产生瘀斑、瘀点。因此认为，瘀斑、瘀点的出现，除了病人因热性传染病，特别是发疹疾病引起外，大量病人是常见病、多发病。一般认为，凡可导致人体毛细血管血液瘀滞，血管脆性改变、炎性发生等病理变化的疾病，均可能使舌产生瘀斑、瘀点。舌尖微循环检查发现，上述病人舌蕈状乳头微血管血流，均有瘀滞现象，表现为流速减慢，血管周围渗出。因此认为，舌出现瘀斑、瘀点，多可表明人体有血瘀证改变。

舌出现瘀斑、瘀点意味着人体存在着血瘀，药食调理应以活血化瘀，行气活血药食为主，如粟米、藕、桃仁、鳝鱼、泥鳅、当归酒、海藻酒、牛膝酒、地黄酒、红曲酒等。

中药治疗以活血化瘀，行气活血，补气活血，清热逐瘀为主，以下方剂可供临床应用时参考。

膈下逐瘀汤(《医林改错》)、血府逐瘀汤(《医林改错》)、七厘散(《良方集腋》)、加减活络效灵丹(《经验方》)、抵当汤(《金匮要略》)、生化汤(《傅青主女科》)、复元活血汤(《医学发明》)、鳖甲煎丸(《金匮要略》)、桃仁承气汤(《伤寒论》)、补阳还五汤(《医林改错》)、小活络丹(《圣济总录》)、通窍活血汤(《医林改错》)、清营汤(《温病条辨》)、犀角地黄汤(《备急千金要方》)、清疮饮(《外科发挥》)。

条纹线是在近代舌诊研究中，所发现的另一种血瘀证舌象表象，其特征是在舌背、舌腹侧的舌边处出现呈羽状、条状、网状隆起于舌面的条状、线性血管纹理，色泽瘀紫或暗紫。临床观察发现，其常在重症肝、胆疾病、肝门静脉高压症、肝癌、肺源性心脏病等疾病时出现。舌尖微循环检查发现舌蕈状乳头呈现血流瘀滞，血色暗紫，血流缓慢，血管襻渗出等血瘀表现，其形成原因与前向性血供剧增，血管活素升高，舌动静脉瘀阻、回流障碍等因素存在有关。条纹线的出现是人体血瘀气滞所致的血瘀证的另一种表现，其药食调理与中药治疗同于瘀斑、瘀点的处理，不再列方举例赘述。

二、常见舌疾病简介

舌疾病为舌本身所罹患病症。从其舌象诊断病症的初衷讲，舌病不属于舌诊诊断脏腑疾病内容，但在自有文字记载的我国中医舌诊发展历程中，同样可以看到，舌诊与舌病终始相伴而发生发展。《黄帝内经》中的“舌下血，舌生疮而糜乱、舌本烂”是与舌形态表象相伴出现，之后，在《颅囟经》《华佗神方》《中藏经》《针灸甲乙经》《肘后备急方》《诸病源候论》《备急千金要方》《千金翼方》《外台秘要》《圣济总录》《小总药证直诀》《三因极一病证方论》《医说》《内外伤辨》《兰室秘藏》《重订严氏济生方》《外科精要》《丹溪手镜》《永类钤方》《世医得效方》《丹溪心法》《脉因证治》等先秦、两汉、三国、晋隋、唐、宋、金、元早期的名医名籍中，在论舌时都是舌象与舌病并提并用。1144 年，金代成无己在《注解伤寒论》以专论仲景《伤寒论》以舌苔诊病，开始了专论舌象不言舌病的尝试。1341 年，元代杜清碧以他的《伤寒舌诊》和《敖氏伤寒金镜录》开创和确定了以舌象诊病的先河，从此在我国中医舌诊研究历史中，确定了以舌象诊病为主的研究应用方向。舌病成了不占主流位置的临床诊治案例，使二者彻底分家，各立门户，促成了舌象诊病为我国中医舌诊研究与应用的主导，而舌病仅是在察舌时需要了解的一个临床问题，为我国中医学舌诊医学的发展与进步开拓了广博宏大的前景。近代舌诊研究也表明，舌象研究领域宽广，为医学贡献颇大，以从数向象发展。而舌病主要者仍数不过十几，细数也不过几十，所以二者从数字概念上就难成比例，要以象论则舌病更不能涉及。舌象表达着人体五脏六腑、气血、经脉的各种信息，而舌病仅是一病一论，或勉强言及一脏一腑之关联。这种实际情况的存在，可能是明、清以来的医家仅言舌象而不言舌病的原因所在。

但从观察舌象的实际情况看，舌上的任何一种表象都应以考察究竟是何因何据出现此表象，所以对舌病的认知也是舌象全面观察必须掌握的内容，否则就会干扰舌象的正确认知与判断。本书本着研究与应用舌象诊断病症方法要全面认知舌的全方位变化与实际，便于在舌象观察中及时排除舌病的存在，免于干扰正常舌象的观察与临床应用，而按照主次、常见与少见的序列，将舌病做以简要介绍，供临床察舌辨证时参考。

在我国中医古医籍中，舌病常分为两类，一类为舌体可见之病变，另一类为病人自我感受为主，医者也可有见之疾病。但由于舌是一个由形态、运动、感觉所组成的整体，形、动、感，常不能严格区分，有时一种表象可能关乎着多种因素界定。如舌肿、胀大、肿胀都是在肿的前提下产生，其即可是单一舌形问题，又可以是其他有形变化，也可是舌疾病的一种。同样，如木舌也存在这样一个多圆表象的事实，所以在阅览本书时，似可见有重复处，如能理解以上所列，即可理解其所为的重复，只是从不同角度表述，其同源而不同流向所产生的结果。

总结自《黄帝内经》开始的我国古医籍对舌病表述的内容，基本包括舌卒肿、舌疔、舌疮、舌糜烂、舌痈、舌衄、重舌、舌斑、舌菌(舌瘖)、木舌、舌外伤及舌痹、舌麻、舌纵、舌暗、舌强、舌啮、舌吐、舌短等。

1. 舌卒肿　舌卒肿与舌肿胀、肿大近似，但又不同。舌肿胀、肿大在舌形及其他有形物质章节中已阐述，本节所言之舌肿是来之较速或称急性之舌卒肿(图4－409，图4－410)。其表象为舌突然卒肿，状如猪胞，大、硬、胀、满、痛与先天性巨舌、大舌和一些病证所产生的舌胖肿、肿大有明显区别。中医理论认为，舌卒肿可因心火旺盛、逼血夹痰上壅，也可因心脾之火并结于舌，也可因酒客膏粱，积热内盛上焦痰火实壅所引起。

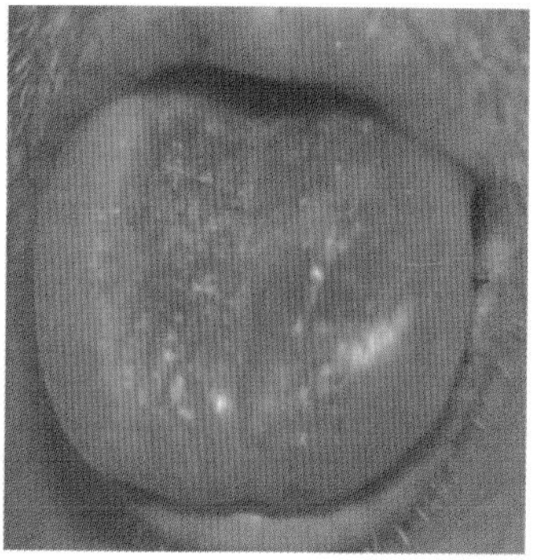

图4－409　舌卒肿

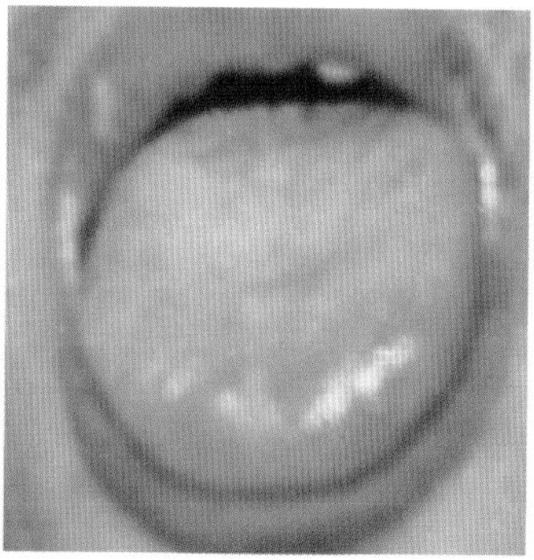

图4－410　舌前区卒肿

传统中医对舌卒肿的治法很多，常分内治和外治两种。内治可用凉膈散(《太平惠民和剂局方》)、凉血清脾饮(《杂病源流犀烛》)、九味败毒汤(《外科证治全书》)、加减犀角地黄汤(《疡医大全》)、金沸草散(《三因极一病证方论》)、马牙硝丸(《汇参辑成》)，外治方法很多，主要包括针砭法和药涂敷法。

(1) 针刺法：用针刺舌尖、舌上或两旁出血(不能刺舌下两脉)(《三因极一病证方论》)。以针刺舌下两旁大脉血出即消，切勿刺中央总脉(《世医得效方》)。用磨锋尖之剑针，对肿处轻轻砭之，日砭八九次，出血一二盏，痛减肿消(《辨舌指南》)。

(2) 外涂外敷药常用方：①蛇蜕(烘存性)、全蝎等份为细末外敷(《三因极一病证方论》)；②蒲黄末敷之(《医说》)；③干姜、片、麝香、青皮等共为细末搽舌上(《喉科指掌》)；④黄柏以竹沥一宿研末敷舌上(《疡医大全》)；⑤蒲黄干姜等分掺之(《医钞类编》)。

2. 舌疔　舌疔系舌生成红或紫疱(图 4 - 411)，其形似豆，坚硬，大如马乳，小如樱桃，伴寒热疼痛较重。中医理论认为，舌疔因心、脾毒火炽盛引起，治则应重清心、脾之火。

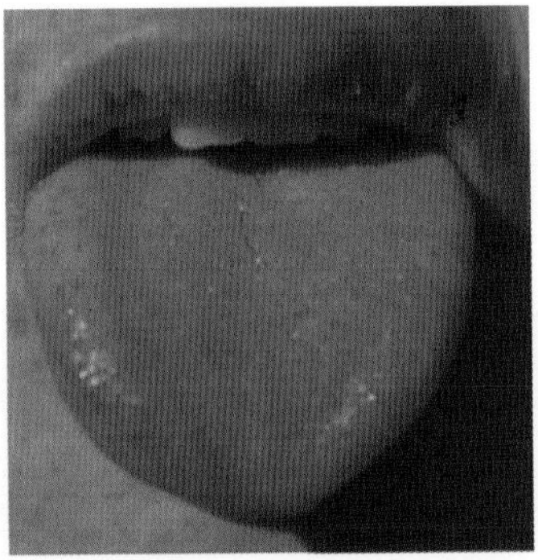

图4 - 411　舌疔

常用方剂有：黄连解毒汤（《外台秘要》）、犀角地黄丸(《太平惠民和剂局方》)、仙方活命饮(《外科发挥》)、五味消毒饮(《医宗金鉴》)、甘露饮(《温热经纬》)、蟾酥丸含服(《外科正宗》）或加用锡类散局部搽敷(《张瑞符方》)。

3. 舌疮　舌上生如黄粟样或溃烂上结黄靥状痂，常在舌边、舌后，疼痛难食(图4－412，图4－413)。

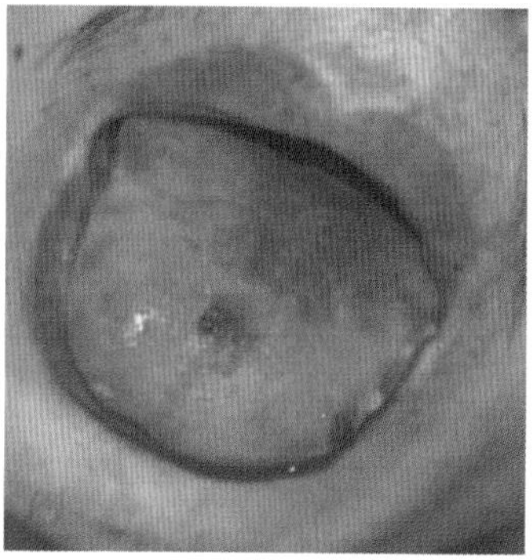

图4－412　舌疮

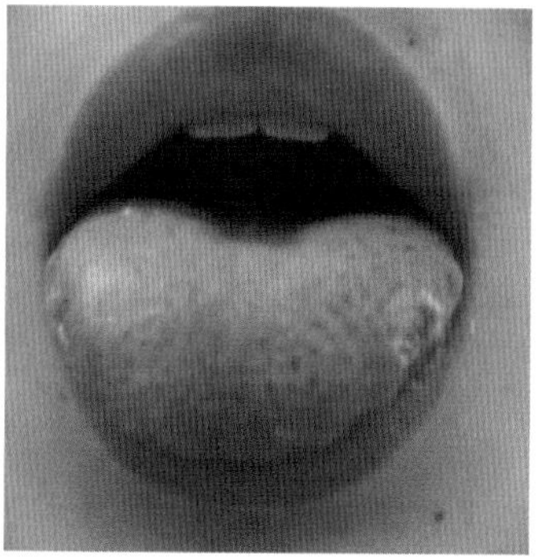

图4－413　舌疮

舌上生疮是我国古医籍最早记载的舌病之一，先秦两汉、三国、隋、唐时期的《黄帝内经》《颅囟经》《华佗神方》《中藏经》《肘后备急方》《诸病源候论》《备急千金要方》《外台秘要》等都先后论及舌疮。中医理论认为，手少阴心经通于舌，热毒在心，毒盛热炽，或上焦有热，思虑过度，或肾经虚火、虚火不降至舌生疮。舌疮治则为，清除心热之毒、疗三焦瘀热，养益肾元，清上焦实火，常用方剂分内治、外治两种。

内治方有千金疗舌疮方(《外台秘要》)、凉膈散加减(《万病回春》)、益肾丸(《万病回春》)、上清丸(《古今医鉴》)、栝蒌根散(《奇效良方》)、黑锡丹(《太平惠民和剂局方》)、六味地黄丸(《小儿药证直诀》)、补中益气汤加味(《万病验方》)、升麻散(《医钞类编》)、碧雪丹(《太平惠民和剂局方》)。

外治方药有碧雪膏(《万病回春》)、硼砂丸(《古今医鉴》)、舌疮噙化丸(《嵩崖尊生全书》)、龙兀散(《三因极一病证方论》)、吴茱萸研末醋调敷足心法(《易简方便医书》)、芦荟散(《奇效良方》)、冰片蚌肉液外敷(《辨舌指南》)、冰硼散(《外科正宗》)等。

4. *舌糜烂* 舌糜烂是指在舌边和舌面(背)出现黏膜呈红色点状、片状、破溃或斑状缺失，其常伴舌乳头萎缩，疼痛感明显。舌糜烂应包括现代医学所说的各种舌炎，如图4－414至图4－421所示，治疗请参考《舌疾病学》。

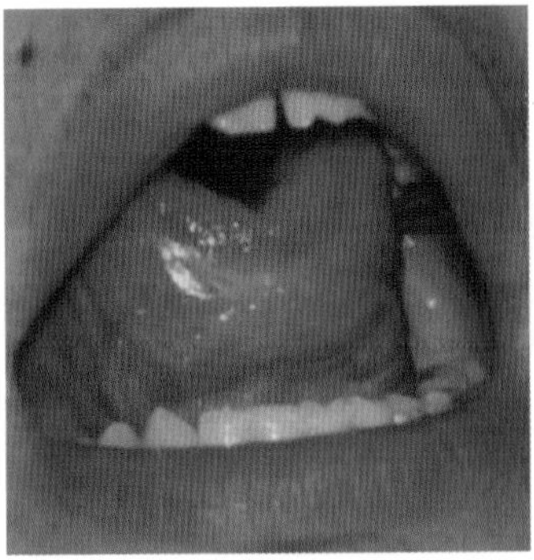

图4－414 舌前舌下缘糜烂

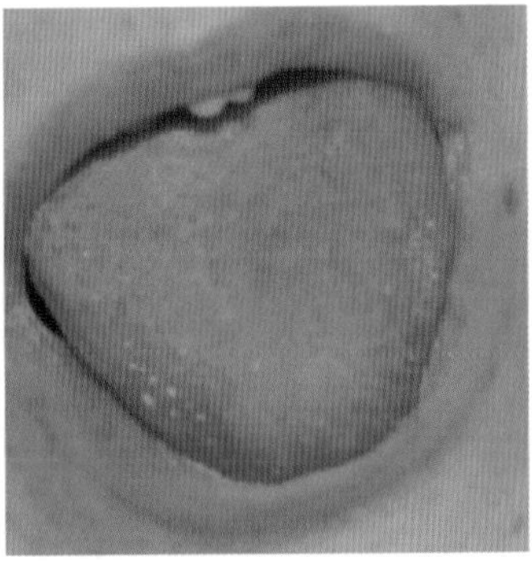

图4－415 舌边糜烂

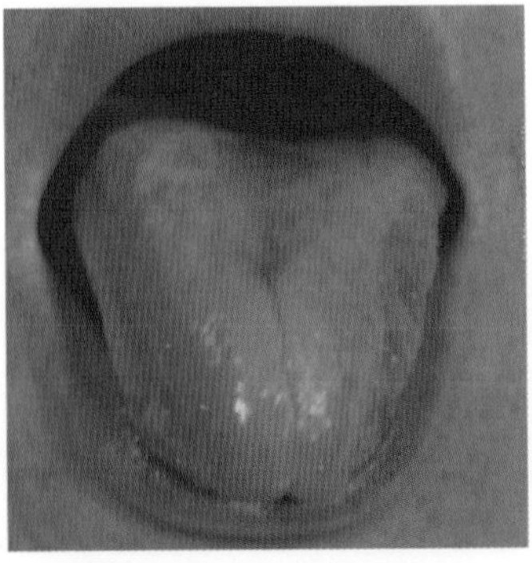

图4－416 舌边疱状舌炎

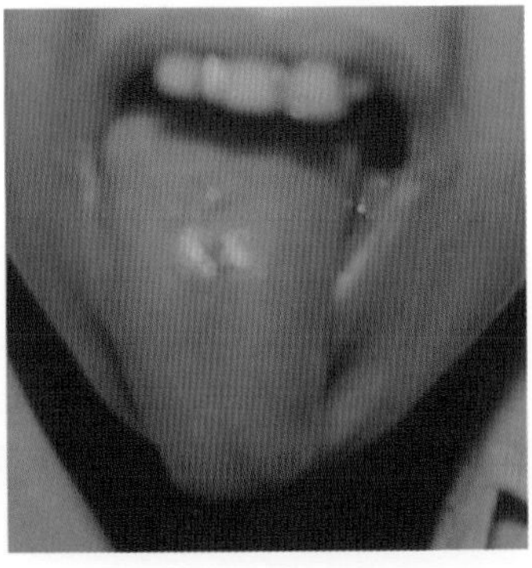

图4－417 棱形舌炎

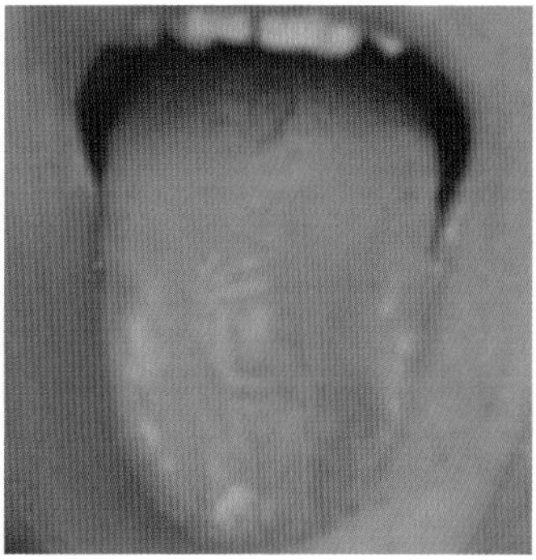

图 4 - 418　舌尖边舌炎

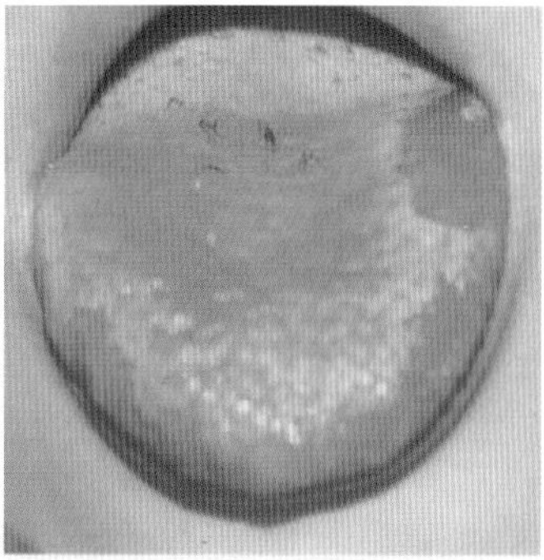

图 4 - 419　游走性舌炎

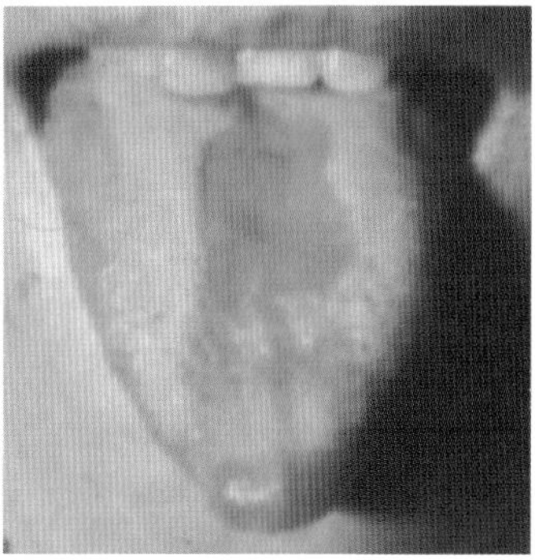

图 4 - 420　游走性舌炎

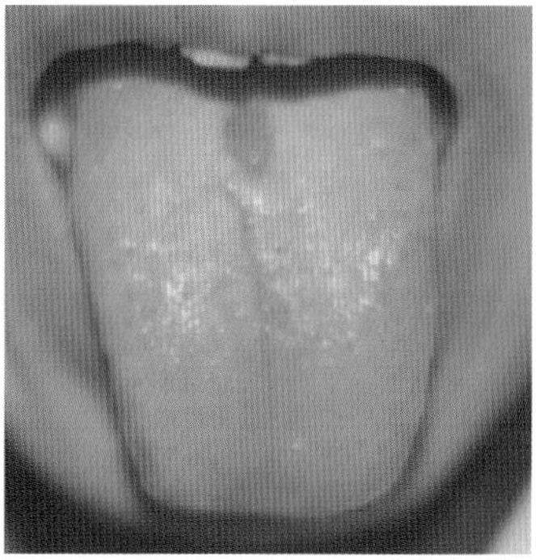

图 4 - 421　棱形舌炎

舌糜烂在传统中医舌诊中也是最早展现的舌有形变化特征之一，《黄帝内经》在 60 余条有关舌诊论述中，舌糜烂就有两条，可见其在中医舌诊中的位置，舌糜烂可能包含现代医学所阐述的"游走性舌炎""萎缩性舌炎"等舌部炎症疾病。中医理论认为，舌糜烂可因脾、胃湿热，晡热内蕴，血虚生火或三焦实热或肾经虚热或小肠膀胱实热引起。

治疗以内治为主，方剂有赴宴散(《万病回春》)、六味地黄丸(《小儿药证直诀》)、四物汤加味(《经验喉科紫珍集》)、清咽散加味(《喉科指掌》)、五苓散(《金匮要略》)、补中益气汤及八味地黄丸(《万病验方》)、导赤汤加味(《外科证治全书》) 等，外用方有黄柏散(《奇效良方》)、赴筵散外敷(《明医指掌》))。

5. *舌痈* 舌痈系舌红热肿大，位于舌中心、舌根或全舌，常伴严重疼痛、热、呼吸吞咽困难等症候(图 4 －422) 寒。舌痈名词出现较晚，1757 年，清代张宗良在《喉科指掌》中对该舌病症有了明确记载。舌痈可能包含现代医学“舌体部感染”“舌弥漫性间质性蜂窝织炎”和“舌下间隙感染”等舌感染性疾病。

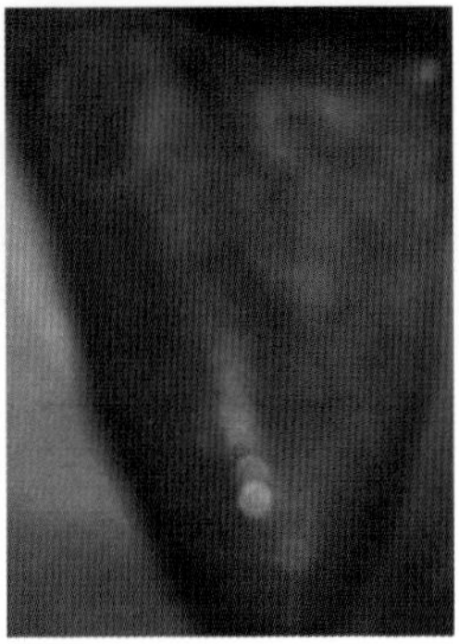

图 4 －422 舌痈

中医理论认为，舌痈多由外感热症，邪热入心包络或肾、脾积热，肾水枯竭或心火炽盛等引起，治疗方剂有凉膈散(《太平惠民和剂局方》)、清热化痰汤(《医钞类编》)、碧雪丹(《太平惠民和剂局方》)、加减犀角地黄汤(《疡医大全》)、清咽散加味(《喉科指掌》) 等。

6. *舌衄* 舌上无故出血为舌衄(图 4 －423)。舌衄发病者少，但我国中医古医籍有文献记载，也可以称得是历史悠久。舌衄之词何时出现说法不一。610 年，晋代巢元方在《诸病源候论》就专设“口舌出血候”。752 年，唐代王焘在《外台秘要》中曾用炒槐花末治疗舌无故出血不止，宋徽宗赵佶所敕撰的《圣济总录》曾载有治疗舌上出血证治十二方。可见宋代以前，我国传统中医对舌出血的诊治已有丰富临床经验。舌衄一词到底是谁先提出，考证很困难。1760 年，清代顾世澄在《疡医大全》中所提到的，冯楚瞻为舌衄首见知者，肯定有误。据我们尚不完整的古医籍考察中，1174 年，陈言在《三因极一病证方论》就提到舌衄一词，较 1617 年陈实功撰

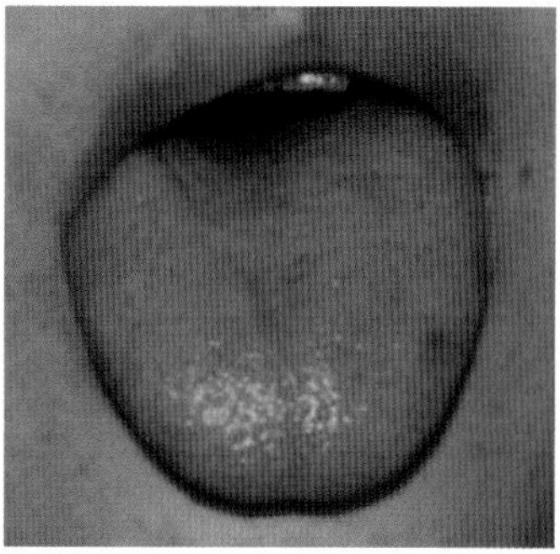
图 4－423　舌出血

著的《外科正宗》早 443 年。在现存的《外科正宗》版本中未获顾氏所言考证，较冯兆张 1702 年撰著《冯氏锦囊秘录》早 528 年，可见引证匮实。1224 年，宋代张杲在《医说》中说：“一士人无故舌出血，仍有小穴，医者不知何疾，偶曰此名衄，炒槐花为末掺之而愈。”可证明早他之前 50 年的陈言所言真实。之后，宋代严用和明代孙一奎、明代皇甫中、清代谈全章、清代李用粹等都在他们医学著作中提及舌衄诊治体会。

中医理论认为，舌衄的发生多由心脾热甚或毒热旺极或心胃火邪炽盛，逼血妄行或肝热太盛，血无所藏，上溢心苗而出，传统中医对舌衄的治法分内治和外治两种。

内治方药：犀角地黄汤《备急千金要方》、加味六味地黄汤(《疡医大全》)、黄连泻心汤(《金匮要略》)、黄连解毒汤(《外台秘要》)、四物丹连犀角煎(《喉科指南》)、升麻汤(《圣济总录》)、寸金散(《圣济总录》)、紫霜丸(《圣济总录》)、圣金散(《圣济总录》)。

外治方法：方蛤散(《三因极一病证方论》)、炒槐花散(《医说》)、发灰醋调膏(《赤水玄珠全集》)、五倍子散(《赤水玄珠全集》)、蜂房川贝芦荟丸含服(《辨舌指南》)、清黄散(《明医指掌》)、必胜散(《明医指掌》)。

7. *重舌*　重舌为舌下生一小舌，其色泽红，外证颏下水肿，有硬核(图 4－424)。系现代医学所说的颌下腺，舌下腺急性炎症或囊肿。古医籍曾言，若舌下生二三小舌其状如莲花

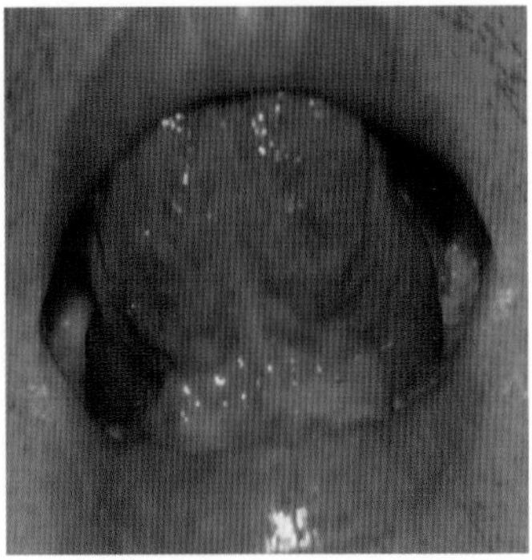

图4－424 重舌

者则称为莲花舌。重舌在我国古医籍中有记载首见于《黄帝内经》的“重舌，刺舌柱以铍针也”。610年，隋代巢元方在《诸病源候论》中设“重舌候”：“其状，附舌下、近舌根、生形如舌而短。”中医理论认为，小儿重舌者，系因心经毒热或由心经遏郁，忧思过度，或心、脾二经蕴伏热气郁而生热，循缘经络上冲舌本或痰热相抟，血脉胀起而生重舌。莲花舌亦可因思虑太过、心火上炎或酒后当风取冻，致风痰相抟等引起，重舌的治疗也分内治、外治两种方法。

内治方药：红雪煎(《圣济决录》)、石膏煎(《圣济总录》)、牛黄散(《圣济总录》)、朴麝散(《圣济总录》)、黄药汤(《圣济总录》)、圣胜金锭(《世医得效方》)、当归连翘汤(《冯氏锦囊秘录》)。

外治方法：蜂房灰涂法(《外台秘要》)、蛇蜕灰末涂法(《外台秘要》)、铍刀刺心出血(《永类钤方》)、乌鱼骨散(《证治准绳》)、青液散(《证治准绳》)、一捻金散(《证治准绳》)、玄精石、牛黄、朱砂、冰片散(《疡医大全》)、青黛散(《杂病源流犀烛》)、金丹(《医钞类编》)、冰硼散(《外科正宗》)、紫雪丹(《太平惠民和剂局方》)、牙皂元明粉散(《辨舌指南》)。

8. *舌菌* 舌菌系舌生肿物，常指舌恶性肿瘤(图4－425至图4－427)。1742年，清代吴谦所撰的《医宗金鉴》和1757年清代张宗良在《喉科指掌》中专设“舌疳”一节，均认为舌菌之症，性质最恶。两书中描述如下：“初如豆，次如菌，头大蒂小又名舌菌。疼痛，红烂无皮，朝轻暮重。若失于调治，以致肿突如泛莲或有状如鸡冠，舌本短缩不能伸舒，妨碍饮食、言语，时津臭涎。再因怒气上冲，忽然开裂血出不止，久久延及项颌肿如结核，坚硬疼痛、皮色如常。顶轻一点色暗未红，破后时津臭水，腐如烂绵，其证虽破，坚硬肿痛仍前不退，此为绵溃，甚则透舌穿腮汤水漏出是以，又名瘰疾风也。”可见，此描述实属舌恶性肿瘤，符合舌癌的症候。因此，我国古医籍所记述的“舌菌”“舌疳”虽然未将现代医学所讲的舌良性肿瘤（舌血管瘤、舌淋巴管瘤、舌乳头状瘤、舌纤维瘤、舌部周围神经肿瘤、舌软骨瘤、舌骨瘤、舌脂肪瘤、舌颗粒细胞瘤）等囊括在内，但对舌肿瘤的描述可称得起是察诊有术。中医传统理论认为，舌菌（舌疳）多因心绪烦扰生火、思虑伤脾，而气郁心脾，毒火过盛、上冲而致。

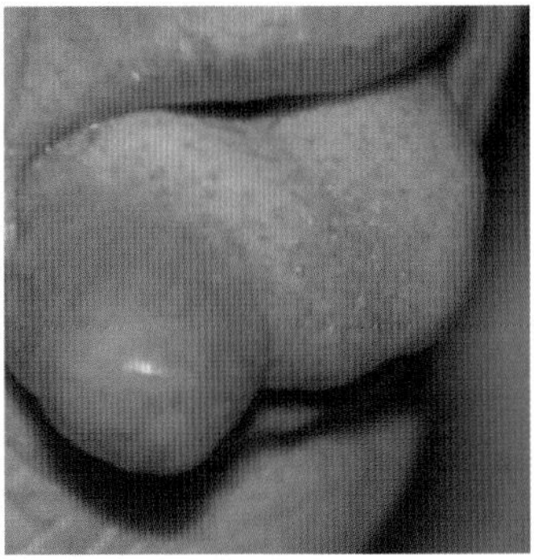

图4－425　舌肿瘤

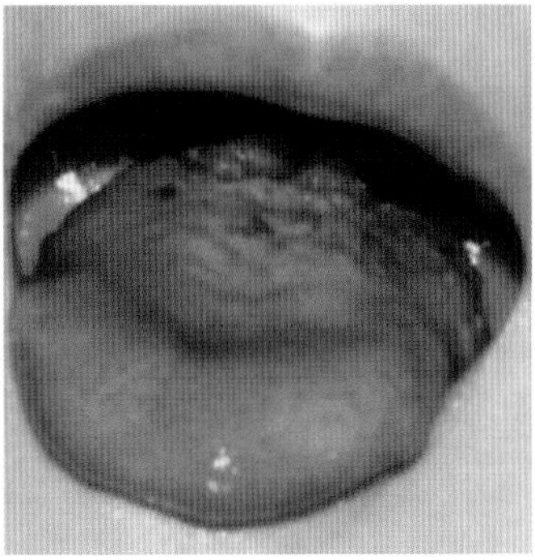

图4－426　舌根淋巴瘤

传统中医对舌菌的治疗，分外治、内治两种。

（1）外治：我国传统中医古医籍中对舌肿瘤尚无外科手术切除方法。本病初起外治重于内治，以下方法仅供参考。①初起用冰片涂上盖用蒲黄末，或蜘蛛丝缠紧，忍痛自落。若落后出血，用蒲黄末，或百草霜、乌梅末、铜绿，掺上止血（《辨舌指南》）。②清溪秘传北庭丹外敷（《医钞类编》）。③锦地罗蘸醋磨浓敷之(《医宗全鉴》)。④水澄膏(《医宗全鉴》)。

(2) 内治：导赤汤加黄连《医宗金鉴》、清凉甘露饮《医宗金鉴》、归芍异功汤《医宗金鉴》、补中益气汤加味(《外科证治全书》)、黄连犀角汤(《辨舌指南》)。

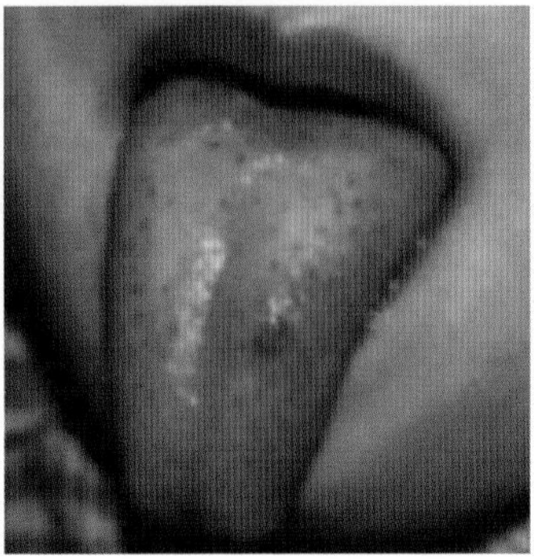

图4-427 舌血管瘤

现代医学临床观察表明，舌癌的发生原因，可因舌部慢性损伤、白斑、慢性溃疡及其他综合因素等变化而发生。舌癌的表现也很不一致，瘤状、溃疡状、乳头状、菜花状都可能出现。舌癌是一种临床上需要积极预防、早期外科治疗之疾病，应予高度重视。

9. *有关中医古医籍中其他舌病的简译* 除以上所介绍的舌病外，在古医籍中，木舌、舌断、舌强、舌喑、舌麻痹、舌纵、舌短也都是古人所列的舌病内容。在这些舌病中，一些是舌诊、舌病都包含的综合性概念，如木舌。一些是杂有舌觉肉眼判断困难或与其他舌形态表现相重复的内容，如舌麻痹。另一些是并不多见或现代医学治疗较其明显强势的内容，如舌断。一些是与之前章节在形态、词意相重复内容，如舌强、舌纵。一些内容已在有诊断意义的舌形态中介绍，如舌吐弄、啮舌。为使对古医籍所常涵盖的舌病内容全面了解，除重复者外，依据临床实际意义简介如下。

（1）木舌：木舌是宋、金、元代以来，我国古医籍中论及舌病时常谈到的内容。木舌定义是：凡舌不能转调，肿而不柔和者或僵硬如木，色如猪肝或硬如穿山甲者称为木舌（图4－428，图4－429）。宋徽宗赵佶在敕撰的《圣济总录》中载有多条治疗小儿木舌的方剂，可见在宋以前，木舌的概念及治疗早有实施。传统中医的木舌概念描述，常包括舌肿、舌大、舌硬、舌活动障碍、感觉异常等症候内容。因此，木舌的临床症候描述，常与上述舌形态、舌疾病内容相重叠。另外一个事实是，自1111—1117年《圣济总录》介绍木舌治疗方药以后，至宋、金、元、明代诸多古医籍言及治舌病者，都将舌肿、肿大、胀、硬、痛合在一起并论并治。如《三因极一病证方论》《医说》《儒门事亲》《内外伤辨》《重订严氏济生方》《外科精要》《永类钤方》《秘传证治要诀及类方》《口齿要类》《薛氏医案》《万蜜斋医学全书十种》等，说明木舌的疾病概念涉及舌病形态变化较多，且与其他舌症之间重叠较多，因此，本书未将木舌单列，主要初衷于此。中医古医籍对木舌形成的原因也归于因外证，因内伤所致的脏腑壅滞，夹心、脾、肝三脏之热上冲，致舌肿大塞满口中。

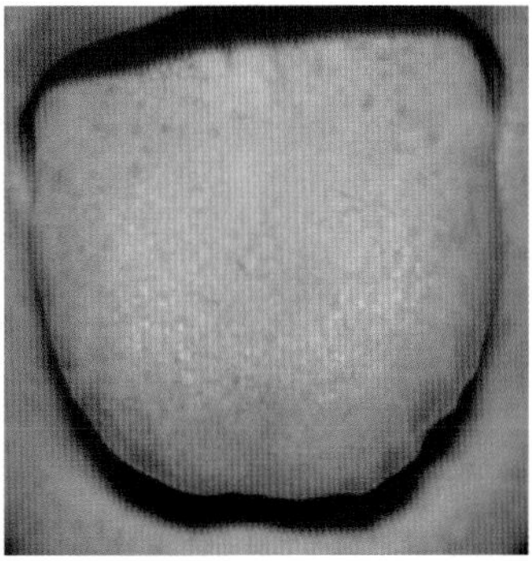

图4－428　木舌

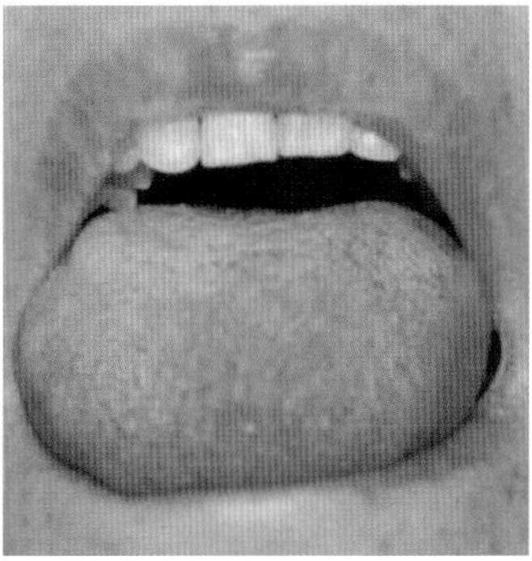

图4－429　木舌

传统中医对木舌的治疗也分外治、内治两种方法。外治：以针或针刀点舌之紫黑处，出紫黑血盏许，再用龙脑破毒散搽患处，或用硼砂末、生姜片蘸搽患处(《疮疡经验全书》)（《辨舌指南》)，或用川硝散敷舌上(《医宗金鉴》)、人参散涂敷(《圣济总录》)、紫雪散(《圣济总录》)、蓬砂散(《圣济总录》)。

内治：加味败毒汤(《外科证治全书》)、牛黄消毒散(《医纲提要》)、飞矾散(《医纲提要》)、导赤汤(《医宗金鉴》)、马牙硝丸(《汇参辑成》)、元参散(《汇参辑成》)。

（2）舌断：舌因外伤被割伤，完全断垂落或尚未完全断者称为舌断，1760 年清代顾世澄在《疡医大全》、民国时期曹炳章在《辨舌指南》中都介绍了舌断。处理舌断的方法，因当时尚无现代的外科技术，但古人的临床实践证明断舌通过以下方法可以获得好的治疗结果：对舌尚未全断者用鸡姜白外软皮袋住舌头，以破棺丹(花粉三钱，赤芍二钱，姜黄粉、白芷各一两为末）蜜调涂舌根断血，再以蜜与黄蝎稀调得所，敷在鸡子皮上，带勤添敷。断舌连接后方去鸡子皮只用蜜虫葛勤敷。若愈后舌硬，以白鸡冠血点之。若舌全断应以醋漱口再用活蟹一只，炙干为末，每用二钱加去油乳香、没药各二钱五分，合调敷之，也可服接舌金丹和生舌金丹使舌再生(《疡医大全》)，可愈合瘢痕(图 4－430，图 4－431)。

（3）舌强：舌强指舌质坚硬不能运动，因此使语言不能或不清。舌强多由足少阴病症引起(脑病)，详见前章节中的舌硬内容，不再赘述。

（4）舌喑：舌喑常指舌强硬或麻痹，舌不能运转而致不能语言的一个症候。舌喑多系多种舌形态共同作用之结果，但常是足少阴肾经之病引起(脑病)，但也有因舌与喉病而音不能发会厌者。此常系外感实火上炎暴喑，或也有内伤、心、肺、肾三脏，实火壅塞上窍。也可因气血两虚不能上荣于舌，或肾虚气不归元而不能上接轻清之气而为喑，故遇少阴(脑卒中）病者所产生的喑可分为：失音不语者、神昏不语者、口噤不语者、舌强不语者、舌纵语謇不语者、舌麻痹语謇不语者数种，治疗可参考之前相关章节所阐述的内容。

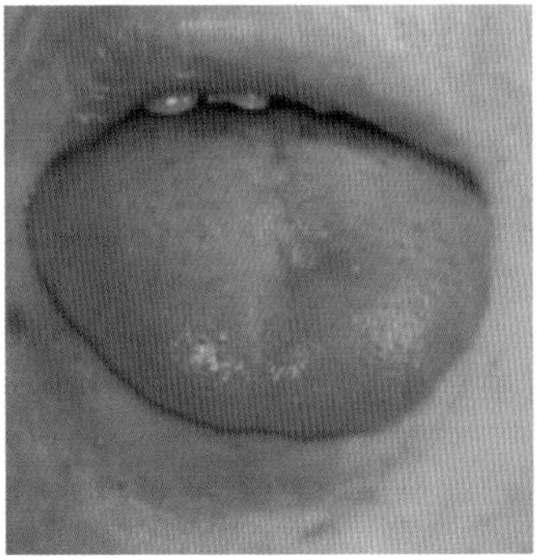

图4－430　舌前中部外伤瘢痕

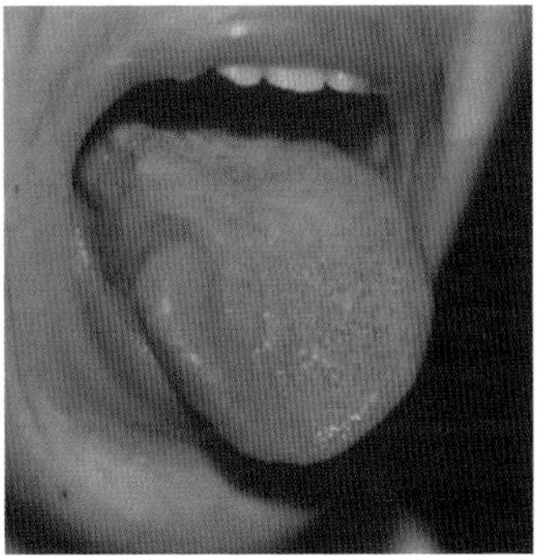

图4－431　舌边外伤瘢痕

(5）舌麻痹：《辨舌指南》将舌痹、舌麻分论而内容确不能分。传统中医认为，舌麻痹是因舌强硬、舌上麻觉同时存在而致，此与舌麻痹舒伸障碍、舌歪斜障碍重复，见相关图像。因此，此舌病形态也是多种舌形态相重合者。中医理论认为，舌痹常因心绪烦扰，忧思暴怒、气凝痰火而成，但也有因脾窍湿邪阻塞或肝血不足，血虚，木郁生风，肝风夹痰或五志过极、阴虚阳亢而引起。外治可用生矾研末或牙皂研末掺之，内服可用荆芥雄黄(常量）等份木通煎汤服之(《辨舌指南》)，也可用麝香散(《圣济总录》)、涤痰汤(《济生方》)、滚痰丸(《王隐君方》)、矾石散(《圣济总录》)、䗪虫散(《圣济总录》)、抱龙丸(《小儿药证直诀》)、玉枢丹(《片玉心书》）等辨证参考治疗。

(6）舌纵：舌纵为舌常外伸伴流涎多唾，舌不自主或不能自控的伸出口外。中医理论认为，舌纵多因胃、脾、肾三脏，气虚夹热，生痰动风或肾火独盛，津液上出致痰涎舌伸失控引起。

传统中医对舌纵的治疗，亦为外治内治共用。外治：薄荷油或蜜姜汁搽涂(《辨舌指南》)，珍珠末、冰片等分敷(《疡医大全》)，冰片末外敷之(《三因极一病证方论》)，蓖麻取油，蘸纸捻烧烟熏之(《医说》)。内治：神龟滋阴丸(《辨舌指南》)、清心导痰丸(《辨舌指南》)。

（7）舌短：舌短系生来既有之病，为舌系带短，限制舌活动影响语音清晰度，将舌系剪开延长，此病即愈。

我国传统医学在论舌中，对于舌病的认识与现代医学比其内容虽然有别于现代医学分类和描述，但总体内容除肿瘤外基本包括。如现代医学在舌病分类中的舌先天发育异常病所讲的正中菱形舌炎，中医舌诊为鸡心苔，沟纹舌已囊括中医舌诊舌纹专述中。巨舌、舌裂属舌形的一种，结舌为舌系带短(图4－432)。在现代医学所描述的舌特有疾病中，游走性舌炎属舌糜烂范围。毛舌属黑苔范围。全身性疾病在舌的表现内容中，其与中医舌诊内容更相近。如萎缩性舌炎和舍古林综合征，中医舌诊所描述镜面舌、红光舌、绛光舌都将其囊括。

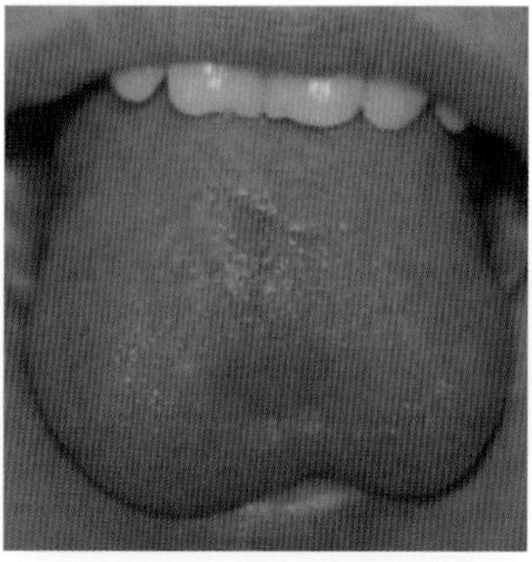

图4－432　结舌

舌淀粉样变性和扁平苔藓变与中医舌诊的舌形态内容中的舌大、僵硬、糜烂、溃疡等也与其相似。舌念珠菌病为中医的舌苔和苔变内容，舌角化病中的单纯过度角化和舌白斑在我国古医籍中也见有记载，现代中西医结合舌诊研究已将其列入舌象研究内容。舌硬皮病，中医的舌形态病变中的一些内容与其相关。杨梅舌为舌乳头病，舌原发性单纯疱疹病，中医古医籍《喉科指掌》中所描述的“舌上珠”“舌下珠”可能就是讲的这种疾病，本书因其该病在中医舌诊临床观察极为少见，故而未单列叙述(图4－433至图4－438)。

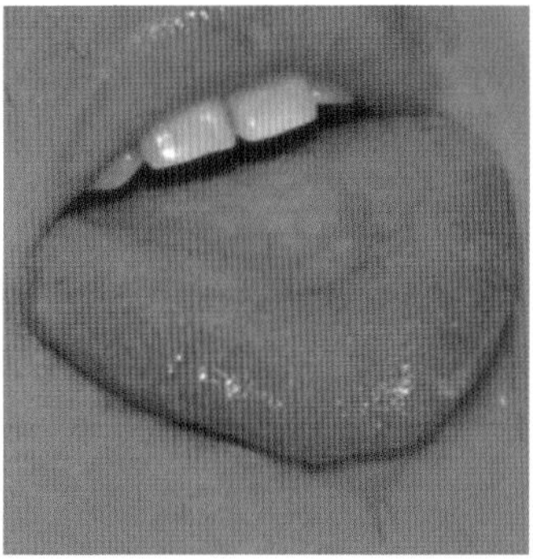

图4－433　舌边白斑

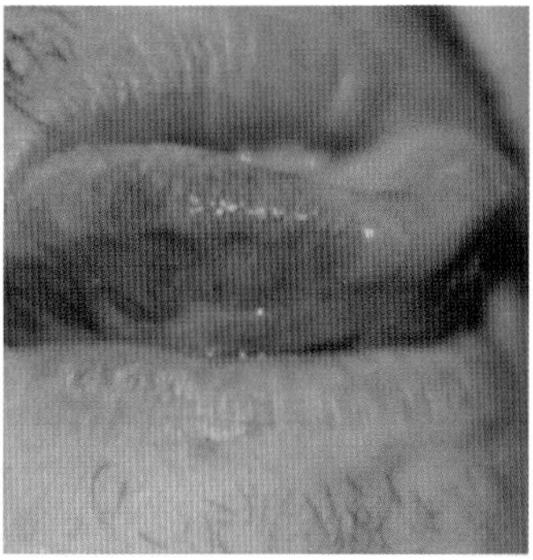

图4－434　舌边片状斑

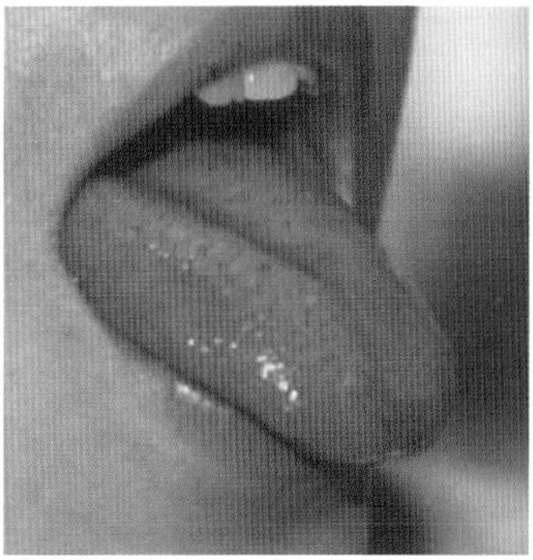

图4－435　舌前浅蓝印蓝

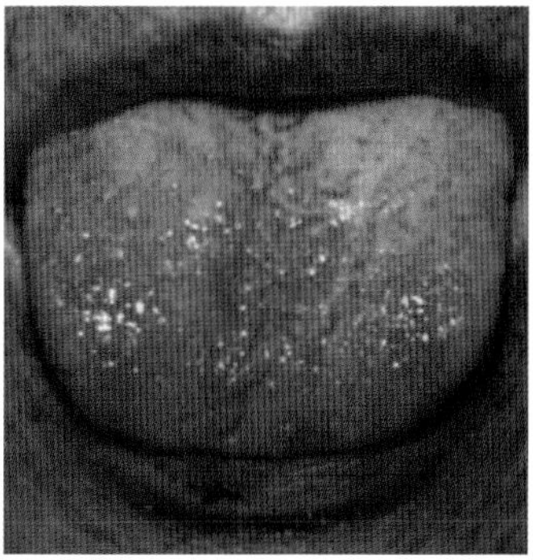

图4－436　舌面蓝斑

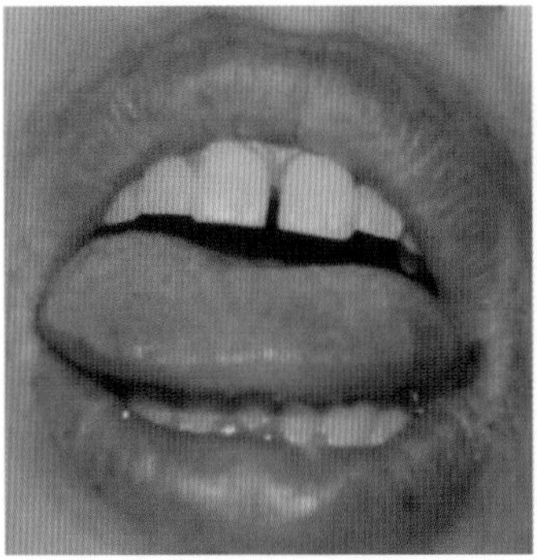

图 4－437　舌边浅斑

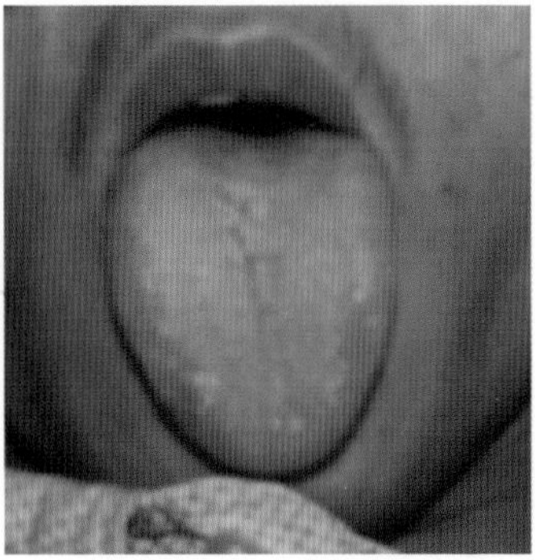

图 4－438　舌边黑斑

现代医学所讲的舌痛属中医舌觉内容，为临床可见病。现代医学在舌肿瘤描述中，内容分类仔细，中医舌诊所讲的舌菌、舌疳多指舌恶性肿瘤，对于舌良性肿瘤的认知在我国古医籍中记载很少。现代中西医结合舌诊研究已经注意到这一缺失，正在不断补充完善中。

第五章

舌象的各种病理性改变的综合性观察与临床应用

舌的综合观察方法是指将舌的各种病理变化在某一疾病病程的某一阶段对各种舌象表现(神、形、纹、色、苔、乳头、脉、部位等)，所表达的疾病病理象数变化信息，进行整体分析判断，以达到对疾病的病变程度、性质、涉及范围、病情演化趋向有比较完整清晰的了解，更好地指导临床及时对因对症治疗。

舌的综合观察，说来容易，做起来比较难。综合观察判断需要临床医师具有较高深临床资质、丰富的舌诊观察与研究经验，对所观察疾病的病因、病症、病期、病势、归转等病理变化全面掌握，三者缺一都不胜任与完成舌综合观察法。目前，舌诊综合观察法仍处于经验积累，逐步展开，有待更深入研究与更广泛实施应用阶段，许多工作都有待于更深入更细致的工作，才能全面实现。具体如何观察，怎样观察，本书将常规观察病情、病势的判断方法、步骤和具体实施及案例简介如下。

第一节　常规观察方法步骤及病情、病势判断

综合观舌法首先应正确了解舌神状态，“得神者昌，失神

者亡”。“阴精所奉其人寿，阳精所降其人夭”。传统中医将望神视为诊断疾病的首重，一个人的精、气、神，明显表达着人体五脏六腑、四肢百骸的整体功能状态。望舌神有 4 个等级，即有神、少神、失神、无神。通常认为，常见疾病病程中有神的信息为病轻，少神为疾病明显，失神为病重，无神为病危，但需注意与脑疲劳、与神志疾病所产生的舌神变化相鉴别。

脑疲劳与神志病均有舌神改变，诚然这种改变亦表达着脑疲劳与神志疾病的轻重，但其即病即出现舌神变化是与其他疾病不同的。在综合观舌法中，见到舌形出现变化就可以结论疾病时间已长，病已至气血经络，舌气血经络瘀滞或亏乏是舌形增大和变小之根本，即使是先天性疾病所致，也概念相同。

舌形增大和缩小程度亦表达所患疾病轻重程度和病变所在对人体气血经络运行的阻碍关系。

舌纹分两种：一种为生理纹(包括舌再生纹)，另一种为病理纹(包括可变纹)。对于生理纹而言，应是人舌常有纹，纹少、纹细、纹轻者机体状态良好，有病亦轻。纹多、纹重者先天素质较差或生长过程坎坷，若已患病说明疾病已造成人体体液津血亏乏，舌肌运化失职，故而亦可结论为纹轻者病轻，纹重者病重。舌纹观察中要正确判断舌纹与疾病的关系，除生理纹外，任何舌纹出现都说明人体已患有病证，其中要特别注意病理舌纹的可变性，即注意观察病理性可变纹的产生和消失。顾名思义，可变纹非生来舌即有之纹，其产生与人体的熵流入出障碍、阴阳失衡紧密相关。正如《黄帝内经》所言：“出入废则神机化灭，升降息则气立孤危。”津血耗损，气机失运则舌变发生，首见于苔，再见于可变纹。

所以，观察可变纹，伴随人体正邪争挛，康疾互变，而可变之纹随之有或无，故亦可以说，可变纹常无，有则为病，少有则病轻，多有则病重，去则体安。

舌色之变，迫连以微，注意色之微小变化者，方通舌象观察神明之理。舌色变化是综合观舌法的最重要内容，淡红、淡白、红、绛、淡紫、紫、蓝、黄瘀虽然是色之观察所界定标准之色，目前虽然计算机介入，舌象观察仪之产生，舌色判定似乎有了可靠依据。但在实际舌象观察中，舌色的判定常难达到准确。按照中医理论，舌色淡红是健康人之色，除此则为病色。由于人群中大量存在着阴阳失衡，入出障碍等所产生的欲病、早病、前病、不显病、“亚健康者”，所以舌色淡红已不是人体完全健康的依据。综合观舌的目的，就是将舌的多项观察指标进行综合分析、判断，以发现更多的失平衡稳态者。舌色的判断，有不同于其他病理标志物判定之处，以上所言神减一级，纹增一级都预示着病增一级。而色泽判断则不然，色的减弱和增强都表示着疾病的程度上升。色的差别又隐含着疾病性质的变异，如淡白舌、红舌、绛舌、绛紫舌，都伴随着病情的增进，而淡白舌、红、绛、紫、蓝、黄瘀舌又存在着因病因、病机、病势不同，所产生的人体经脉、气血、津液、微量物质变化而发生完全不相同的病理结果。临床中通常可以定为：淡白舌为血失血缺，红舌为热，绛舌为热极，绛紫为热瘀，紫为血瘀，淡紫舌为气血略瘀滞，而蓝舌则为绿与青碧相合，显足厥阴肝之本色，黄瘀则为肝胆湿热之邪入血，所以舌色观察不能以单纯色的加深或减弱进行病重、病轻判断。要注意将色的加、减和色变、病变有别的方法进行病性、病势、病情等界定。舌苔观察是中医舌诊之始，200 年，汉代张仲景首创以“舌苔”进行伤寒临床辨证论治，开拓了中国中医舌诊，将舌诊局部变化与脏腑相关联，“察观其外而知其内”的具有中国特色的独特诊法，可见舌苔的观察在舌综合观察的位置。传统中医认为，“善言变言化者，通神明之理”。人每时每刻的舌苔变化，正告知人们要注意变化的道理。由于苔为舌之表面，升发去留之物，所以变化之快、之多，常为人不及所预略。因此，若不知苔垢之所加，苔色之变化，所因的气机异同，则不能观舌苔生化而知人体脏腑冷热、气血、津液变化之真谛。

中医理论界定，薄白苔为正常健康人之舌苔，自古医籍所讲的“舌上无苔表证轻，半表半里古章程”，也告知人们舌苔薄厚增加，苔色的加深虽然可以说是病情、病势的轻重之表现，薄白苔为常人苔，白苔病轻，白厚苔湿重，薄黄苔为脏腑有热，黄苔为热重，黄白苔为湿热重，黑苔为热极，灰苔为寒热互作。但也不能生搬硬套，实践证明，外感初起舌苔常无变化，而气滞血虚则表现某脏伴脱苔或少苔，气阴两虚而至舌光滑无苔等都告知人们简单的加减法观察苔变，不能完全反映出苔变与人体脏腑病理变化正相关的真实所在。

因此，观察舌苔变化除了要注意观察苔之颜色、厚薄，还要注意苔的干湿、腐腻、偏脱、有根、无根。苔干机体缺失水津，苔湿为脾、肺水湿过盛，腐为胃肠热化，腻为污浊之物上升，偏脱苔为气虚，偏位在何脏位则为何脏病症所致气机阻滞，脏腑之气升化失常。苔紧密附着于舌面为有根，有根为气血通畅。无根为苔浮附于舌面，略触即脱，为脏腑气血虚极，升发之机尽失，御邪能力锐减或病势进盛。

舌乳头的观察在我国古医籍中常与温毒、疫邪所致人体毒盛气血瘀滞相关，古医籍中的舌现红星为热邪盛、血瘀重，白星为气血衰败，乳头缺血水肿所致。

现代舌诊研究表明，人舌的丝状乳头和蕈状乳头内都存在着微血管，其形态正常时血流丰富，血色暗红，血流速度及血管襻形态均无变化。若人体脏腑发生病理变化，毒、热、瘀、滞互作，则舌乳头的微血管形态，血流速度，血色等则迅速发生变化。一些常态肉眼所见不明显的乳头则明显显现，颜色加深或变浅，乳头周围水肿、充血、渗出、糜烂，使舌乳头著变易被人肉眼所见。临床观察表明，舌乳头数量增加，为人体内有毒热或体内能促进微循环血流量增加的微量物质增加，如各种类激素物质。若乳头呈现红紫色为血瘀，浅红色为血虚。舌乳头体积增加，周围有炎性渗出，为人体内脏腑热盛，炎性物质活跃。总之，正常人舌乳头呈散在分布，色泽淡红，余此均为病理变化，不是毒热过盛，气血虚少，就是血瘀气滞或脏腑气血瘀重。

观察舌脉变化，是近代舌诊研究的重要成果，舌脉的增粗与纡曲等形态变化是舌静脉回流障碍的基本表象，舌脉色泽变化与人体气血、毒热有无息息相关。现代舌诊研究以证明舌脉的管径增粗、纡曲、怒张、侧支形成、静脉瘤等各种异常脉形出现都是舌脉瘀血的病理信息，而色泽变化亦常伴其他舌有形病理变化而共存，是人体疾病已存在的佐证之一。

舌部位观察，是为纹、色、苔、星等变化，出现部位所界定的与脏腑病理变化相印映的标准。“茫茫广宇，万物化生，物生有因，必现于形，九窍胎生，八窍卵生，精化之道，必各有征，有其内必显现于外，有其异必尽现于形”。阴阳五行学说，全息生物学理论表明，人体五脏六腑在舌的投影都各有其相应部位。舌尖背腹区为脑，舌尖前区中央为心，其两侧为肺，舌右边属肝胆，左边为脾胰，中央为脾胃，舌根人字沟前为肾与膀胱，依据这些部位所出现的纹、色、苔、星等变化就可认知相关脏腑病理变化。因此可以结论为：不知舌脏腑投影部位，就如盲人摸象，难知病理变化的真实部位所在。部位为纹、色、苔、星所设，纹、色、苔、星则为舌部位置入真实内容。

寻觅舌神、形、纹、色、苔、星等之外的有形变化，一是为舌象诊断病证排除无相关的误差，二是了解这些用于舌象诊断指标之外的变化，便于掌握舌象与舌病之间的关联关系，为正确运用我国传统医学舌象诊断疾病方法提供有益的保证，亦为舌病的认知、防治提供相应的依据和方法。

第二节　舌象病理改变综合观察法的临床应用举例

一、慢性呼吸道炎性疾病

呼吸道慢性炎性疾病病情复杂，所涉及中医证型亦多，不同的病情、病势、病位，舌象表象亦有明显差别。若仅为慢性支气管炎，舌象主要特点是舌前肺区乳头增生，轻度水肿、糜烂。舌神、舌形、舌纹、舌色、舌苔常无变化，若经治疗病情好转，可仅在肺区两侧近舌边区，留有紫赤状乳头周边略呈模糊状。若因外感受寒，过食咸物等引起支气管急性炎症，则肺区乳头迅速增生，舌色可变为淡紫，若体温升高则舌现红色，舌中部区出现薄黄苔，若病情继续发展，母病克子，脾胃失和则舌体增大，少神，白苔布舌。若病程长，演变为肺气肿，则舌纹增加，舌左边脾胰区出现可见暗褐色片状瘀斑。若舌色由淡紫或红转为紫或绛紫、蓝紫，乳头渐汇成斑状或乳头消失，脾土虚甚，火金相克，肺病累及心火，舌体增大，舌形变宽，舌纹减少，失神或无神，无苔或苔少。若舌下静脉出现颗粒状扩张，侧支出现，色变黑紫则说明慢性呼吸炎性疾病由失治或治疗失当累及心脏，变为肺源性心脏病。

二、消化性溃疡病

胃、十二指肠溃疡病，临床常见病程长，易复发，病情演变规律多样，所涉及的中医证型亦较复杂。

单纯性胃、十二指肠溃疡舌象变化主要以舌神、舌形、舌苔和舌纹变化为主，消化性溃疡病的舌象表现为少神或失神。舌体大略厚，白苔或白黄苔布满脾胃区，可变纹增加或舌面不平，若合并胃、食管反流症候，舌色变暗紫或淡蓝紫，舌尖心区乳头模糊（子病及母），苔色加重。若溃疡发生穿孔，除病人临床出现上腹部持续性剧烈疼痛外，舌象亦骤然发生变化，穿孔若较小，腹腔渗液较少，舌失神，舌边红赤，舌前心、脑区即变红绛，舌乳头消失，舌黏膜光滑、苔黄。此类病人可行中西医结合保守疗法治疗，取得满意结果。若穿孔大、腹腔渗出多，腹膜炎重，舌前心、肺区甚至连及脾、胃区变红绛、红紫，舌乳头全部消失，光亮面积伴病情严重而增大（脾衰肝强，木升火克金），苔白黄厚或剥脱，此类病人应行手术治疗，避免病情恶化，减少并发症。对于病期长，症候反复，迁延病人，除要厉行常规胃镜检查，还要注意观察舌象。若舌色泽逐渐变黯紫或苍老纹重，苔重或偏苔，或暗紫光亮伴口唇脱屑者，应注意对溃疡密切观察或积极外科处理，防止癌变。

三、慢性肝病

病毒性肝炎所致慢性肝病，病程迁延，缺乏有卓效的治疗方法，常致病情不断向严重方向转化，对人体损害大，中医证型复杂。由于其疾病难于治疗性，如不加强观察，积极进行有效的防治、呵护，势必将造成严重的后果。

肝病的舌象观察主要注意舌色、舌形态、瘀斑、瘀点、条纹线、舌脉和舌苔偏脱的变化。病程在肝炎期患者，其舌边红赤，右重于左，苔垢限于脾胃区是其主要特征。若舌苔渐增厚、湿重、污秽要注意肝功能变化。病程中若舌渐变瘀紫，舌体逐渐增大，舌边渐出现瘀斑、瘀点、条纹线，舌可变纹增多，舌下静脉由暗红变瘀紫，应想到肝硬化的发生。早期肝硬化，舌血瘀改变常较明显，应十分注意观察。若舌体在此基础上不断变大增厚，舌色瘀紫，舌面出现散在蓝斑，舌下静脉渐增粗纡曲，侧支形成或静脉瘤形成，舌下小血管网丛生，瘀斑、瘀点，赘生物增多，静脉管径 > 3mm 者，肝硬化已进程至门静脉高压症。舌下静脉曲张是诊断门静脉高压症的重要指标，此时舌苔变厚腻污浊，脱、偏，应考虑到肝功能不全或腹水存在。

若肝病久治不愈，迁延逐重，舌体瘀肿，失神，色暗紫或绛紫，可变纹增加，苔垢偏脱。经治疗舌面、舌边、舌下瘀斑瘀点不减反增，甚则出现溃状瘀斑或隆起者，要警惕肝脏癌变发生，早做相关检查，以免贻误病期。

四、慢性肾病

慢性肾小球肾炎是临床常见病期、病情复杂的慢性病，疾病处在肾小球肾炎期，其舌象改变主要以舌乳头、舌形、舌苔和舌纹为主。表现为舌面丝状和蕈状乳头数目增多，体积增大，周围边界模糊，舌不神、失神、舌体积大于常人，舌苔厚，舌根苔重，可变纹增加。若病期延长过程，舌体积逐渐增大，舌乳头增多肿胀越明显，苔色由白变灰，污秽，可变纹增加，神失重，则就应注意肾功能变化。若在此基础上舌色渐变暗晦或暗紫，舌苔颜色越加灰暗污秽尤其在舌后部明显或可变纹数量越增多，舌面出现井状暗紫瘀斑，应考虑尿毒症是否已经发生。

五、脑梗死

各种病因引起的脑梗死是临床重危病症，因其病情变化快，救治过程尤应注意舌象的观察。

脑梗死的舌象主要以舌神、舌形、舌动、舌色、舌苔等变化为主。舌失神或无神，舌体瘀大，伸舌偏斜或舌不能伸或伸不过唇或舌颤抖，舌色瘀紫，舌前心脑区舌乳头增加、紊乱，苔白厚是其主要舌象表现特点。若病期上述各种舌象表象由重，由明显逐渐向轻和不明显转化，说明疾病的治疗得当，病情得以控制。若舌动加重瘫萎，舌体逐渐肿大，色变绛紫或红紫，舌前瘀斑瘀点增多，应注意脑部血液、水津瘀滞加重情况，予及时处理。若舌苔由薄变厚，由白变黄白，湿腻污秽，痰多，应注意控制肺部由于失肃所致的感染。

总之，脑梗死的舌象观察早期要注意舌体、舌动、舌色，后期应多注意苔变，才能有益于疾病对因对症治疗。

六、阑尾炎

阑尾炎即传统中医所说的肠痈，是普通外科常见病，多发病，其发病急，治疗方法要求准确无误是其要点。

舌象观察对于指导阑尾炎的临床治疗很重要，如运用得当，可明显造福于病人。

中医的肠痈是指急性化脓性阑尾炎，坏疽性阑尾炎和阑尾炎周围脓肿，而在 3 种病理改变之前，急性单纯阑尾炎是上述病期必经过程和疾病可经非手术疗法治疗向愈好方向转化的重要结点。

如何避免阑尾炎病人一律手术治疗，通过舌象观察，结合临床检查，有力掌控其阑尾炎病理改变程度是非常重要的。急性单纯阑尾炎舌象表现特点是：舌少神，舌色淡紫，白苔，舌尖心肺区舌乳头增生肿胀，色紫红。若见此舌象表现，即可诊断为急性单纯性阑尾炎，可考虑采用中西医结合非手术方法治疗。若病人舌色暗紫，舌前心肺区舌乳头增生面积较大，但乳头肿胀不重，苔白黄可考虑急性化脓性阑尾炎早期，可在行非手术疗法治疗中，密切观察病情变化和舌象变化。若治疗过程腹痛病浅轻，舌象表现好转，亦可继续采用非手术疗法治疗。若病人舌失神，舌色红或紫，舌前区乳头增生超过心肺区，乳头肿胀明显，苔黄厚或黄腻，应为阑尾化脓或坏疽，要及时施行手术方法治疗。

参考文献

[1] 陈泽霖. 舌诊研究. 上海：科学技术出版社 1982 年 2 版.

[2] 黄夏峰. 舌面中直纹探析. 中医杂志，1998，39(8)：509.

[3] 李乃民. 130 例原发性肝癌患者舌象的临床分析. 中西医结合杂志，1986，3(6)：143－146.

[4] 李乃民. 330 例瘀证的舌诊指标研究. 浙江中医杂志，1989，4(24)：150－151.

[5] 李乃民. 614 例五种急腹症的舌象观察. 中西医结合杂志，1986，11(6)：662－664.

[6] 李乃民. 门脉高压症血瘀证的动物模型. 中医药学报，1991，3：16－18.

[7] 李乃民. 五十年来舌诊研究的主要进展与展望. 第五次全国四诊研究学术交流会，2001：1－9.

[8] 李乃民. 血瘀证的舌象研究. 中西医结合杂志，1991，1(11)：28－30.

[9] 李乃民. 瘀证舌象图谱. 哈尔滨：黑龙江科学技术出版社 1990 年 1 版.

[10] 李乃民. 中国舌诊大全. 北京：学苑出版社 1994.

[11] 李乃民. 急腹症舌象图谱. 哈尔滨：黑龙江科学技术出版社 1987.

[12] 李乃民. 望舌诊病. 哈尔滨：黑龙江科学技术出版社 1987.

[13] 李乃民. 血瘀证舌象. 中西医结合杂志，日本语版，1991，2(3)：93－96.

[14] 李乃民. 舌诊学. 北京：学苑出版社 2006.

[15] 李乃民. 舌诊学(英文版). 北京：学苑出版社 2011.

[16] 李乃民，闫子飞. 舌脉的临床研究. 中华临床医学杂志，2007，8(4)：14－16.

[17] 李乃民等. 舌诊客观化检测方法的评估. 中国中西医结合杂志，

2007，7(5)：9 - 14.

[18] 李乃民，李仕维，刘珊．望舌诊病的应用探讨．中华医学研究杂志，2012，12(1)：1 - 4.

[19] 李乃民等．舌纹研究．中华中西医结合杂志，2007，7(6)：1 - 3.

[20] 李乃民，曲晓峰，刘珊．有关舌脏腑分区的探讨．光明中医，2014，29(5)：895 - 898.

[21] 李乃民，李仕维，刘珊．脑疲劳的舌象临床研究．时珍国医国药，2014，25(10)：2424 - 2426.

[22] 李任先等．中国饮食调补学．广州．广州科技出版社 2002.

[23] 林晓东 .64 例急性胰腺炎舌象观察．浙江中医杂志，1991，26(7)：304 - 305.

[24] 马必生，李乃民，等．复方五参冲剂治疗急性热病伤阴红舌症的临床和实验研究——附 600 例分析．中西医结合杂志，1989，10：583 - 586.

[25] 汪汉，等，舌纹诊病．北京：中国医药出版社 2000. 1.

[26] 王淑英 .426 例蓝紫舌探析．浙江中医杂志，2001，36(9)：406 - 407.

[27] 王淑英．观察舌象变化在急性阑尾炎中的诊断价值．北京中医杂志，1991，4：24 - 27.

[28] 王淑英．唾液溶菌酶测定在慢性胃炎诊断中的临床意义．哈尔滨医药，1992，2：49 - 50.

[29] 王淑英．血瘀证舌象形成机理研究．第五次全国四诊研究学术交流会，2001，69 - 78.

[30] 王淑英等 . 213 例老年人急腹症舌象观察体会．天津中医，1994，1(11)：14.

[31] 王淑英等 . 489 例急性阑尾炎患者血象分析．浙江中医杂志，1990，25(9)：428 - 429.

[32] 王淑英等．辨舌在胃十二指肠穿孔诊断中的价值．浙江中医杂志，1993，5(28)：235 - 236.

[33] 王淑英等．大肠癌舌尖微循环观察．中医药信息，1996，5(13)：

9－11.

[34] 王淑英等．肝病舌超声诊断意义．中医药信息，1996，5(13)：46.

[35] 王淑英等．观察舌脉变化对诊断门脉高压性血瘀证的价值．中医药学报，1992，(2)：22－24.

[36] 王淑英等．观察舌象在胆囊胆道系统疾病围手术期的应用．中国中西医结合外科杂志，1995，1(2)：67－68.

[37] 王淑英等．观察舌象在腹腔结核中的诊断价值．中国现代医学进展，1998，2：63－65.

[38] 王淑英等．近年来我国舌诊研究进展与展望．中医药信息，1996，5(13)：18－21.

[39] 王淑英等．舌脉与门脉关系的临床与实验研究．第七届全国中西医结合普通外科临床及基础研究学术会议，2001：252－257.

[40] 于莲英，李乃民等．200 例舌的超声测量．中国超声医学杂志，1990，1(6)：37.

[41] 于莲英等．舌的超声检查方法及临床意义．中医药信息，1992，(9)：99.

[42] 张永丰等．255 例胃十二指肠穿孔患者舌象分析．中医杂志，1992. 33(12)：42－43.

[43] 张永丰等．96 例胃癌病人舌尖微循环观察．哈尔滨医药，1991，11(4)：11－12.

[44] 张永丰等．肝癌病人的舌尖微循环观察．中医药信息，1992，(9)：21